国家卫生和计划生育委员会“十三五”规划教材
全国高等学校教材
供本科助产学专业用

健康评估

主　编　罗碧如　李　宁

副主编　王　跃　邹海欧　李　玲

编　者　（以姓氏笔画为序）

王　跃　天津医科大学护理学院
王香丽　西安交通大学第一附属医院
邓寒羽　北京协和医学院护理学院
庄淑梅　天津医科大学护理学院
李　宁　西安交通大学医学部护理系
李　玲　浙江中医药大学护理学院
邹海欧　北京协和医学院护理学院
张素珍　复旦大学附属妇产科医院
罗碧如　四川大学华西第二医院
周昔红　中南大学湘雅二医院
钟　梅　南方医科大学南方医院
姜　梅　首都医科大学附属北京妇产医院
徐　敏　中山大学附属第一医院
郭秀静　四川大学华西第二医院（兼秘书）
葛静玲　中国医科大学附属盛京医院

人民卫生出版社

图书在版编目(CIP)数据

健康评估/罗碧如，李宁主编. —北京：人民卫生出版社，2017

ISBN 978-7-117-24196-0

Ⅰ. ①健… Ⅱ. ①罗… ②李… Ⅲ. ①健康－评估－高等学校－教材 Ⅳ. ①R471

中国版本图书馆CIP数据核字(2017)第112064号

健康评估

主　　编：罗碧如　李　宁
出版发行：人民卫生出版社（中继线 010-59780011）
地　　址：北京市朝阳区潘家园南里19号
邮　　编：100021
E - mail：pmph @ pmph.com
购书热线：010-59787592　010-59787584　010-65264830
印　　刷：北京铭成印刷有限公司
经　　销：新华书店
开　　本：850×1168　1/16　　印张：19
字　　数：511千字
版　　次：2017年7月第1版　2021年7月第1版第4次印刷
标准书号：ISBN 978-7-117-24196-0
定　　价：68.00元
打击盗版举报电话：010-59787491　E-mail：WQ @ pmph.com
质量问题联系电话：010-59787234　E-mail：zhiliang @ pmph.com

第六轮修订说明

为了在“十三五”期间，持续深化医药卫生体制改革，贯彻落实《“健康中国 2030”规划纲要》，全面践行《全国护理事业发展规划（2016—2020 年）》，顺应全国高等护理学类专业教育发展与改革的需要，培养能够满足人民群众多样化、多层次健康需求的护理人才。在对第五轮教材进行全面、充分调研的基础上，在国家卫生和计划生育委员会领导下，经第三届全国高等学校护理学专业教材评审委员会的审议和规划，人民卫生出版社于 2016 年 1 月进行了全国高等学校护理学类专业教材评审委员会的换届工作，同时启动全国高等学校本科护理学类专业第六轮规划教材的修订工作。

本轮教材修订得到全国百余所本科院校的积极响应和大力支持，在结合调研结果和我国护理学高等教育的特点及发展趋势的基础上，第四届全国高等学校护理学类专业教材建设指导委员会确定第六轮教材修订的指导思想为：坚持“规范化、精品化、创新化、国际化、数字化”战略，紧扣培养目标，遵循教学规律，围绕提升学生能力，创新编写模式，体现专业特色；构筑学习平台，丰富教学资源，打造一流的、核心的、经典的具有国际影响力的护理学本科教材体系。

第六轮教材的编写原则为：

1．**明确目标性与系统性**　本套教材的编写要求定位准确，符合本科教育特点与规律，满足护理学类专业本科学生的培养目标。注重多学科内容的有机融合，减少内容交叉重复，避免某些内容疏漏。在保证单本教材知识完整性的基础上，兼顾各教材之间有序衔接，有机联系，使全套教材整体优化，具有良好的系统性。

2．**坚持科学性与专业性**　本套教材编写应坚持“三基五性”的原则，教材编写内容科学、准确，名称、术语规范，体例、体系具有逻辑性。教材须符合护理学专业思想，具有鲜明的护理学专业特色，满足护理学专业学生的教学要求。同时继续加强对学生人文素质的培养。

3．**兼具传承性与创新性**　本套教材主要是修订，是在传承上一轮教材优点的基础上，结合上一轮教材调研的反馈意见，进行修改及完善，而不是对原教材进行彻底推翻，以保证教材的生命力和教学活动的延续性。教材编写中根据本学科和相关学科的发展，补充更新学科理论与实践发展的新成果，以使经典教材的传统性和精品教材的时代性完美结合。

4．体现多元性与统一性　为适应全国二百余所开办本科护理教育院校的多样化教学需要，本套教材在遵循本科教育基本标准的基础上，既包括有经典的临床学科体系教材，也有生命周期体系教材、中医特色课程教材和双语教材，以供各院校根据自身教学模式的特点选用。本套教材在编写过程中，一方面，扩大了参编院校范围，使教材编写团队更具多元性的特点；另一方面，明确要求，审慎把关，力求各章内容详略一致，整书编写风格统一。

5．注重理论性与实践性　本套教材在强化理论知识的同时注重对实践应用的思考，通过教材中的思考题、网络增值服务中的练习题，以及引入案例与问题的教材编写形式等，努力构建理论与实践联系的桥梁，以利于培养学生应用知识、分析问题、解决问题的能力。

全套教材采取新型编写模式，借助扫描二维码形式，帮助教材使用者在移动终端共享与教材配套的优质数字资源，实现纸媒教材与富媒体资源的融合。

全套教材共50种，于2017年7月前由人民卫生出版社出版，供各院校本科护理学类专业使用。

人民卫生出版社

2017年5月

获取图书网络增值服务的步骤说明

❶ 扫描封底圆形图标中的二维码，登录图书增值服务激活平台。

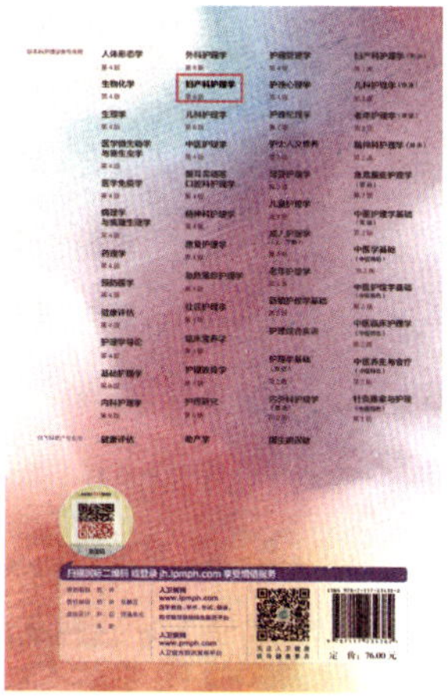

❷ 刮开并输入激活码，激活增值服务。

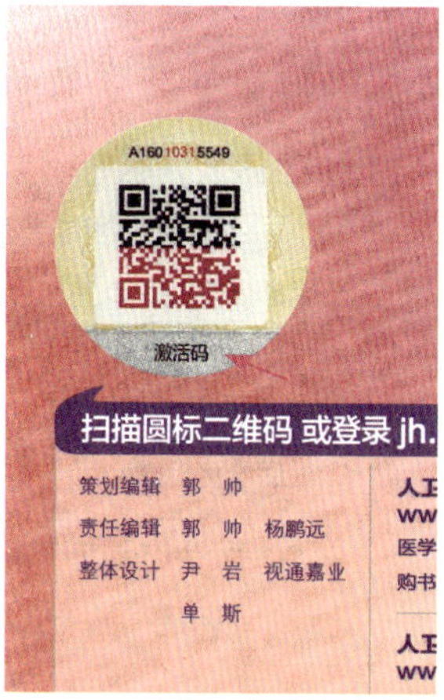

❸ 下载“人卫图书增值”客户端。

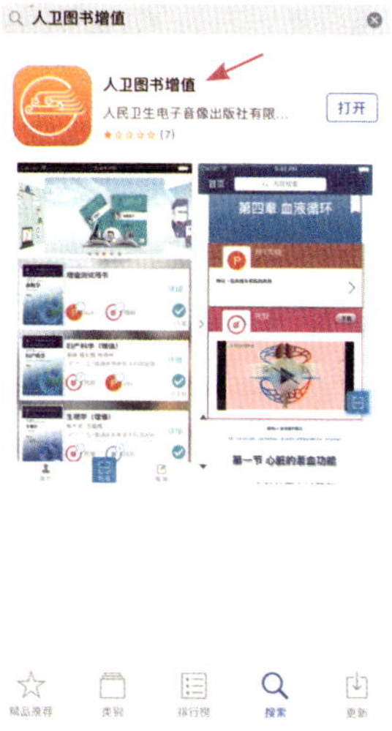

❹ 使用客户端“扫码”功能，扫描图书中二维码即可快速查看网络增值服务内容。

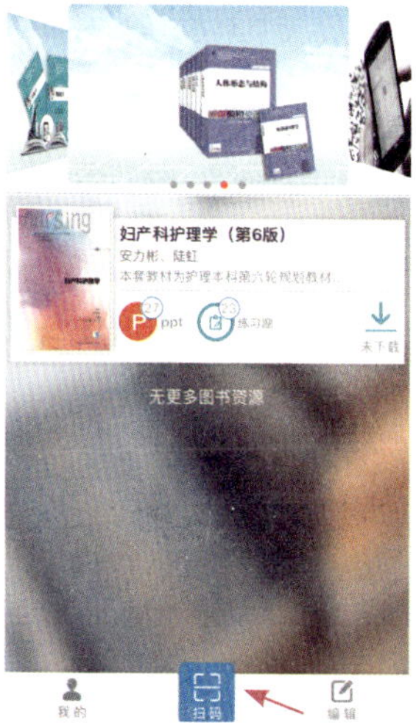

第六轮教材目录

1. 本科护理学类专业教材目录

序号	教材	版次	主审	主编	副主编
1	人体形态学	第4版		周瑞祥　杨桂姣	王海杰　郝立宏　周劲松
2	生物化学	第4版		高国全	解　军　方定志　刘　彬
3	生理学	第4版		唐四元	曲丽辉　张翠英　邢德刚
4	医学微生物学与寄生虫学	第4版		黄　敏　吴松泉	廖　力　王海河
5	医学免疫学	第4版	安云庆	司传平	任云青　王　炜　张　艳　胡　洁
6	病理学与病理生理学	第4版		步　宏	王　雯　李连宏
7	药理学	第4版		董　志	弥　曼　陶　剑　王金红
8	预防医学	第4版		凌文华　许能锋	袁　晶　龙鼎新　宋爱芹
9	健康评估	第4版	吕探云	孙玉梅　张立力	朱大乔　施齐芳　张彩虹　陈利群
10	护理学导论	第4版		李小妹　冯先琼	王爱敏　隋树杰
11	基础护理学	第6版		李小寒　尚少梅	王春梅　郑一宁　丁亚萍　吕冬梅
12	内科护理学	第6版		尤黎明　吴　瑛	孙国珍　王君俏　袁　丽　胡　荣
13	外科护理学	第6版		李乐之　路　潜	张美芬　汪　晖　李惠萍　许　勤
14	妇产科护理学	第6版	郑修霞	安力彬　陆　虹	顾　炜　丁　焱　罗碧如
15	儿科护理学	第6版		崔　焱　仰曙芬	张玉侠　刘晓丹　林素兰
16	中医护理学	第4版		孙秋华	段亚平　李明今　陆静波
17	眼耳鼻咽喉口腔科护理学	第4版		席淑新　赵佛容	肖惠明　李秀娥
18	精神科护理学	第4版		刘哲宁　杨芳宇	许冬梅　贾守梅
19	康复护理学	第4版		燕铁斌　尹安春	鲍秀芹　马素慧
20	急危重症护理学	第4版		张　波　桂　莉	金静芬　李文涛　黄素芳
21	社区护理学	第4版		李春玉　姜丽萍	陈长香
22	临床营养学	第4版	张爱珍	周　芸	胡　雯　赵雅宁
23	护理教育学	第4版		姜安丽　段志光	范秀珍　张　艳
24	护理研究	第5版		胡　雁　王志稳	刘均娥　颜巧元

续表

序号	教材	版次	主审	主编	副主编
25	护理管理学	第 4 版	李继平	吴欣娟　王艳梅	翟惠敏　张俊娥
26	护理心理学	第 4 版		杨艳杰　曹枫林	冯正直　周　英
27	护理伦理学	第 2 版		姜小鹰　刘俊荣	韩　琳　范宇莹
28	护士人文修养	第 2 版		史瑞芬　刘义兰	刘桂瑛　王继红
29	母婴护理学	第 3 版		王玉琼　莫洁玲	崔仁善　罗　阳
30	儿童护理学	第 3 版		范　玲	崔文香　陈　华　张　瑛
31	成人护理学（上、下册）	第 3 版		郭爱敏　周兰姝	王艳玲　陈　红　何朝珠　牟绍玉
32	老年护理学	第 4 版		化前珍　胡秀英	肖惠敏　张　静
33	新编护理学基础	第 3 版		姜安丽　钱晓路	曹梅娟　王克芳　郭瑜洁　李春卉
34	护理综合实训	第 1 版		李映兰　王爱平	李玉红　蓝宇涛　高　睿　靳永萍
35	护理学基础（双语）	第 2 版	姜安丽	王红红　沈　洁	陈晓莉　尼春萍　吕爱莉　周　洁
36	内外科护理学（双语）	第 2 版	刘华平 李　峥	李　津　张静平	李　卡　李素云　史铁英　张　清
37	妇产科护理学（双语）	第 2 版		张银萍　单伟颖	张　静　周英凤　谢日华
38	儿科护理学（双语）	第 2 版	胡　雁	蒋文慧　赵秀芳	高　燕　张　莹　蒋小平
39	老年护理学（双语）	第 2 版		郭桂芳　黄　金	谷岩梅　郭　宏
40	精神科护理学（双语）	第 2 版		雷　慧　李小麟	杨　敏　王再超　王小琴
41	急危重症护理学（双语）	第 2 版		钟清玲　许　虹	关　青　曹宝花
42	中医护理学基础（双语）	第 2 版		郝玉芳　王诗源	杨　柳　王春艳　徐冬英
43	中医学基础（中医特色）	第 2 版		陈莉军　刘兴山	高　静　裘秀月　韩新荣
44	中医护理学基础（中医特色）	第 2 版		陈佩仪	王俊杰　杨晓玮　郑方遒
45	中医临床护理学（中医特色）	第 2 版		徐桂华　张先庚	于春光　张雅丽　闫　力　马秋平
46	中医养生与食疗（中医特色）	第 2 版		于　睿　姚　新	聂　宏　宋　阳
47	针灸推拿与护理（中医特色）	第 2 版		刘明军	卢咏梅　董　博

2. 本科助产学专业教材目录

序号	教材	版次	主审	主编	副主编
1	健康评估	第 1 版		罗碧如　李　宁	王　跃　邹海欧　李　玲
2	助产学	第 1 版	杨慧霞	余艳红　陈　叙	丁　焱　侯　睿　顾　炜
3	围生期保健	第 1 版		夏海鸥　徐鑫芬	蔡文智　张银萍

第四届全国高等学校护理学类专业

教材建设指导委员会名单

顾　　问

周　军	▸	中日友好医院
李秀华	▸	中华护理学会
么　莉	▸	国家卫生计生委医院管理研究所护理中心
姜小鹰	▸	福建医科大学护理学院
吴欣娟	▸	北京协和医院
郑修霞	▸	北京大学护理学院
黄金月	▸	香港理工大学护理学院
李秋洁	▸	哈尔滨医科大学护理学院
娄凤兰	▸	山东大学护理学院
王惠珍	▸	南方医科大学护理学院
何国平	▸	中南大学护理学院

主任委员

尤黎明	▸	中山大学护理学院
姜安丽	▸	第二军医大学护理学院

副主任委员

（按姓氏拼音排序）

安力彬	▸	大连大学护理学院
崔　焱	▸	南京医科大学护理学院
段志光	▸	山西医科大学
胡　雁	▸	复旦大学护理学院
李继平	▸	四川大学华西护理学院
李小寒	▸	中国医科大学护理学院
李小妹	▸	西安交通大学护理学院

刘华平 ‣ 北京协和医学院护理学院
陆　虹 ‣ 北京大学护理学院
孙宏玉 ‣ 北京大学护理学院
孙秋华 ‣ 浙江中医药大学
吴　瑛 ‣ 首都医科大学护理学院
徐桂华 ‣ 南京中医药大学
殷　磊 ‣ 澳门理工学院
章雅青 ‣ 上海交通大学护理学院
赵　岳 ‣ 天津医科大学护理学院

常务委员

（按姓氏拼音排序）

曹枫林 ‣ 山东大学护理学院
郭桂芳 ‣ 北京大学护理学院
郝玉芳 ‣ 北京中医药大学护理学院
罗碧如 ‣ 四川大学华西护理学院
尚少梅 ‣ 北京大学护理学院
唐四元 ‣ 中南大学湘雅护理学院
夏海鸥 ‣ 复旦大学护理学院
熊云新 ‣ 广西广播电视大学
仰曙芬 ‣ 哈尔滨医科大学护理学院
于　睿 ‣ 辽宁中医药大学护理学院
张先庚 ‣ 成都中医药大学护理学院

助产专业教材评审委员会名单

指导主委	郑修霞	北京大学护理学院
主任委员	陆　虹	北京大学护理学院
	安力彬	大连大学护理学院
副主任委员	夏海鸥	复旦大学护理学院
	罗碧如	四川大学华西护理学院
委　　员 （按姓氏拼音排序）	蔡文智	南方医科大学护理学院
	耿　力	华中科技大学同济医学院附属协和医院
	顾　平	南京医科大学护理学院
	贺　晶	浙江大学医学院附属妇产科医院
	陆旭亚	浙江中医药大学护理学院
	罗　阳	中南大学湘雅护理学院
	马彦彦	清华大学玉泉医院
	裘　洁	国家卫生计生委会妇幼健康服务司妇女处
	王　亮	国家卫生计生委会妇幼健康服务司妇女处
	王　跃	天津医科大学护理学院
	王爱华	潍坊医学院护理学院
	王治英	哈尔滨医科大学附属肿瘤医院
	徐旭娟	南通大学护理学院

赵　红　‣　北京协和医学院护理学院
赵扬玉　‣　北京大学第三医院

秘　书

侯　睿　‣　北京大学护理学院
周晓华　‣　大连大学护理学院

数字教材评审委员会名单

指导主委	段志光	山西医科大学
主任委员	孙宏玉	北京大学护理学院
	章雅青	上海交通大学护理学院
副主任委员	仰曙芬	哈尔滨医科大学护理学院
	熊云新	广西广播电视大学
	曹枫林	山东大学护理学院
委　　员（按姓氏拼音排序）	柏亚妹	南京中医药大学护理学院
	陈　嘉	中南大学湘雅护理学院
	陈　燕	湖南中医药大学护理学院
	陈晓莉	武汉大学 HOPE 护理学院
	郭爱敏	北京协和医学院护理学院
	洪芳芳	桂林医学院护理学院
	鞠　梅	西南医科大学护理学院
	蓝宇涛	广东药科大学护理学院
	李　峰	吉林大学护理学院
	李　强	齐齐哈尔医学院护理学院
	李彩福	延边大学护理学院
	李春卉	吉林医药学院

李芳芳 ‣ 第二军医大学护理学院
李文涛 ‣ 大连大学护理学院
李小萍 ‣ 四川大学护理学院
孟庆慧 ‣ 潍坊医学院护理学院
商临萍 ‣ 山西医科大学护理学院
史铁英 ‣ 大连医科大学附属第一医院
万丽红 ‣ 中山大学护理学院
王桂云 ‣ 山东协和学院护理学院
谢　晖 ‣ 蚌埠医学院护理学系
许　勤 ‣ 南京医科大学护理学院
颜巧元 ‣ 华中科技大学护理学院
张　艳 ‣ 郑州大学护理学院
周　洁 ‣ 上海中医药大学护理学院
庄嘉元 ‣ 福建医科大学护理学院

秘　书

杨　萍 ‣ 北京大学护理学院
范宇莹 ‣ 哈尔滨医科大学护理学院
吴觉敏 ‣ 上海交通大学护理学院

网络增值服务编者名单

主　编　罗碧如　李　宁

副主编　王　跃　邹海欧　李　玲

编　者　（以姓氏笔画为序）

王　跃　· 天津医科大学护理学院
王香丽　· 西安交通大学第一附属医院
邓寒羽　· 北京协和医学院护理学院
庄淑梅　· 天津医科大学护理学院
李　宁　· 西安交通大学医学部护理系
李　玲　· 浙江中医药大学护理学院
邹海欧　· 北京协和医学院护理学院
张素珍　· 复旦大学附属妇产科医院
罗碧如　· 四川大学华西第二医院
周昔红　· 中南大学湘雅二医院
钟　梅　· 南方医科大学南方医院
姜　梅　· 首都医科大学附属北京妇产医院
徐　敏　· 中山大学附属第一医院
郭秀静　· 四川大学华西第二医院（兼秘书）
葛静玲　· 中国医科大学附属盛京医院

主编简介

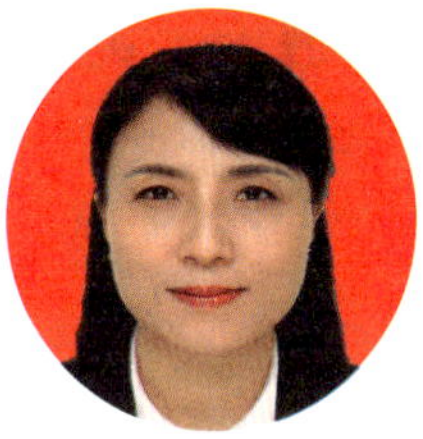

罗碧如

罗碧如，护理学硕士，公共卫生博士，主任护师，硕士生导师，四川大学华西第二医院护理部主任，中华护理学会妇产科专业委员会副主任委员，中国妇幼保健协会助产分会副主任委员兼助产科研学组主任委员，人民卫生出版社教材指导委员会常委、助产教材副主任委员，四川省护理学会副理事长，四川省卫生和计划生育委员会学术与技术带头人。曾公派到加拿大Mountsinai Hospital做访问学者一年。研究方向为妇产科护理、健康教育、助产。*Journal of International Nursing*及《中华现代护理杂志》审稿专家；在各类期刊发表论文60余篇，其中SCI 7篇；主编及参编教材、专著16部；主持及参与各类课题20项。

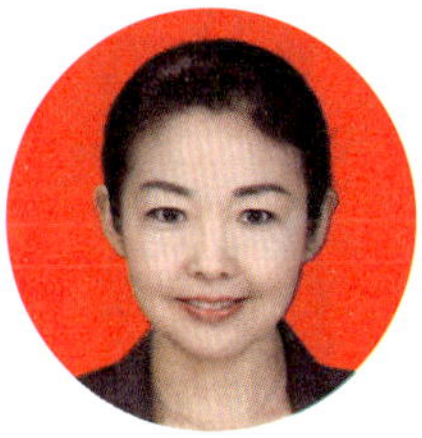

李　宁

李宁，护理学硕士，流行病与卫生统计学博士，西安交通大学医学部教师。担任陕西省助产学委员会副主任委员，陕西省护理学会健康管理委员会委员，《中华现代护理学杂志》常务编委，《现代护理报》特约编委，《中国护理管理》杂志特约通讯员。从事护理教育工作20年，教学效果优秀，多次在校级授课比赛中获奖。作为主要完成人获得校级教学成果特等奖1项，省级教学成果一等奖1项。主编、副主编及参编包括“十一五”“十二五”规划教材在内的卫生部规划教材20部，其中主编两部，副主编两部。主要研究方向为护理教育和慢性病的预防及康复。目前发表文章40余篇，其中SCI 2篇，其余均为核心期刊。负责及作为主要参与人承担国家、省、市课题10余项。作为主要完成人获得陕西省科学技术三等奖1项。

副主编简介

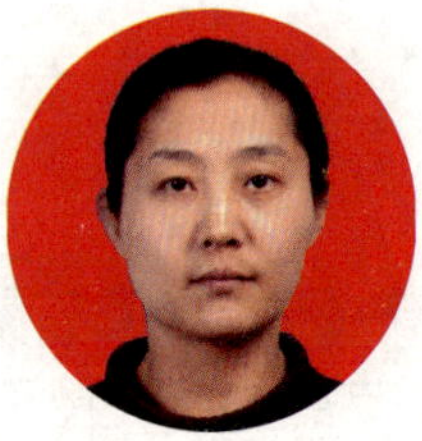

王　跃

王跃，博士学位，副教授，天津医科大学护理学院妇儿科教研室负责人。1993年至今在天津医科大学护理学院任教，2013年9月在英国谢菲尔德大学护理专业获得哲学博士学位。积极参与天津医科大学护理学专业助产方向的建设，包括人才培养、教学改革、科学研究等方面。带领教师团队在培养助产专业本科生的实践中，兢兢业业，努力拼搏，补充了助产专业高层次人才队伍，为社会和医疗卫生事业的发展做出了贡献。现任中国妇幼保健协会助产士分会委员、天津市医学会心身医学分会委员、天津市心理学会护理心理学专业委员会副主任委员。

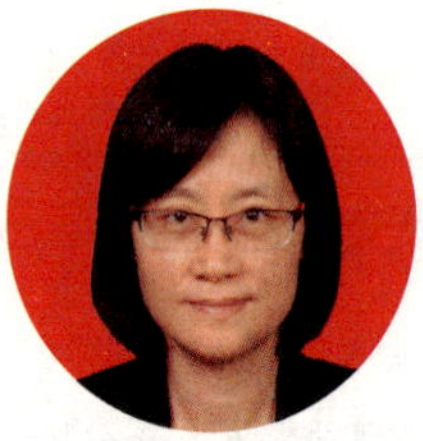

邹海欧

邹海欧，博士，副教授，北京协和医学院护理学院社区护理学系副主任。1998年毕业于中国协和医科大学护理系，同年留校任教。主要研究方向为精神科护理学、老年护理学及社区护理学。近期参与CMB、中华护理学会、国家自然科学基金、北京协和医学院等多项科研项目。近3年来在国内外核心期刊上发表论文20余篇，其中国外SCI收录杂志4篇。参编卫生部及高等学校教材五部，包括：《护理学研究方法》第1版及第2版、《精神科护理学》《成人护理学》《内外科护理学》。

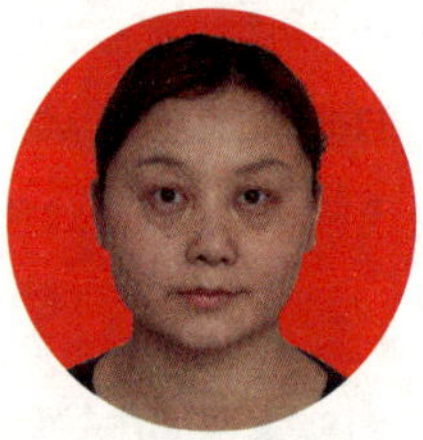

李　玲

李玲，博士，副教授，浙江中医药大学护理学院内科护理学教研室主任。主要从事健康评估、内科护理学、健康教育学等课程的教学工作，研究方向为中西医结合临床护理学、护理心理学、老年护理学，在核心期刊发表论文20余篇，主持厅局级课题4项，校级课题3项，教学改革课题3项，参与省部级及厅局级课题10余项。

前 言

2011年，国务院颁布的《中国妇女发展纲要（2011—2020年）》明确指出：加快妇幼卫生人才培养，保障孕产妇安全分娩；普及自然分娩知识，控制剖宫产率。2013年，中共十八届三中全会决定启动实施一方是独生子女的夫妇可生育两个孩子的政策；2015年，中共十八届五中全会决定全面实施一对夫妇可生育两个孩子的政策。单独二胎政策的出台以及全面二孩政策的实施，对本来已经紧缺的助产人力资源现状提出了更加严峻的挑战。

发达国家助产士与生育妇女比例为1∶1000，而我国为1∶4000；助产士中本科学历者仅占14%，且主要来自护理专业。因此，我国助产士从数量和质量上都不能满足社会需求。为探索我国助产高等教育新途径，为建立规范的助产教育体系提供实践经验，国家卫生和计划生育委员会依托全国8所重点医学高等院校于2014年4月制定了《助产本科招生培养试点工作方案》，开展助产本科教育培养试点工作。《健康评估》（助产专业用）正是在此背景下由人民卫生出版社出版的，以供助产方向的本科学生使用，同时也可作为大中专等其他层次助产方向学生的参考教材，以及助产专业教师备课和临床助产士的辅导用书。

本教材的编写在保证整体性、科学性的基础上，尤其注重与临床实践的紧密结合。从准备妊娠到妊娠、分娩、产褥期，一个女性经历了其一生中最复杂的身体、心理变化，而且每一个阶段都有不同的特点，甚至可能发生多种并发症及内外科合并症。根据妊娠的发生、发展过程，本教材分别针对上述不同时期的妇女以及她们的新生儿，从解剖生理、健康史评估、主要症状问诊、体格检查、辅助检查、心理社会评估、常见健康问题、评估实践等八个方面进行阐述，其内容安排与助产士的工作程序完全一致，力求帮助助产士进行全面而准确的健康评估。解剖生理回顾作为每章的第一部分，为助产士对本阶段的孕产妇进行健康评估奠定理论基础；健康史评估中的系统回顾部分对每个系统的重点评估内容进行梳理；妊娠、分娩不同阶段的主要症状差异较大，本教材将其独立成节进行阐述；基于Morjory Gordon提出的11种功能性健康型态对孕产妇进行心理社会评估，力求帮助助产士理清思路，较为全面地评估孕产妇的心理社会状况；评估实践部分则结合典型案例呈现了不同阶段孕产妇的全面评估过程，以帮助助产士学习如何将理论与实践相结合，如何将所学的健康评估理论应用于临床实践。

我们有幸共同担任主编，并邀请全国知名专家组成编委会，顺利完成了本书的编写任务。本书的15名编委来自全国11所著名大学的护理学院或大学的附属医院，在全国妇产科护理/助产领域具有较高的影响力和学术地位。在繁忙的工作之余，她们严谨、高效、高质量地完成了本书的编写。在此，我们表示由衷的敬佩！感谢各位副主编、编委的辛勤付出！

本书涉及专业范围广泛，时间及水平有限，书中难免存在不足和错误之处，恳请广大读者指正。

罗碧如　李　宁

2017年5月

目　录

1

第一章 绪 论

学习目标

识记 能复述健康评估的概念。

理解 能阐述助产士的健康评估与医生诊断过程的区别，主观资料与客观资料的区别。

应用 能应用健康评估的基本知识、基本技能和基本方法对孕产妇进行全面评估。

章前导言

本章以案例引出健康评估的重要性，介绍健康评估的基本知识、基本技能与基本方法，以及评估结果的整理与记录方法，使学生初步了解什么是健康评估、在健康评估过程中可能运用到的知识与技能、助产士的健康评估与医生诊断过程的区别等，为以后各章节内容的学习奠定基础。

01章

假如你在门诊接待一位初次产前检查的孕妇；或者你在产房值班的时候收入院一位急诊孕妇，检查时发现血压为165/100mmHg；或者你刚刚接生了一个新生儿……在这些情况下，你首先应该做什么？应该从哪里开始？答案是健康评估。健康评估的质量将直接影响接下来的所有工作以及孕产妇的满意度。

一、健康评估的基本知识

1．健康评估的概念及重要性 健康评估（health assessment）是指系统的、持续地收集与患者健康状况相关资料的过程（美国护理学会，AHA，1998年）。本教材为助产专业用，因此健康评估的对象为孕产妇。健康评估是一个动态过程，其目的是收集与孕产妇健康状况相关的资料，发现异常情况、利用专业优势和资源，准确找出现存和潜在的健康问题及其主要高危因素，为制订切实可行的照护计划提供依据。

2．健康评估的类型 健康评估可分为全面健康评估（comprehensive assessment）和重点健康评估（focused assessment）。全面健康评估是指非常完善的评估，包括完整的、详细的健康史和体格检查等。全面健康评估需要评估孕产妇的整体健康状况，而重点健康评估则仅需紧紧围绕某一健康问题进行评估。一般情况下，孕产妇入院时需进行全面健康评估，而重点健康评估主要用于紧急状况以及需要监测和评价病情进展情况、治疗效果时。需要注意的是，重点健康评估时仍然需要对孕产妇的整体健康状况有一个快速的了解，因为某一个系统的健康问题会影响其他系统，因此仍然需要进行从头到脚的快速评估，并且重视其他系统的改变，以帮助制订个性化的照护计划。

3．助产士的健康评估与医生诊断过程的区别 医生与助产士均需要对孕产妇进行评估，那么两者有何区别呢？两种评估的过程是相似的，但是评估的最终目的不同。医生评估的目的是为了诊断和治疗疾病，而助产士评估的目的是为了明确和解决孕产妇现存和潜在的健康问题。助产评估不仅关注孕产妇生理、心理方面的问题，还需关注她们在社会、文化、精神等方面的反应，以及在配合治疗方面存在的优势和资源。医生与助产士的评估应互相补充，而不能互相矛盾，医生与助产士需密切合作为孕产妇提供最好的照护。

二、健康评估的基本技能

1．认知技能（cognitive skills） 健康评估是一个“思维”的过程，良好的理论基础有助于更好地评估孕产妇，而理论基础包括生理、心理、社会、文化及精神等方面的知识，这些理论知识有助于鉴别正常与异常情况、现存与潜在的健康问题。

（1）评判性思维（critical thinking）：是一种很复杂的思维过程，包含调查、解释、分析、综合等过程。评判性思维常用的思维方法有以下几种：

发散性思维（divergent thinking）：是指分析各种观点，鉴别相关资料，从而得出结论。

推论（reasoning）：是指从一个或者一些已知的命题推导出新命题的思维过程或思维形式，其中已知的命题为前提，得出的命题为结论。推论包括演绎和归纳两种方法。例如，一个孕妇入院的时候诊断为“心力衰竭”，这个诊断会促使助产士在进行健康评估时询问和检查她是否存在相关的症状和体征，即应用演绎法去寻找能支持诊断的线索。归纳则用于另一种情况，如一个剖宫产后的产妇肺底呼吸音减低，血氧饱和度86%，体温38.7℃，脉搏108次/分，呼吸25次/分。综合该产妇的上述信息，通过归纳可形成“气体交换受损”的健康问题。

创造性思维（creative thinking）：是指跳出固定思维模式进行思考。助产士需意识到解决一个问题的办法可有多种，有时需要听从自己的“内心”，直觉思维能力随时间和经验的增加而提高。

澄清（clarification）：澄清包含陈述假设、比较和对照。要善于向自己提问“还有哪些相似的地方？存在哪些不同？”逐一比较推断。

（2）临床决策（clinical decision making）：收集资料以后，根据相关医学知识、临床经验等寻找线索，进行分析，发现异常，做出临床决策。临床决策的步骤包括确定目标；考虑应该做什么，应该避免做什么；确定可选择的方案，考虑益处与可能的结局；选择并实施方案；评价效果。

2．解决问题的技能（problem-solving skills） 解决问题的方法有很多，但应选择最适合孕产妇需求的方法。常用的方法有以下几种。

（1）反射法（reflection）：是一种自动的，不需要深思熟虑的思考，来自临床经验。例如，在产房值班时收入一个临产的孕妇，助产士会主动为她测量生命体征、听胎心、查宫缩、行阴道检查等以了解产程状况。

（2）直觉法（intuition）：是一种在实践中形成的，并将相关理论和经验结合以解决问题的方法，是临床专家解决问题常用的方法。在长期大量的临床实践过程中，这些专家们具备了丰富的经验，能够准确识别问题，提炼问题的本质。例如，某产妇主诉不舒服，但是其生命体征稳定，无其他不适，体格检查也未发现异常情况。此时，作为专家就会意识到一定有什么问题，他/她会对产妇进行进一步评估，结果可能因此挽救产妇的生命。

（3）科学法（scientific method）：是一种系统的、评判性的方法，包含确定问题、收集支撑材料、形成假设、制订计划、实施计划，最后评价效果等一系列过程。

3．人际沟通技能（interpersonal skill） 人际沟通技能在临床照护、医患关系中十分重要，包括语言性和非语言性的沟通技能。评估质量取决于助产士的沟通技能以及是否与孕产妇建立良好的关系。在评估前与孕产妇建立信任和相互尊重的关系非常重要，助产士需尊重孕产妇的权利，保护她们的隐私。孕产妇通常情感脆弱，但良好的医患关系可以增强其治疗疾病的信心，同时也有助于增加助产士的职业成就感。当然，助产士与家属以及其他医务人员之间的沟通也非常重要，有助于满足孕产妇的需求。

三、健康评估的基本方法

通过健康评估，助产士可收集到孕产妇的主观资料和客观资料。主观资料是隐性的、不能测量的，它反映孕产妇的主观感受如思想、信念、感情、感知等，又称为症状，健康史则属于主观资料，其他如头痛、眩晕、麻木感等也是主观资料。客观资料是显性的，可以测量的，又称为体征，体格检查则属于客观资料，其他如大汗、语无伦次、肌张力下降、血压150/100mmHg等也为客观资料。孕产妇本人是资料的主要来源，其他如家人、朋友及过去的病历则是资料的次要来源。助产士需要敏锐的观察能力和鉴别能力，能辨别出相关与不相关、重要与不重要的资料，资料的收集贯穿于访谈、观察及体格检查过程中。

1．访谈法（interviews） 访谈法是助产士通过事先设计好的调查表对孕产妇进行询问而获得其主观资料的一种收集资料的方法，最常用于健康史的评估。

（1）访谈的类型：访谈可分为直接访谈和间接访谈。直接访谈是由助产士主导的通过结构性问题进行的访谈。这种访谈用时少，对于获得真实的信息很有效。间接访谈由孕产妇主导，助产士需要总结和分析资料，这种访谈需要更多的时间，但是有助于从中了解孕产妇的观点和感受。

（2）访谈问题的类型：访谈的问题可分为封闭式问题和开放式问题。封闭式问题的答案只有“是”或“不是”，如“你有阴道流液吗？”，直接访谈常常使用很多封闭式问题。开放式问题主要了解孕产妇的感受和观点，如“你就诊的原因是什么？”，常常应用于间接访谈中。在健康评估过程中，更多的时候需要使用开放式问题。

（3）访谈技巧：访谈开始前需与孕产妇建立良好的信任关系，并体现助产士的人文关怀精神；确保环境安静和舒适，隐私能得到保护。访谈技巧如下：

- 时间充足，避免被打扰。
- 自我介绍，说明保密原则。
- 积极倾听，保持眼神交流。
- 保持中立，不要做评判。
- 坐在孕产妇旁边，与孕产妇保持平等关系。
- 解释访谈的目的以及原因。
- 如果孕产妇提出一个问题则从这个问题开始访谈。
- 从非敏感话题开始，敏感话题放在最后。
- 考虑孕产妇的文化背景对访谈及资料分析的影响。
- 不要急于记录，否则会让孕产妇感觉记录比她本人重要。
- 避免使用“为什么？”这样的问题，否则会让孕产妇采取防卫态度。
- 非语言行为比语言更准确，应注意助产士本人的非语言行为。
- 关注孕产妇的非语言行为是否与她表述相一致。
- 关注孕产妇的非语言行为是否表明存在健康问题。

（4）访谈陷阱：在访谈时，应避免出现以下问题：

- 诱导孕产妇。
- 让家属替代孕产妇回答问题。
- 使用医学术语。
- 同时提出几个问题。
- 突然转移话题。
- 反复询问同一个问题或尖锐的问题。
- 急于下结论。

（5）访谈的阶段：访谈可分为三个阶段，即介绍阶段、工作阶段、终止阶段，每一个阶段有其特殊的目的和不同的沟通方式。

介绍阶段：此阶段助产士首先要做自我介绍，解释访谈的目的及所需要的时间，让孕产妇放松；解释保密原则及做笔记的原因。

工作阶段：收集资料阶段，所用时间最长。尽量少做笔记，关注孕产妇并倾听她提供的所有信息。

终止阶段：访谈结束后，需总结和简要叙述评估结果，与孕产妇一起确认信息的准确性。

2. **观察法**（observation） 是指通过助产士的视觉、嗅觉和听觉收集资料。观察孕产妇及其周围环境是否有异常情况，观察的结果有助于更好地进行体格检查。观察内容包括孕产妇的衣着打扮，面部表情、面色、眼神，语速、语调，体位、有无端坐呼吸，紧张、烦躁、不自主的运动，异常气味、声音、呼吸音等。观察时常常需要思考以下问题：

- 她看起来舒适吗？采取的是哪种体位？

- 她正在做什么？有异常的活动吗？
- 她的身体语言可提供什么信息？
- 她的口头描述是否与非语言表达的信息一致？
- 她有无异常的气味？有无异常的声音？
- 在她周围环境中是否存在不正常、不安全或是危险的现象？

3．**体格检查**（physical examination） 体格检查提供客观资料，以评估孕产妇的健康状况，确定现存的和潜在的健康问题。在体格检查过程中，通过助产士的感官，运用视诊、触诊、叩诊和听诊收集资料。视诊时，观察孕产妇的外貌是否正常；通过嗅觉评估有无异常的味道，发现可能存在的健康问题。触诊时，将孕产妇置于舒适的体位，体现人文关怀精神；通过浅触诊评估孕产妇表面的特征，通过深触诊评估器官和包块。叩诊时，通过直接、间接叩诊评估器官的大小、疼痛部位等。听诊时，通过直接和间接的方法听诊孕产妇体内产生的各种声音。体格检查时应注意以下问题：

- 具备扎实的理论基础更易发现异常情况。
- 以开放的态度接受意料之外的发现。
- 对不一致的评估结果需要及时验证。
- 确定健康问题是急性还是慢性，是否需要紧急处理。
- 所有系统都有相互关联，一个系统的问题可能影响其他系统。

四、评估结果的整理与记录

（一）评估结果的整理

完成资料收集后，应验证这些资料以保证其准确性，并整理和排序以确定其实用性。

1．**验证**（validation） 验证资料可在评估的同时进行，但并不需要对每一个结果进行验证，需要验证的是那些不一致的或不确定的资料。有多种方法进行验证，如体格检查得到的客观资料可验证健康史评估时获得的主观资料，主观资料和客观资料可相互验证；也可请孕产妇、家属验证资料，或者根据孕产妇以往的病历等验证；低年资助产士可请高年资老师进行验证；助产士之间可相互验证。

2．**整理**（organization） 验证完成后，需对资料进行整理，如异常的结果可帮助确定孕产妇现存的或潜在的健康问题。常用于帮助整理资料的理论框架有：马斯洛的需要层次论、罗伊的适应理论、戈登的功能健康模式等。

3．**排序**（prioritization） 排序的目的是帮助找出孕产妇需要优先解决的健康问题。排序的时候，需要考虑问题的紧迫性、孕产妇的感受以及现场的情况。把那些可能威胁生命、需要立即处理的健康问题排在第一位，然后是需要迅速处理的、影响基本需求的问题，最后是影响心理社会需求的问题。

最优先需要处理的问题：如呼吸道问题，即对生命安全有威胁的问题。第二级：如某些疼痛需要迅速处理，以免病情恶化。第三级：例如健康教育，虽然重要，但不需要立即处理，可在病情稳定后进行。现存的问题常常需要优先处理，但严重的潜在问题仍然需要高度关注。健康问题的性质和关系也需要加以考虑，如准备出院的产妇和新生儿，则需要优先处理的是进行产妇和新生儿护理的健康教育。

（二）评估结果的记录

评估完成后，需及时记录评估结果。各医院的评估记录表格不尽相同，记录评估结果时应注意以下问题：

- 简洁并突出重点。
- 使用规范化缩写。
- 只陈述事实，注意逻辑性。
- 不要空格或空行。
- 不要有错别字，不能涂改。
- 避免使用模糊词语如“正常、好、常常、平均”等。

Box1-1 知识拓展 中国现代助产教育的奠基：杨崇瑞与北平国立第一助产学校

杨崇瑞先生（1891—1983）是中国妇幼卫生工作的创始人，也是我国现代助产教育的奠基者。她出生于北京通州一个知识分子家庭，1917年毕业于由英美传教会举办的华北协和女子医科大学，获医学博士学位。杨崇瑞在协和工作期间，结识了协和医学院公共卫生学系主任英国（加拿大）公共卫生学家兰安生（J. B Grant），他一直鼓励杨崇瑞从事助产事业。1925—1927年，杨崇瑞先后到美国、英国、德国、法国、丹麦、奥地利等地考察和学习欧美助产士教育。回国后，她萌生了创办一所中国助产高等学校的计划。经过她多方呼吁和不懈努力，1929年1月23日，中央助产教育委员会成立，并举行了第一次会议，会议决定在北平设立第一助产学校。1929年10月16日，北平国立第一助产学校成立，杨崇瑞被任命为校长，下设教务、医务、事务三个职能部门。曾宪章以助产士兼任教务主任，杨葆俊任医务主任，程德明任事务主任。曾宪章是北京协和医学院护理专业首位毕业生；杨葆俊毕业于华北协和女子医科大学；程德明毕业于北京法学院。学校聘请了12名教师，9名技术人员和5名职员。第一助产学校成立后，确定校训为“牺牲精神，造福人群”，以“造就助产人才、保障产妇婴儿之安全”为宗旨。还谱写了校歌，这应该是中国第一首助产士之歌。学校规定学制两年，学生在学习期间要独立接生30次。第一助产学校还附设了一所妇产医院，开始设50张病床，后增至75张。一方面便利教学实习，另一方面“适应社会需要，为产妇婴儿求安全之保障”。北平国立第一助产士学校从创立到1951年与北京医科大学合并，1954年停办，前后历时25年，培养本科学生32届（一年两招），毕业生450多人，还有助产训练、助产特科、助产研究班、助产师资班等。历届毕业生均成为全国各地技术骨干和优秀的妇幼保健专业人员，在各自岗位上起到重要作用。

1949年北平和平解放，杨崇瑞先生出任中国卫生部第一任妇幼卫生司司长，1983年病逝，享年93岁。她终生未嫁，将自己的一生贡献给了祖国妇幼卫生事业，她推进中国助产教育事业的精神，永远值得后世学习与怀念！

►（来源：王勇．中国现代助产教育的奠基：杨崇瑞与北平国立第一助产学校．天津护理，2014，22（6）：484-487）

☆ 章后小结

健康评估是一个系统、持续地收集与患者健康状况相关资料的过程，其目的是准确找出现存和潜在的健康问题，它包括全面健康评估与重点健康评估。健康评估过程中，需综合应用认知技能和解决问题的方法，并需具备良好的人际沟通技巧。健康评估的方法有访谈法、观察法和体格检查，需要对收集到的资料进行验证、整理和排序，从而形成照护计划。

（罗碧如）

✧ 学而思

1. 孕妇，28 岁，因“$G_2P_1^{+1}$，孕 39^{+1} 周，腹痛 3 小时”入产房。孕期按常规进行产前检查。自诉第一个孩子是“难产”，她丈夫说：“我觉得她在来医院的路上胎膜破了。”入院后检查：体温 36.5℃，脉搏 90 次 / 分，血压 120/80mmHg，呼吸 22 次 / 分；胎心 140 次 / 分，宫缩间隔 2 ~ 3 分钟，持续 40 ~ 45 秒，子宫收缩强度“中”；宫口开大 4cm，先露为胎头，“+1”；阴道有少许液体流出；实验室检查血红蛋白 120g/L，血型为 A 型。请思考：

（1）主要资料有哪些？

（2）次要资料有哪些？

（3）主观资料有哪些？

（4）客观资料有哪些？

2. 请根据优先解决的顺序，对以下健康问题进行排序。

（1）焦虑

（2）出血

（3）恶心、呕吐

（4）血压 65/45mmHg

（5）睡眠障碍、发热、盗汗

（6）自行注射胰岛素知识缺乏

（7）心率 145 次 / 分

（8）胫骨骨折

（9）疲乏、血红蛋白 70g/L

2 第二章 健康评估基础

学习目标

识记 列出孕产妇健康评估的框架；说出健康史评估、体格检查、辅助检查、心理社会评估的基本内容和方法；罗列营养评估、健康教育评估的基本要点。

理解 阐述孕产妇健康史评估、体格检查、辅助检查、心理社会评估及营养评估、健康教育评估的目的和意义。

运用 运用健康史评估、体格检查、辅助检查、心理社会评估等对孕产妇进行健康评估；通过营养评估及健康教育评估的工具和方法进行营养和健康教育评估。

章前导言

本章首先介绍了孕产妇健康评估的基本内容，这是贯穿妊娠准备－妊娠－分娩－产后各个阶段的基础理论和方法。在此基础上，考虑到营养和健康教育是涉及每个阶段的共性特点，故按照健康评估的框架详细介绍了孕产妇的营养评估和健康教育评估。使学生不仅了解助产士健康评估的基本框架和内容，且对共性问题的评估有了初步认识，为以后各章的学习奠定基础。

02章

妊娠和分娩为女性一生中非常特殊的一段时期，也是每一个孕产妇及其家庭的重大生活事件。从准备妊娠、妊娠、分娩到产褥期结束，每一个阶段的孕产妇均在生理、心理方面发生了复杂的变化，而且各具特点。因此，全面而准确的健康评估对于保障安全分娩、促进优生优育，提高国民素质具有十分重要的意义。

第一节　健康评估的主要内容

健康评估的主要内容包括健康史评估、症状问诊、体格检查、辅助检查和心理社会评估等，但由于不同阶段孕产妇的症状和辅助检查项目差异较大，本节不予阐述。

一、健康史评估

健康史（health history）包括孕产妇的口述、感受等主观资料。通过评估健康史，助产士可与孕产妇建立良好的关系，发现孕产妇现存的及潜在的健康问题，有助于更好地进行体格检查，制订个性化的照护计划与出院计划。

（一）健康史评估的类型

健康史可分为完整健康史（complete health history）和重点健康史（focused health history）。完整健康史包括社会人口学资料、就诊原因、目前健康状况、过去史、家族史、系统回顾及心理社会状况。重点健康史则是指针对某一重要健康问题，所有提问均应围绕该问题。

1．完整健康史评估　完整健康史评估从收集孕产妇的社会人口学资料开始，包括孕产妇的姓名、年龄、出生日期、出生地、婚姻状况、民族、住址、文化程度、职业、健康保险情况等。然后是就诊原因、目前健康状况。过去史包括童年时期患病、外伤、住院情况，成年以后的健康问题、服药史、过敏史、免疫情况等。家族史包括家族性或遗传性疾病史。系统回顾则通过从头到脚的全面评估以确定孕产妇的身体状况。心理社会资料的收集可帮助了解孕产妇的健康信念和行为、膳食和运动状况、休息和睡眠、生活习惯、工作和环境中的危险因素、社会经济状况、人际关系、宗教与文化、社会支持及情感状况等。完整健康史评估能提供孕产妇全面的健康状况，并从中提炼出孕产妇现存的及潜在的健康问题。

2．重点健康史评估　重点健康史评估主要用于孕产妇病情不稳定或时间紧迫时，也用于随访期间并已经收集过完整健康史的孕产妇。重点健康史评估包括必需的社会人口学资料，如孕产妇姓名、年龄、照顾者、民族、住址、文化程度、职业等。然后确定入院的原因、重要症状分析。在过去史部分，应了解与孕产妇入院相关的疾病如心脏病、高血压、糖尿病等。在系统回顾时，需了解每一个系统以及与现存健康问题的联系。在收集心理社会资料时应确定现存健康问题对孕产妇日常生活的影响。

在实际工作中，根据孕产妇的病情和可用于收集资料的时间决定是进行完整健康史评估还是重点健康史评估。当孕产妇的病情不允许进行完整健康史评估时，先围绕现存急性健康问题进行重点评估，在孕产妇病情稳定后再评估详细的健康史。进行完整健康史的评估需要 30 分钟至 1 小时，当没有足够时间时可首先进行重点健康史的评估。为了节省时间，可请孕产妇先填写标准健康史评估表，或请其他家庭成员介绍病情，在进行其他治疗或照护活动时再询问孕产妇问题。注意不要反复询问相同的问题，如果需要则应告诉她们充分的理由。

（二）助产健康史评估与医疗病史收集的区别

助产健康史评估与医疗病史收集的主要内容和提问方式相似，但也存在某些重要不同。医疗病史收集的目的是为了诊断和治疗疾病，而助产健康史评估的目的是为了诊断和治疗孕产妇相关的健康问题。例如，对于因“胎盘早剥”入院的孕妇，医疗病史收集的重点在于确定导致胎盘早剥的原因以及早剥的面积、有无严重的合并症等，医生在评估的基础上制订治疗计划。尽管助产健康史评估也关注胎盘早剥的原因，但评估的目的是了解该孕妇对于胎盘早剥的“反应”，即胎盘早剥对孕妇的生理、心理、日常生活等方面有哪些影响，确定该孕妇是否能较好地配合治疗，并根据评估结果制订照护计划及出院计划。

（三）健康史评估的内容

完整的健康史包括社会人口学资料、就诊原因、目前健康状况、过去史、家族史和系统回顾。助产士不但要关注现存的健康问题，也要关注过去的健康问题以及经济状况等有关的高危因素。孕产妇的健康促进行为与健康保护模式、角色和人际关系等也应被看作社会心理的组成部分进行评估。还要评估影响孕产妇健康和生活等方面的高危因素，考虑影响孕产妇健康的文化背景、社会发展状态等（详见本节心理社会评估部分）。

1．社会人口学资料 社会人口学资料可以提供与现存健康问题直接相关的信息、重要的高危因素，间接了解孕产妇的需求。主要包括孕产妇的姓名、年龄、电话号码、出生日期、出生地、婚姻状况、民族、住址、文化程度、职业、健康保险情况等。

2．就诊原因 询问孕产妇就诊的原因并记录。如果存在紧急的健康问题，询问该问题持续的时间。如果同时存在几个问题，孕产妇可能不能明确指出哪个是最重要的问题，助产士应帮助她们找到需要优先解决的问题，可以这样提问：哪个问题让您感到最难受？

3．目前健康状况 一旦确定孕产妇就诊的原因后则需要评估她目前的健康状况。主要包括平日健康状况、关注的主要健康问题等。例如，某女士，28 岁，怀孕后定期产前检查，她关注的健康问题是妊娠期糖尿病，因为其母亲患有糖尿病。评估的过程中发现有异常临床表现时，需对症状进行分析，如果因为孕产妇的健康状况或时间的原因不能进行详细分析，仍然需要从几个重点方面对这些症状进行分析。在分析症状时，应明确该症状对孕产妇的影响程度，是否服用相关药物等。症状分析可用 OPQRST 模式进行提问：

O（onset）发生的时间：从什么时候开始出现该症状？

P（precipitating/palliative factors）加剧 / 缓解的因素：当该症状第一次出现时，您在做什么？服药或采取某种体位时会好些吗？什么时候更严重或缓解，如运动、呼吸时？

Q（quality/quantity）症状性质：感觉它像什么或听起来像什么？对日常生活有什么影响？

R（region/radiation/related symptoms）部位 / 相关症状：请指出症状出现的部位，有无在其他部位出现或向其他部位扩散（注意不能暗示孕产妇）？还有其他症状吗（根据就诊原因，询问相关症状）？

S（severity）严重程度：症状是轻度、中度还是重度？可请孕产妇在 0 到 10 的刻度上标示，0 表示没有症状，10 表示最严重的症状。

T（timing）持续 / 间隔时间：该症状是持续性的还是间断性的？间隔多久出现一次？每次持续多久？

4．既往健康史 过去史包括童年时期患病、外伤、住院情况，成年以后的健康问题、服药史、过敏史、免疫情况等。评估过去史的目的是为了明确过去存在哪些危险因素可能对孕产妇目前的健康状况产生影响。在过去史部分，还应了解孕产妇过去是否患有与妊娠相关的慢性疾病如高血压、糖尿病等，如孕产妇合并糖尿病，则可能影响剖宫产术后切口的愈合。评估过去史还可了解孕产妇对于疾病、治疗和医务人员的认知，如果她过去因病多次住院则可能对医院有较多的了解。在评估过去史时，应尽量获得准确的日期、住院原因、手术名称等，避免使用“常常”“一般”“常规”等不确切词语。

5．家族史 评估家族史以了解可能成为孕产妇高危因素的家族性或遗传性疾病情况。询问孕产妇家人的年龄和健康状况，家人包括孕产妇的配偶、子女、兄弟姐妹、父母、祖父母等。询问相关的遗传性和其他疾病，如心脏病、高血压、脑卒中、糖尿病、出血性疾病、结核、肾脏疾病、癫痫及精神病等，家人中有去世的应记录年龄和死亡原因。家族史的记录有两种方式，一种为列出家人的年龄和健康状况；另一种则是画出家谱图，用符号代表家庭成员，可一眼看出家族性高危因素。

6．系统回顾（review of systems，ROS） 系统回顾是对身体每一个系统重要问题的陈述和罗列（表2-1）。这些问题针对某一系统最常见的症状设计，有助于获得每个系统现存的、过去的及孕产妇未主动提及的健康问题。如果孕产妇某个部位发生急性健康问题，其他所有系统均可能受到影响，因此在进行系统回顾时要思考他们之间的相关性，并对每一症状进行分析，以明确该症状的影响范围、程度。

表2-1 系统回顾的主要内容

项目	问诊要点
一般状况	疲乏、虚弱、发热、盗汗、日常活动困难等
皮肤	瘙痒、丘疹，对冷或热过敏等
头和颈	头痛、眩晕、意识障碍史、头颈运动时疼痛、甲状腺肿大等
眼	视力障碍、视物模糊、复视等
耳	耳痛、听力困难、使用助听器等
鼻和鼻腔	鼻涕、鼻阻、鼻出血、过敏、嗅觉障碍、鼻窦感染等
口腔与咽喉	口腔疱疹、咽喉痛、声音嘶哑、咀嚼和吞咽困难、牙龈出血、口腔疾病等
呼吸系统	吸烟史、咳嗽、咯血、呼吸急促、呼吸困难、支气管炎、肺炎、肺结核
心血管系统	胸痛、心悸、心脏杂音、房室传导阻滞、高血压、下肢水肿、肢端发冷
乳腺	有无乳腺包块、疼痛、泌乳，是否做过乳腺手术
消化系统	食欲下降、消化不良、恶心、呕吐、腹胀、黄疸、大便颜色改变、便秘、腹泻、痔疮等
泌尿系统	尿频、尿急、尿痛、尿失禁、尿色改变、尿道感染史、肾炎、肾病综合征、肾结石等
生殖系统	初潮年龄、月经周期、末次月经、痛经、月经不规则、避孕方式、性传播疾病史、流产史、不孕史、妊娠分娩史等
骨骼肌肉系统	肌肉痉挛、疼痛、无力，关节肿胀、红肿、畸形、运动受限、风湿性关节炎、退行性关节病，腰部痛、脊柱畸形、骨质疏松等
神经系统	头晕、抽搐、幻觉、认知和记忆功能障碍、语言障碍、感觉障碍、定向障碍、步态异常、平衡功能障碍等
内分泌系统	甲状腺疾病、糖尿病，不明原因的体重改变，口渴、易饿、尿多，怕冷/热等
血液/免疫系统	贫血、反复感染、肿瘤、AIDS、输血史、出血性疾病、不明原因的腺体肿大

（四）健康史评估的注意事项

为保证全面、准确地收集健康史资料，在进行健康史评估时应注意以下问题：

- 提供一个安静、舒适、能保护隐私的环境。
- 保证有充足的时间收集资料。
- 承诺保密。
- 告诉孕产妇为什么要问这些问题，大约需要多长时间。
- 从孕产妇的主要问题开始评估。
- 用开放式的提问了解孕产妇的感受。
- 认真倾听，关注孕产妇肢体语言表达的信息。
- 不要太专注于记录而忽略了孕产妇。
- 评估健康史的同时处理孕产妇紧急的问题，如疼痛等。
- 评估的质量比获得的信息数量更加重要。

二、体格检查

体格检查（physical examination）是助产士通过自己的感官，运用各种检查工具及医学技能获得孕产妇客观资料的过程。在进行体格检查的过程中，助产士需具备人文关怀精神，尊重孕产妇的权利，保护她们的隐私；通过良好的沟通技巧赢得她们的信赖；同时应能鉴别评估中发现的异常情况。体格检查的目的与健康史评估相同，除发现孕产妇现存的和潜在的健康问题外，还可了解孕产妇应对健康问题的能力、验证健康史评估中发现的问题。

（一）体格检查的类型

体格检查同样可以分为完整体格检查（complete physical examination）与重点体格检查（focused physical examination）。完整体格检查包括对全身状态、身高、体重、生命体征、所有器官和系统的检查。重点体格检查则是针对重点问题所进行的体格检查，紧紧围绕该问题进行相关评估，通常应用于孕产妇的病情不稳定、时间紧迫或在完整体格检查后的随访时。

1．**完整体格检查**　首先是对孕产妇全身状态的观察，包括她们的外貌和行为、生命体征、身高和体重等。然后进行从头到脚的系统体格检查，在检查过程中应注意各系统是紧密联系的，一个系统的问题可波及其他系统或由于其他系统所致，如产妇伤口愈合不良可能与其血管或内分泌问题有关。完整的体格检查需要 30 分钟至 1 小时。

2．**重点体格检查**　重点体格检查包括对全身状态的观察、生命体征测量、特定区域或系统的评估，以及从头到脚的快速检查。重点体格检查还可发现与现有问题相关的其他系统的改变，从而确定疾病的严重程度。如针对孕产妇的呼吸困难，不能仅限于评估呼吸系统，还应观察孕产妇的意识状态、皮肤发绀情况等以确定缺氧的严重程度。当孕产妇病情不稳定或时间紧迫，或当病情发生变化时，为了更好地监测和评价病情，可进行重点体格检查。

3．**助产体格检查与医疗体格检查的区别**　医生与助产士都会进行体格检查，两者既有联系又有区别。两者在进行体格检查时所使用的检查技术是相似的，但检查的目的是不同的。医疗检查的目的是为了诊断和治疗疾病，而助产检查的目的是为了诊断和治疗孕产妇相关的健康问题。如：一个因“重度子痫前期”入院的孕妇，医疗体格检查的重点在于确定诊断以及严重程度，以选择治疗方案；而助产士进行体格检查的目的是为了确定该病对孕妇生理、心理和社会状况的影响程度，以更好地监测和观察孕妇及胎儿的病情变化。

（二）体格检查的工具

体格检查最重要的工具是助产士的感觉器官。通过眼睛观察孕产妇的身体变化以及不能通过语言获得的信息；利用耳朵去听孕产妇身体器官产生的各种声音以及孕产妇叙述的信息；用鼻去闻那些可能与某些症状有关的异常气味；用手去感觉孕产妇身体的改变，同时传递对孕产妇的关爱。当然，各种仪器也有助于更好地进行体格检查，提高检查的效果。常用的检查工具包括体温计、听诊器、多普勒胎心听诊仪、血压计、手电筒、卷尺、体重秤、压舌板、棉签、手套、耦合剂等。

（三）体格检查的方法

体格检查的方法包括视诊、触诊、叩诊、听诊。除腹部外，其他部位的检查均按“视、触、叩、听”的顺序进行。腹部检查时，应在视诊后首先进行听诊，避免触诊与叩诊对肠鸣音的干扰。助产士在进行体格检查时，应注意以下事项：

- 首先进行自我介绍。
- 告知孕产妇体格检查的原因和时间。
- 注意言行，保持职业形象。
- 体现人文关怀精神。
- 隐私部位的体格检查最后做。

1．**视诊**（inspection） 视诊是用得最多的检查技术。视诊时应保证有充足的光线和空间，从头到脚进行视诊并记录。在视诊过程中，问自己：“左侧和右侧看起来是一样的吗？”；查看皮肤的颜色、有无异常等，问自己：“颜色有改变吗？是对称的吗？”。同时注意是否闻到异常的气味、听到异常的声音，如果有则需要进行更多相关的检查。

2．**触诊**（palpation） 触诊是通过触觉获得孕产妇的相关资料。触诊可用于评估各个系统，常紧随视诊之后进行，很多时候两种方法可同时进行。通过触诊，可了解表面的一些特征如质地、密度、温度等，通常用于评估包块、器官、脉搏、肌肉韧性等，也常用于鉴别疼痛的部位。手的不同部位用于不同目的的触诊，如手背最适于评估温度的变化，鱼际肌和小鱼际肌适于观察振动，指腹和指尖适于触摸搏动感等。

触诊可分为浅触诊和深触诊，通常从浅触诊开始。浅触诊是用手指和指腹轻轻地触摸某一部位，主要用于评估温度、质地、水肿等，闭上双眼有助于集中精力更好地触诊。深触诊是用手指和指腹用力并较深地触摸某一部位，主要用于评估器官的大小、检查包块等。深触诊可用单手或双手进行，可两手重叠，也可一手固定器官，一手触诊。检查反跳痛，则是在手指深压的基础上迅速将手抬起，同时询问孕产妇有无疼痛加剧或观察其面部有无痛苦表情。触诊前洗净并温暖双手，最后触诊可能有疼痛的部位。

3．**叩诊**（percussion） 叩诊是用手指（指叩诊法）或手掌（捶叩诊法）快速地叩击被检查部位的表面，使之产生震动和音响，根据听到的音响判断组织或器官的密度，是坚固的组织还是充满了气体或液体，甚至可判断此组织的大小和形状。常用于评估某一组织的密度、深反射等。有两个因素可影响叩诊产生的音响，叩诊部位表面的厚度及叩诊的技术，叩诊技术需要在实践中逐步提高。

指叩诊法主要用于了解脏器的大小、位置、质地以及有无积气或积液等，可分为直接叩诊法和间接叩诊法。直接叩诊法是用手指直接拍击被检查部位，根据产生的震动和音响判断病变状况；间接叩诊法则是将左手放于被检查部位的表面，右手的中指指端叩击左手中指第二指关节处，叩击时以腕关节与掌指关节的活动为主，肘关节和肩关节不参与运动，叩击后右手中指立即抬起，连续叩击 2～3 下。捶叩诊法主要用于评估器官的疼痛情况时，也可用直接法或间接法。直接法是助产士握拳后用尺侧直接捶击被检查部位；间接法则是将左手放于被检查部位的表面，右手握拳后捶击左手背。

需要特别注意的是，不要叩诊骨性组织，否则产生的钝音可能误导助产士；当叩诊胸部时需叩诊肋间而不是肋骨。

4．听诊（auscultation） 听诊是通过听觉获取从孕产妇身体各部产生的声音，以收集疾病相关信息的一种方法，如心、肺、肠、血管等产生的声音。听诊也可分为直接听诊法和间接听诊法。直接听诊法是用耳朵直接听，而不需要听诊器，直接听诊仅用于很少的情况，如孕产妇痰多需要吸痰时的痰响。多数情况下，需要用间接听诊法，即借助听诊器来听取身体产生的声音。间接听诊法需要在临床实践中不断总结，才能正确地区分正常的或是异常的声音。

听诊时，需要注意：保持环境安静；不要隔衣服听诊；保持听诊器胸件暖和；听诊音调低的声音时，轻压听诊器，反之；闭上眼睛可集中注意力。

（四）体格检查的内容

在健康史评估的系统回顾部分，已经对每个系统进行了回顾，获得了孕产妇对每个系统的主观感受，而体格检查是对每个系统进行检查，获得关于每个系统的客观资料。

1．全身状态 从见到孕产妇的第一眼开始，助产士就应该通过感官和观察技能对孕产妇进行看、听、闻并记录获取的信息，凡是观察到的问题均应在查体时进行进一步的检查。

（1）面部特征：询问自己："孕产妇的面部告诉我们什么信息？有疼痛、焦虑和恐惧吗？她的面部表情是高兴还是痛苦？" 孕产妇的面部表情可能是某个潜在问题的表现，所以应重视孕产妇的面部特征，并且注意这些特征是否对称。

（2）体态、姿势和步态：观察孕产妇的体态，估计身高、体重；主动与孕产妇握手，评估她的肌力、皮肤温度和湿度、有无水肿等。孕产妇的体姿也能体现她的健康状况，如她是否能坐直、平卧，她最喜欢的体位是什么等，如合并心脏病者可能不能平卧，坐位或半卧位更有利于呼吸。腹痛者平卧较困难，侧卧屈腿或坐位缩成一团可以减轻疼痛。观察她的步态，评估她的运动是否平稳、协调，步态异常可能说明她有骨骼、肌肉或神经系统方面的问题。卧床的孕产妇应观察她翻身的情况，可否自行变换体位、坐于床上、是否需要协助等。

（3）语言：孕产妇所用词语及句子的结构常能反映她的文化程度，有助于制订健康教育计划，应特别注意评估少数民族及外国孕产妇是否存在语言障碍、是否需要翻译。还应关注孕产妇说话的音调和语速，其中是否有愤怒、不安等。

（4）着装与卫生：孕产妇的着装与卫生状况可体现出她的生理和心理状态，应评估孕产妇是否着装整洁、卫生状况良好，凌乱的头发和糟糕的卫生状况可能说明孕产妇情绪不佳、宫缩痛较重或自理能力下降，着装还可说明孕产妇的经济状况。

（5）精神状态：孕产妇是否清醒，有无意识障碍，是否在服用镇静药物，发现异常应做好记录并进行进一步检查。

（6）文化背景：我国是一个多民族国家，来自不同民族的孕产妇对妊娠和分娩有着不同的认知，通过孕产妇的外表、语言、着装、生活习惯、宗教信仰等可初步判断她的民族及其风俗，应尊重她们的民族风俗和宗教信仰。

2．生命体征 生命体征包括体温、脉搏、呼吸、血压，反映心肺功能及全身功能状况。评估生命体征的目的是确定健康问题、建立基线数据、监测孕产妇病情、评价治疗效果等。根据孕产妇病情确定监测频率，不能仅凭一次的监测结果轻易做判断，应该寻求更多的数据或信息支持，如孕产妇的体温升高时，她的皮肤应发红而潮湿。

（1）体温：正常体温的维持有赖于产热功能（代谢、肌肉收缩、运动、甲状腺功能等）与散热功能（辐射、对流、传导、蒸发）之间的平衡，否则就会出现发热或体温过低。影响体温的因素有年龄、运动、压力、环境等。清晨的体温较晚上低；运动和压力会引起肾上腺素和去甲肾上腺素分泌增加，基础代谢率升高而致体温升高；暴露于过热和过冷的外界环境中易致体温过高和过低。测量体温的方法中，肛温和耳温最能反映机体深部的温度。

（2）脉搏：脉搏反映心脏收缩功能和心搏出量，需评估脉搏的速率和节律。运动员的心脏功能更强，为满足运动时的氧耗量，心搏出量随时间增加，因此他们的心率一般低于 60 次 / 分。只要发现节律不规则，需在心尖部听诊计数心率 1 分钟，新生儿的心率也用心尖搏动计数。

（3）呼吸：评估呼吸包括呼吸的频率、节律和深度。很多因素可影响呼吸，如孕产妇的新陈代谢以及心血管、骨骼肌、神经系统功能状况等。新生儿的呼吸频率平均 40 次 / 分，到成年时 12 ~ 20 次 / 分。成人的呼吸节律规则，但新生儿常有不规律呼吸，应警惕呼吸暂停的时间过长，超过 15 秒则应进行进一步评估，排除神经系统的病变。呼吸的深度反映潮气量，成人为 300 ~ 500ml。问自己：“孕产妇的呼吸是深还是浅？”，深而快的呼吸可致通气过度，常见于代谢性酸中毒及焦虑时；浅快的呼吸表明通气不足，常见于镇静时以及为减轻疼痛而采取的呼吸方式。在计数呼吸频率时，需同时观察有无发绀等，有异常情况时需进行进一步评估。

（4）血压：血压间接反映心血管的总体功能。遗传、压力、药物、昼夜、运动和体重等均可影响血压数值。收缩压易受外界刺激而变化，舒张压相对更稳定，因此舒张压升高较单纯的收缩压升高更需引起重视。脉压正常为 40mmHg，脉压增大常见于颅内压升高，脉压降低常见于低血容量以及休克、心衰。测量血压时可取平卧位、坐位、站立位。测量血压的注意事项有：

- 袖带过窄测的血压偏高，过宽则偏低。
- 袖带过松测的血压偏高。
- 手臂高于心脏水平测的血压偏低。
- 测血压时手臂肌肉收缩可致血压偏高。
- 双上肢的血压值差异不能超过 10mmHg。
- 下肢的血压值与上肢相同或稍高。
- 应避免在受伤的或有静脉通道的手臂测血压。

3．**全身体格检查**　在进行完整体格检查时，需对每个系统进行评估，并寻找各系统之间的关系；若进行重点体格检查，首先对其他系统进行快速评估，然后对需要重点评估的系统进行深入评估。如妊娠合并心脏病的孕妇，需要重点评估心血管系统，以下是其他系统需要评估的主要内容：

皮肤：颜色是否苍白、有无水肿等。

五官：有无眼周水肿，用眼底镜检查眼底血管是否有改变。

呼吸系统：有无呼吸困难、发绀、肺部啰音等。

腹部：有无肝肿大、腹水等。

骨骼肌：有无肌无力、肌萎缩。

神经系统：评估意识状态、有无乏力。

三、心理社会评估

心理社会评估主要关注健康促进和保护模式、角色和人际关系，包括健康行为与信念、日常生活、营养状况、活动与运动、娱乐、睡眠与休息、个人习惯、职业与环境风险、家庭角色与关系、压力与应对策略等。心理社会评估的目的是了解孕产妇如何把健康行为融入到日常生活的各个方面，为健康指导提供依据；有妊娠并发症或合并症的孕产妇，通过心理社会评估可了解疾病对孕产妇生活各个方面的影响，帮助制订照护计划。

（一）孕产妇心理社会评估

目前，尚无成熟和公认的理论框架可用于心理社会评估，本教材基于 Morjory Gordon 提出的 11 种功能性健康型态对孕产妇进行心理社会评估，力求帮助助产士理清思路，较为全面地评估孕产妇的心理社会状况。

1．**健康观念与健康管理** 孕产妇的健康观念、对健康照护的期望等可影响她的健康行为。不健康的个人习惯如喝酒、抽烟等可对健康造成不良影响。通过访谈，评估孕产妇对健康的认知情况，有无自我监护的意识和能力，有无吸烟、喝酒等不健康行为，是否遵从医务人员的指导，是否定期体检等。

2．**营养与代谢** 饮食习惯可积极或消极地影响健康，而宗教信仰或风俗习惯可影响饮食习惯，经济问题可影响对食物的购买力。询问孕产妇有无特殊饮食嗜好、过敏，体重改变情况等。通过 24 小时膳食回顾，并与国家推荐量进行比较可了解孕产妇是否存在营养问题，同时记录她们是否服用维生素及其他营养补充产品。

3．**排泄** 孕产妇的大小便可因妊娠和分娩而发生变化，如尿频、便秘等，助产士应正确鉴别是正常现象还是病理状况。通过询问，了解孕产妇每日大小便的次数、颜色、量及性状，有无相应临床表现等。

4．**活动与运动** 妊娠期及产褥期的活动与运动有利于控制体重，保持身心健康。询问孕产妇活动或运动的类型与频率，评估存在健康问题的孕产妇是否可以继续从事这些活动或运动。

5．**睡眠与休息** 充足的睡眠与休息有益于孕产妇保持良好的情绪及胎儿的生长发育。询问孕产妇每天的睡眠时间与睡眠质量，是否需要服用催眠药等。

6．**认知与感知** 妊娠与分娩是女性一生中变化最大的时期，孕产妇往往从朋友、母亲等处获得了较多负面信息。因此，正确认识妊娠与分娩，有助于孕产妇有效应对疼痛，顺利而安全地分娩。通过询问，评估孕产妇对妊娠和分娩的相关知识，特别是对分娩疼痛的认知情况，更好地进行有针对性的健康教育。

7．**自我概念** 孕产妇对妊娠和分娩的态度、过去的经历等均可影响她对自我形象的评价。通过问诊，了解孕产妇是否对目前的形象感到满意，是否具有积极和正面的自我形象。

8．**角色与关系** 家庭和社会是孕产妇重要的支持系统，孕产妇对自身角色的适应及与家庭成员的关系可影响其对妊娠和分娩的认知，甚至影响亲子关系。通过访谈，评估孕产妇对孕妇及母亲角色的认知与适应状况、与家庭成员和同事等的关系是否良好，特别是夫妻关系。

9．**性与生殖** 是否为计划妊娠对孕产妇的生活和工作影响是不同的，应特别关注非计划妊娠者。妊娠和分娩还对孕产妇的性生活造成生理和心理方面的影响。自身形象的变化、性能力的改变、焦虑、文化及宗教因素等均可能影响孕产妇对性生活的看法和表达，而性生活属于比较敏感的话题，助产士可通过心理社会评估或系统回顾获得相关信息。

10．**压力与应对** 妊娠和分娩对孕产妇及其家庭均是一件重大的压力事件，特别是计划外妊娠者。因此，助产士应评估孕产妇是否对妊娠和分娩感到焦虑，是否有家庭外的社会支持如社区工作人员、朋友等，日常生活和工作中通常采取哪些压力应对方式。

11．**价值与信念** 宗教和文化可影响健康信念与行为、饮食习惯、家庭角色等。询问孕产妇的宗教信仰和文化、习俗，了解是否与治疗冲突。只要对孕产妇的健康没有损害，应接受并纳入照护计划中。

（二）家庭心理社会评估

1．家庭结构评估 评估孕产妇的家庭结构，了解谁是孕产妇的主要照顾者、已有几个孩子等，以制订更好的照护计划，帮助孕产妇及其家庭顺利度过妊娠期、分娩期和产褥期。询问孕产妇与哪些人住在一起，主要照顾者是谁，家里有几个孩子，是否有像家人一样的朋友等。

2．家庭功能评估

（1）情感功能：情感功能是形成和维持家庭的重要基础，使家庭成员间获得安全感与归属感。评估家庭情感功能状况，可了解家庭成员对孕产妇的情感支持状况，有利于更好地制订照护计划。通过问诊，了解家庭成员如何对待其他家人的需求，家庭成员如何表达情感，当他们有不同意见时如何处理等。

（2）社会化功能：家庭为子女提供社会化教育，帮助他们完成社会化过程，约束他们的行为，培养他们具有正确的人生观和价值观。评估家庭的社会化功能，可帮助判断孕产妇的需求，制订个性化照护计划。通过访谈，了解孕产妇是否满意在家庭中的角色，如何处理夫妻之间的分歧等。

（3）健康照顾功能：家庭成员间的相互照顾，可维护家庭成员的健康，增进家庭成员间的感情。评估家庭照顾功能，可了解在妊娠和分娩过程中家庭成员尤其是丈夫对孕产妇的生活照顾和情感支持能力。询问孕产妇，有家人生病时，谁是主要照顾者，其他家人如何调整生活和工作等。

（4）经济功能：家庭需要一定的经济资源才能维系生活，满足家庭成员多方面的生活需求。评估家庭的经济功能可帮助助产士判断孕产妇是否存在经济问题，而经济问题可能阻碍孕产妇主动寻求医疗服务和治疗依从性。询问孕产妇，了解其家庭收入是否能满足家庭的基本需求，此次妊娠和分娩是否会影响家庭生活质量等。

3．家庭资源与应对评估

（1）家庭资源：家庭在照顾者、经济支持、物资准备、医疗资源等方面是否充足，对孕产妇的健康和主动寻求保健服务具有较大影响。通过问诊，了解孕产妇是否有医疗保险，产前检查是否方便，拟分娩的医院是否离家很远等。

（2）家庭应对：妊娠以及因妊娠所致的照顾负担、经济问题、角色改变等均可成为家庭的压力源，评估家庭的应对方式和能力可帮助制订更全面的照护计划。询问孕产妇，了解妊娠以后家庭做了哪些准备；家庭成员的生活方式和情绪是否发生了改变；家庭成员应对压力的主要方法是什么等。

完成上述健康评估后，应准确、及时地记录评估结果，记录时应注意：准确而客观；简洁并突出重点；使用标准的医学缩写词；记录相关的阴性结果；不要使用模糊的词语，如“正常”等，尽量使用客观数据。

第二节　营养评估

2011 年，国务院发布的《中国妇女发展纲要（2011—2020 年）》和《中国儿童发展纲要（2011—2020 年）》明确指出，要为孕前、孕产期和哺乳期妇女提供营养指导和干预，控制低体重儿和巨大儿发生率，普及自然分娩知识，控制剖宫产率。而妊娠和分娩是一个非常复杂、变化极其协调的生理过程，需要按其特殊的生理特点，在全面评估其营养状况的基础上，才能有针对性地在膳食结构上做出必要的补充和调整，以满足其营养需求，促进健康，防止营养性疾病的发生。

一、孕产妇的营养需求

（一）妊娠期妇女的营养需求

1．**能量** 孕妇除了维持自身所需能量外，还要负担胎儿的生长发育、胎盘和母体组织增长以及产后泌乳所需要的能量。因此，孕妇对能量的需要量比非孕期高。中国营养学会2013版《中国居民膳食营养素参考摄入量》（Chinese dietary reference intakes，DRIs）建议中等体力活动水平妇女孕早期每日摄入能量2100kcal，孕中期每日为2400kcal，孕晚期每日为2550kcal。

2．**蛋白质** 孕期对蛋白质的需要量增加，以满足母体、胎盘和胎儿生长的需要。特别是孕后期，胎儿需要更多的蛋白质以满足组织合成和快速生长的需要。中国营养学会2013版DRIs推荐孕早、中、晚期孕妇每日蛋白质摄入量分别为55g、70g、85g。孕妇膳食中优质蛋白质宜占蛋白质总量的1/2以上。

3．**脂肪** 脂类是胎儿神经系统的重要组成部分，在脑细胞增殖、发育过程中需要一定量的必需脂肪酸，脑和视网膜中主要的多不饱和脂肪酸是花生四烯酸和廿二碳六烯酸，它们可由膳食中亚油酸和亚麻酸转化而来。其次，脂肪摄入还有利于孕妇产后泌乳。因此，孕妇膳食中应有适量脂肪，包括饱和脂肪酸、n-3和n-6多不饱和脂肪酸以保证胎儿和自身的需要。但孕妇血脂较非孕时升高，脂肪摄入总量不宜过多。中国营养学会2013版DRIs建议脂肪提供的能量以占总能量的20%～30%较为适宜，其中饱和脂肪酸提供的能量占总能量的比例不超过10%，n-6多不饱和脂肪酸提供的能量占总能量的2.5%～9.0%，n-3多不饱和脂肪酸提供的能量占总能量的0.5%～2.0%。

4．**矿物质** 孕期钙、铁、锌、碘的摄入状况对孕妇和胎儿的健康尤其重要。

（1）钙：钙是构成胎儿骨骼、牙齿的主要成分。若孕妇钙摄取不足，首先是动用其自身的钙，因此易出现手足抽搐、牙齿松动以及骨质软化等症状，孕妇严重缺钙可导致儿童先天性佝偻病以及新生儿腭骨畸形、牙齿畸形等现象。所以孕妇比孕前要增加钙的摄入量。中国营养学会2013版DRIs建议孕妇钙适宜摄入量为：孕早期每日800mg，孕中期和孕晚期每日1000mg。因此，孕妇应增加含钙丰富的食物，膳食中摄入不足时亦可适当补充一些钙制剂。

（2）铁：铁是构成血红蛋白的必要成分，在机体代谢中起着非常重要的作用。孕期铁需要量增加，既要满足母体血容量的增加，又要满足胎儿和胎盘迅速增长的需要。但由于我国膳食中相当一部分铁来源于蔬菜、豆类、蛋类等非血红素铁食物，铁的生物利用率较低，故孕妇应注意补充一定量健康动物的肝脏、血液、瘦肉等含有生物利用率较高的铁的食物。中国营养学会2013版DRIs建议孕妇铁适宜摄入量为孕早期每日20mg，孕中期每日24mg，孕晚期每日29mg。

（3）锌：锌是一种重要的人体必需微量元素。它是体内多种酶的重要成分，参与能量代谢、蛋白质及胰岛素的合成，与生育、免疫均有关。孕妇缺锌可致胎儿生长发育停滞，并发生代谢障碍、性功能发育不全。胎儿体内的锌需要量很大，以脑、肝、骨骼中最为丰富。中国营养学会2013版DRIs建议孕妇锌摄入量为孕早、中、晚期每日9.5mg。

（4）碘：碘是甲状腺激素的组成成分。甲状腺素能促进蛋白质合成，促进胎儿生长发育。碘缺乏可使甲状腺素合成减少，导致母亲甲状腺功能减退，新陈代谢减慢，胎儿的营养供应减少。孕早期缺碘易致胎儿中枢神经系统及听觉神经损害，出生后可能导致脑损害、甲状腺肿大及骨骼生长发育不良。中国营养学会2013版DRIs建议妊娠期妇女碘摄入量为每日230μg。

5．维生素

（1）维生素A：维生素A的生理功能为增强视力、参与细胞的增生和分化、增强免疫功能、参与骨质代谢等，更重要的是维生素A是促进脑组织生长发育的重要物质。另外，胎儿在肝内需要贮存一定量的维生素A。但孕妇不可摄入大量维生素A，过量摄入不仅可引起中毒，而且有导致胎儿神经系统、颅面部和心血管畸形的可能。中国营养学会2013版DRIs建议孕早期妇女每日摄入700μg，孕中、晚期妇女每日摄入770μg。

（2）维生素D：孕期缺乏维生素D可影响胎儿的骨骼发育，也能导致新生儿低钙血症、手足搐搦、婴儿牙齿发育不良及母亲骨质软化症，但过量补充可导致中毒。维生素D主要来源于皮肤中的7-脱氢胆固醇，在紫外光照射下转变为胆骨化醇，即内源性维生素D_3。在高纬度、缺乏日光的北方地区，尤其在冬季几乎不能合成。中国营养学会2013版DRIs建议孕妇每日维生素D摄入量为10μg，同时最好坚持每日有1小时以上的户外阳光照射。

（3）维生素E：维生素E可减少自然流产和死胎，它又是抗氧化剂，可保护细胞膜中的多不饱和脂肪酸、细胞骨架及蛋白质免受自由基的攻击。同时，维生素E缺乏与婴儿溶血性贫血有关。为了使胎儿贮存较多维生素E，中国营养学会2013版DRIs建议每日孕妇维生素E摄入量为14mg。

（4）维生素B_1：孕期缺乏维生素B_1可导致新生儿维生素B_1缺乏症，还可影响孕妇的胃肠道功能，进一步加重早孕反应，引起营养不良。中国营养学会2013版DRIs建议孕早、中、晚期妇女维生素B_1的摄入量分别为每日1.2mg、1.4mg、1.5mg。

（5）维生素B_2：孕期缺乏维生素B_2可导致胎儿生长发育迟缓、缺铁性贫血等。中国营养学会2013版DRIs建议孕早、中、晚期妇女维生素B_2的摄入量为每日1.2mg、1.4mg、1.5mg。

（6）维生素B_6：维生素B_6可用于早孕反应的辅助治疗，也可与叶酸和维生素B_{12}合用预防妊娠期高血压疾病。中国营养学会2013版DRIs建议孕期妇女维生素B_6的摄入量为每日2.2mg。

（7）叶酸：叶酸是胎儿大脑神经发育必需的一种物质原料，可促进胎儿的正常发育和防止巨幼红细胞性贫血，也对胎儿的细胞分裂、增殖和各种组织的生长发育具有重要作用，从而预防出生缺陷的发生。

孕妇缺乏叶酸可造成巨幼红细胞性贫血、胎儿宫内发育迟缓、神经管畸形、早产和低出生体重新生儿，还可导致胎儿眼、口唇、腭、胃肠道、心血管、肾、骨骼等器官的畸形。妊娠的头4周是胎儿神经管分化和形成的重要时期，此期叶酸缺乏可增加胎儿发生神经管畸形及早产的危险，建议从孕前3个月开始每日补充叶酸制剂，并持续至整个孕期。中国营养学会2013版DRIs建议孕期妇女叶酸的摄入量为每日600μg。

（二）产褥期妇女的营养需求

1．能量 产妇在分娩过程中消耗了大量能量，组织器官的修复及乳汁分泌也需要能量，故产妇的能量需要仍较高。中国营养学会2013版DRIs建议轻度活动水平的乳母每日摄入能量为2300kcal，中等活动水平的乳母每日摄入能量为2600kcal。

2．蛋白质 高蛋白饮食可以促进分娩所致疲劳的恢复和创伤的修复，又有助于增加乳汁的分泌。母乳中蛋白质含量平均为1.2g/100ml，膳食蛋白质转变为乳汁蛋白质时其转换率约为70%。考虑到我国的膳食结构以植物性食物为主，膳食蛋白质的生物学价值不高，故中国营养学会2013版DRIs建议乳母蛋白质的摄入量为每日80g。

3．脂肪 由于婴儿中枢神经系统发育及脂溶性维生素吸收等需要，乳母膳食中应含适量脂肪，尤其是多不饱和脂肪酸。中国营养学会2013版DRIs建议乳母脂肪的摄入量与一般成人相同，膳食中脂肪供给占20%～30%。

4．矿物质 产褥期妇女代谢旺盛，需要较多的矿物质。部分产妇在妊娠期已患有贫血，加上分娩时失血，非常有必要通过膳食补充铁质。另外妊娠期消耗了大量的钙，分泌的乳汁中又含有较多的钙，产妇有缺钙的危险。

由于铁和铜不能通过乳腺进入乳汁，故母乳中铁和铜的含量极少。但乳母膳食中仍应增加相应食物，以满足母亲自身的需要。乳汁中碘和锌的含量受乳母膳食的影响，且与婴儿神经系统生长发育及免疫功能关系较为密切。中国营养学会 2013 版 DRIs 建议乳母矿物质的每日摄入量分别为：钙 1000mg，铁 24mg，锌 12mg，碘 240mg，均高于一般妇女。

5．维生素 维生素 A 能部分通过乳腺，乳母膳食中维生素 A 的摄入量可影响乳汁中维生素 A 含量，维生素 C 也能顺利通过乳腺进入乳汁，而维生素 D 几乎完全不能通过乳腺，故母乳中维生素 D 含量很低，婴儿需多晒太阳或补充鱼肝油等维生素 D 制剂。维生素 E 具有促进泌乳的作用。中国营养学会 2013 版 DRIs 建议乳母维生素的每日摄入量分别为：维生素 A1300μg，维生素 D10μg，维生素 $B_1$1.5mg，维生素 $B_2$1.5mg，维生素 C150mg。

6．水 产妇分娩时排出大量液体，如羊水等，加上分娩过程中出汗，体内损失大量水分，而腹压又因胎儿娩出下降，可致产妇的血压突然下降，出现头昏、眼花、乏力等症状，故应在分娩后及时补充水分。乳母摄入的水量还与乳汁分泌量有密切关系，水分不足将直接影响乳汁的分泌，乳母平均每日泌乳量为 0.8L，故每日应比一般成人多摄入约 1L 水。

Box2-1 知识拓展 备孕妇女膳食指南（2016）

1．调整体重 备孕妇女应调整体重，使 BMI 达到 18.5～23.9kg/m^2 范围，以在最佳的生理状态下孕育新生命。①低体重的备孕妇女：可通过适当增加食物量和规律运动来增加体重，每天可有 1～2 次的加餐，如每天增加牛奶 200ml 或粮谷 / 畜肉类 50g 或蛋类 / 鱼类 75g。②肥胖的备孕妇女：应改变不良饮食习惯，减慢进食速度，避免过量进食，减少高能量、高脂肪、高糖食物的摄入，多选择低血糖生成指数（glycemic index，GI）、富含膳食纤维、营养素密度高的食物。同时，应增加运动，推荐每天 30～90 分钟中等强度的运动。

2．多摄入含铁、碘丰富的食物 建议备孕妇女一日三餐中应该有瘦畜肉 50～100g，每周 1 次动物血或者畜禽肝肾 25～30g；规律食用含碘盐外，每周再摄入 1 次富含碘的食物，如：海带、紫菜、贻贝，以增加一定量的碘储备。

3．保持健康的生活方式 为做好孕育新生命的准备，应该：①怀孕前 6 个月，夫妻双方戒烟、禁酒，远离吸烟环境；②夫妻双方遵循平衡膳食原则，摄入充足的营养素和能量，纠正可能的营养缺乏和不良饮食习惯；③保持良好的卫生习惯，避免感染和炎症；④有条件时进行全身健康体检，积极治疗相关炎症疾病，避免带病妊娠；⑤保证每天至少 30 分钟中等强度的运动；⑥规律生活，避免熬夜，保证充足睡眠，保持愉悦心情。

►（来源：中国医学博士联络站. 备孕妇女膳食指南（2016）及实践应用. http://mt.sohu.com/20160519/n450478255.shtml）

二、孕产妇的营养评估

（一）健康史评估

1．目前健康状况 在常规健康史评估的过程中常可间接发现营养不足或过剩。询问孕产妇的健康状况是否有改变，如急性和慢性疾病造成的能量消耗，外伤、药物和手术等都会影响营养状况。疾病和创伤引起的应激反应、呕吐和腹泻可导致体液和电解质的丢失；发热性疾病会加速新陈代谢；某些疾病如糖尿病、胆囊纤维化和腹腔疾病等都与特定的营养障碍有关；缺铁性贫血的孕产妇可能会出现精力不济和注意力不集中。

针对备孕妇女，如果存在下列问题即可认为存在营养风险：

- 体重比理想体重增减超过20%。
- 体重不明原因地降低了日常体重的10%。
- 血清白蛋白低于35g/L。
- 总淋巴细胞计数低于0.15%。
- 存在疾病、手术、创伤和应激的病史。
- 存在营养缺乏和耗竭的综合征。
- 存在营养摄入不足或吸收障碍的影响因素。

询问孕产妇的饮食和体重有无变化。饮食习惯的变化可能因生理、经济或其他原因引起，可造成孕产妇的营养不良或过剩。体重变化与内分泌问题、减肥或伴随癌症、糖尿病、甲状腺功能亢进等疾病有关，体重的突然变化还可能与充血性心力衰竭造成的水潴留或存在严重腹泻有关。

询问处方药和非处方药的使用情况，某些药物会影响营养状况（表2-2）。

2．既往史 针对备孕期妇女，尤其要询问其是否经历过大病、手术或创伤等，这些通常与营养需要增加有关；还需询问她们是否患有慢性疾病，如癌症可能会影响营养物质利用率。此外，应询问备孕妇女或孕产妇有无牙齿或口腔问题等，这些均可影响营养物质的摄入。另外，还

表2-2 药物对营养状态的不良影响

药品类	药品	可能出现的不良反应
抗酸剂	碳酸钙	血钙过多，奶碱综合征
	氢氧化镁，氧化镁	高镁血症
	碳酸氢钠	代谢性碱中毒
抗感染药	两性霉素B	低钾血症、低镁血症、正常色素性贫血
	氨基糖苷类抗生素	低钙血症、低钾血症、低镁血症，低钠血症
	四环素	钙、镁、铁吸收受损
	柳氮磺胺吡啶	叶酸的吸收受损
抗血脂药	消胆胺树脂	叶酸、钙、铁和脂溶性维生素（A、D、E和K）吸收受损，脂肪痢
	烟酸	糖耐量异常与长期高血糖
	降脂树脂Ⅱ号	维生素（A、D、E和K）吸收受损
抗肿瘤药	铂化合物	低钾血症、低镁血症
	环磷酰胺	低钾血症、低钠血症

药品类	药品	可能出现的不良反应
糖皮质激素	泼尼松、甲泼尼龙、地塞米松	钠潴留、低钾血症、低钙血症
利尿药	噻嗪类	低钾血症、低钙血症
	甘露醇	水、电解质失衡
	阿米洛利、安体舒通、氨苯蝶啶	高钾血症
其他	酒精	降低维生素 B_{12} 的吸收；硫胺素、镁或叶酸缺乏
	氯磺丙脲、甲苯磺丁脲	低钠血症
	口服避孕药	糖耐量降低，改变糖代谢和脂质代谢，叶酸缺乏
	奥利司他	可溶性维生素的吸收障碍（A、D、E、K）

需考虑到食物和水源性病原体的风险，因而还要询问最近的外出旅行情况。

3. 家族史 特定的遗传条件可以影响备孕妇女或孕产妇的消化、吸收和代谢过程。询问她们是否存在食物不耐受或过敏史，家族中是否有克罗恩病、糖尿病、贫血（如珠蛋白生成障碍性贫血）、冠心病、动脉粥样硬化或肥胖等家族或遗传病史。

4. 系统回顾 系统回顾可以查找导致营养风险的各系统过去或现在的健康问题，详见表2-3。

表2-3 孕产妇营养评估的系统回顾主要内容

项目	原因
一般状况 • 您有不明原因的体重下降、头晕、疲乏无力、注意力不集中吗?	• 提示代谢问题，如糖尿病、甲状腺疾病、恶性肿瘤、缺铁性贫血或脱水
表皮组织 • 您是否有皮肤颜色的变化、伤口愈合不良等?	• 提示维生素和矿物质的缺乏、蛋白质营养不良或代谢紊乱
眼、耳、口、鼻、咽喉 • 您是否有眼睛干燥或视力下降? • 您是否有鼻出血? • 您是否有龋齿?	• 说明可能存在维生素A缺乏和干眼病 • 提示可能存在维生素、矿物质或蛋白质的缺乏 • 提示糖的摄入可能过量
心血管系统 • 您是否有胸痛或胸部压迫的感觉?	• 可能与高胆固醇、高甘油三酯或高能量膳食有关
消化系统 • 您有腹胀吗? • 您是否有腹泻或便秘?	• 便秘说明高纤维膳食和液体摄入不足 • 腹泻说明可能存在高膳食纤维饮食、遗传或基因紊乱导致的食物过敏
生殖系统 • 您是否有月经不规律或多次流产?	• 饮食失调可导致月经紊乱 • 母亲营养障碍可导致胎儿发育阻滞

续表

项目	原因
肌肉与骨骼系统 • 您是否有肌肉无力?	• 可能存在钾盐缺乏或者脱水
神经系统 • 您是否有紧张或易激惹? • 您是否有头痛、麻木、刺痛或肌肉痉挛?	• 可能有 B 族维生素缺乏或低钙血症
免疫系统 • 您是否经常感染? • 您是否经常过敏?	• 经常感染说明可能有蛋白质营养不良 • 提示可能对食物过敏

（二）膳食调查

膳食调查是通过调查不同人群或个体在一定时间内摄入的各种食物的种类和数量、饮食习惯及烹调方法，了解调查对象通过膳食所摄取的能量和各种营养素的数量和质量，然后与膳食参考摄入量进行比较，以此来评定正常营养需要得到满足的程度。

膳食调查常用的方法有询问法、记账法、称重法、食物频率法和化学分析法等，每种方法都各有优点和不足，实际调查时多将两种或多种方法结合使用，以提供较为准确的调查结果。

1．**询问法** 常指 24 小时膳食回顾法。即通过询问并记录调查对象 24 小时内各种主副食品的摄入情况，然后计算每天营养素的摄入量，并进行初步的膳食评价，主要用于个体或群体的膳食调查。

询问法简便易行，不依赖于应答者的长期记忆，应答率较高，并可量化食物摄入量，是最常用的一种膳食调查方法。但由于难以准确估计食物的重量，常存在一定的误差。

2．**记账法** 是通过查阅调查对象在过去某一时期内各种食物的消费总量，并根据同一时期的进餐人数，计算出平均每人每日各种食物摄入量的方法。适用于食物消耗账目清楚的集体伙食单位、家庭或大样本调查。记账法的优点是简便、快速，但由于该调查结果只能得到全家或集体中人均摄入量，难以分析个体膳食摄入状况，与称重法相比不够精确。

3．**称重法** 即对某一饮食单位或个人每日每餐各种食物的食用量进行称重，然后计算出每人每日各种营养素的平均摄入量。调查时间一般定为 3 ~ 7 天，太长消耗人力物力，太短又不能反映真实水平。适用于比较严格的团体、个体和家庭膳食调查。称重法的优点是能准确反映被调查对象的食物摄取情况，也能看出一日三餐食物分配情况；缺点是花费的人力和时间较多，不适合大规模的营养调查。

4．**食物频率法** 是以问卷调查的形式，获得被调查者在指定的一段时间内摄入某些食物频率的一种方法。通过调查个体每日、每周、每月甚至每年所食各种食物的次数或种类，了解经常性的食物摄入种类，以评价膳食营养状况。

对备孕期妇女或孕产妇的膳食调查可在询问法的基础上，配合称重法或食物频率法对其个人的膳食营养做出较为准确的评估。如果被调查妇女总是与家人共同进餐，也可以通过记账法对其膳食营养做出初步评估。

（三）体格检查

与营养状况相关的体格检查是应用临床方法来检查孕产妇的生长发育情况及是否存在营养问题的相关体征，检查结果是评价孕产妇有无营养问题的可靠依据。常用的身体测量指标有身高、体重、皮褶厚度、上臂围、上臂肌围等。身高、体重可综合反映蛋白质、能量和一些矿物质的摄入、利用和储备情况，皮褶厚度可反映全身脂肪含量和膳食能量摄入情况。

1．身高和体重

（1）身高：是评价生长发育和营养状况的基本指标之一。测量方法：用身高计、身高坐高计，或利用墙壁及软尺进行测量。被测者脱去鞋袜、帽子，背靠身高计，两眼平视前方，两臂自然下垂，两脚呈 40° ~ 60°，膝伸直，头、背部、臀部、脚跟紧靠立柱，测量者轻轻把滑板移动至头顶后读数，测两次取平均值。

（2）体重：能较好地反映一定时期内营养状况的变化。体重一日之内随饮食、大小便、出汗等的影响而波动，因此测量时间也应固定。被测者最好清晨空腹，排空膀胱仅穿内衣，立于体重计的中央，读数并记录。

将实际体重测量结果与标准体重（又称理想体重）进行对比，可衡量体重是否在适宜范围。由于适用人群不同，标准体重计算公式有许多，常见的有：

1）Broca 公式（国外常用）：标准体重（kg）= 身高（cm）−100

Broca 改良公式（我国常用）：标准体重（kg）= 身高（cm）−105

2）平田公式：标准体重（kg）=[身高（cm）−100] × 0.9

若实测体重处于标准体重 ± 10% 为正常范围，±（10% ~ 20%）为超重或消瘦，± 20% 以上为肥胖或极度消瘦。

（3）体质指数

体质指数（body mass index，BMI）：BMI = 体重（kg）/ 身高（m）^{2}。WHO 成人标准：BMI 在 18.5 ~ 24.9 之间为正常，<18.5 为营养不良，在 25.0 ~ 29.9 之间为肥胖前状态，在 30.0 ~ 34.9 之间为一级肥胖，在 35.0 ~ 39.9 之间为二级肥胖，≥ 40.0 为三级肥胖。亚洲成人标准：BMI 在 18.5 ~ 22.9 之间为正常，<18.5 为体重过轻，在 23.0 ~ 24.9 之间为肥胖前期，在 25.0 ~ 29.9 之间为中度肥胖，≥ 30.0 为重度肥胖。国内标准：BMI 在 18.5 ~ 23.9 之间为正常，<18.5 为营养不良，≥ 24.0 为超重，≥ 28.0 为肥胖。

2．皮褶厚度 皮褶厚度是人体一定部位连同皮肤和皮下脂肪在内的皮肤皱褶的厚度。皮褶厚度主要反映体脂的状况，可代替人体脂肪的测量。测量皮褶厚度通常用特定的皮褶计，连续测量三次，取平均值，单位用 mm 表示。若实测值 >90% 为正常，80% ~ 90% 为轻度营养不良，60% ~ 80% 为中度营养不良，<60% 为重度营养不良。常用测量部位为肱三头肌、肩胛下和脐旁，其中最常用的为肱三头肌。

肱三头肌皮褶厚度（triceps skin fold，TSF）：被测者立位，上臂自然下垂，取左上臂背侧肱三头肌肌腹中点，即左肩峰至尺骨鹰嘴连线中点上方约 1 ~ 2cm 处。测量者位于被测者后方，用左手拇指和示指从测量点旁 1cm 处将皮肤连同皮下脂肪顺臂之长轴捏起皮褶测量。成年女性参考值为 16.5mm。

3．上臂围（upper−arm circumference，AC） 上臂围是上臂中点的围长，是反映能量和蛋白质营养状况的指标之一。测量时被测者左上臂自然下垂，用软尺测量上臂外侧肩峰至鹰嘴连线中点的围长。

4．上臂肌围（arm muscle circumference，AMC） 上臂肌围是反映机体蛋白质储存情况的指标，其与血清白蛋白含量有密切关系，若血清蛋白低于 28g/L 时，则其中约 87% 的人其上臂肌围也会减少。

上臂肌围的计算公式为：AMC =AC（cm）−TSF（cm）× 3.14。成年女性参考值为 23.2cm。测量值大于正常值的 90% 为营养正常，80% ~ 90% 为轻度营养不良，60% ~ 80% 为中度营养不良，<60%

为重度营养不良。

（四）实验室检查

人体营养状况的实验室检测是采用生理、生化的实验手段，对受检者的血液、尿液等进行多项生化指标的检测，以便早期发现亚临床症状、营养储备水平低或营养过剩等征兆，从而及早采取有效的防治措施（表 2-4）。

表 2-4　部分营养素实验室检查结果

营养素	检测指标	参考值范围
蛋白质	血清总蛋白	60.0 ~ 87.0g/L
	血清白蛋白	35.0 ~ 55.0g/L
	血清球蛋白	20.0 ~ 30.0g/L
脂类	血清甘油三酯	0.40 ~ 1.70mmol/L
	血清总胆固醇	2.80 ~ 5.80mmol/L
	血清高密度脂蛋白	1.10 ~ 2.00mmol/L
	血清低密度脂蛋白	0.00 ~ 4.00mmol/L
钙	血清钙	90 ~ 110mg/L
锌	发锌	125 ~ 250μg/g
	血清锌	800 ~ 1100μg/L
铁	全血血红蛋白浓度	妇女 >120g/L
		孕妇 >110g/L
	血清铁	500 ~ 1840μg/L
	血清转铁蛋白饱和度	成人 >16%
维生素 A	血清视黄醇	成人 >400μg/L
	血清胡萝卜素	>800μg/L
维生素 B_1	4 小时负荷尿	>200μg（5mg 负荷）
维生素 B_2	4 小时负荷尿	>800μg（5mg 负荷）
维生素 C	血浆维生素 C 含量	4 ~ 8mg/L
	4 小时负荷尿	5 ~ 13mg（500mg 负荷）
叶酸	血清叶酸	3 ~ 16μg/L
	红细胞叶酸	130 ~ 628μg/L
其他	尿糖	（-）
	尿蛋白	（-）
	尿肌酐	0.7 ~ 1.5g/24h
	全血丙酮酸	4 ~ 12.3mg/L

在取得备孕期妇女或孕产妇的健康史、膳食调查、体格测量和实验室检查结果之后，应综合以上资料进行全面的营养状况评价。上述四个方面的调查结果有时存在相关性，有时会出现不一致的情况，这是由于膳食调查结果仅说明调查期间食物或营养的摄取情况，实验室检查结果反映机体近期的营养状况，而体格检查则说明较长时期的营养状况，特别是原发性的营养缺乏病，从

摄取不足到出现缺乏症状需要一个过程。因而，调查结果出现不一致时应做具体分析。

（五）心理社会状况

1．健康观念与健康管理

（1）问诊要点：您是否积极维持营养和健康的体重？您家谁负责购物和准备食物？您是自己做饭还是依靠其他人？您的工作接触有毒物质或影响日常进餐吗？您的收入足以满足您的食物需求吗？您吸烟、喝酒吗？您是否进行定期体检？

（2）意义 / 重要性：积极、主动地维持良好的营养状态和体重有利于备孕和顺利度过妊娠、分娩；过于依赖他人烹调的人可能无法获得足够的营养；接触有毒物质（如铅、苯等）可对营养物质的吸收 / 代谢造成影响；日夜颠倒的工作可能会影响饮食规律；某些高品质的食物价格较高，经济状况差的家庭可能存在营养风险；吸烟会影响维生素 C 的吸收；酒不是营养的食物来源，过量会阻碍足够的营养摄入；定期体检可及时发现营养问题和健康教育需求。

2．营养与代谢

（1）问诊要点：您典型的日常饮食是什么？每天喝多少水？经常去餐馆吗？常点哪些食物？您的饮食习惯和食欲最近是否有改变？您通常在哪里购买食物？如何储存和烹调？

（2）意义 / 重要性：可了解通常进食的食物类型，以及进食某种食物的频率和场所；可通过计算判断是否存在营养问题；食欲改变提示可能存在身体疾病、情绪障碍；在正规场所购买食物、良好的储存和烹饪可避免发生食源性致病菌感染的风险。

3．排泄

（1）问诊要点：您每日大小便次数是多少？什么颜色？每次的量和性状如何？有无尿痛、尿频、尿急等不适？有无便秘或腹泻？

（2）意义 / 重要性：通过问诊，可了解孕产妇进食食物的种类及量是否合理，便于进行有针对性的营养健康教育。

4．活动与运动

（1）问诊要点：您通常活动和锻炼的方式是什么？是否有充足的体力进行运动？不能进行强度较大运动的原因是什么？

（2）意义 / 重要性：了解孕产妇主要的锻炼方式，是否存在影响活动和运动的营养性疾病等。

5．休息与睡眠

（1）问诊要点：您每天晚上睡多少时间？夜间会醒吗？小憩次数比平常多吗？您是否应用帮助睡眠的药物？

（2）意义 / 重要性：饥饿或轻度脱水可中断睡眠，甲亢可致失眠；精神不振或睡眠过多可能由于铁或蛋白质 / 热量不足所致。

6．认知与感知

（1）问诊要点：您如何认识营养与妊娠及分娩的关系？什么是合理营养？有无与营养相关的感觉障碍？

（2）意义 / 重要性：孕产妇具备正确的营养相关知识非常重要。营养好不是进食的量多，而是营养素均衡、食物搭配科学；如果有某种感觉障碍可能影响进食的欲望或致偏食。

7．自我概念

（1）问诊要点：您对目前的身材满意吗？您是否接受妊娠后自身形象的变化？您是否对目前的形象持正面评价？

（2）意义 / 重要性：准备妊娠的妇女需进行身心准备，其中营养准备是很重要的；妊娠、分娩以后，为满足母体及胎儿、新生儿的需要，进食营养丰富的食物更加重要。因此，通过问诊了解孕产妇对自身形象的看法可帮助她们更加积极和正面地看待自身形象的暂时改变，更加科学地进食，达到既满足身体需要又能较好地控制体重的目的。

8．角色与关系

（1）问诊要点：与他人进餐在您的社会交往中重要吗？妊娠以后，您与家人在食物购买和准备方面的角色是否发生改变？是否更多地在家做饭？

（2）意义 / 重要性：通过询问上述问题，可了解孕产妇对围生期营养的态度以及是否为更合理的营养而改变了某些不健康进食行为。

9．性与生殖

（1）问诊要点：您是否为计划妊娠？早孕反应重吗？妊娠以后，是否感觉行动不便？

（2）意义 / 重要性：计划妊娠的妇女大多经过较充分的身心准备，营养状况更好；早孕反应重者可能影响食欲和营养均衡；妊娠以后，若感觉行动不便可影响性欲望和性能力。

10．压力与应对

（1）问诊要点：您对妊娠和分娩感到焦虑吗？您在生活和工作中有压力吗？如何解决？

（2）意义 / 重要性：长时间的焦虑和压力可能导致食欲减退，致机体抵抗力下降；了解孕产妇平时生活和工作中应对压力的方式可帮助她们更好地应对来自妊娠和分娩的压力，避免采取如拒食等消极的应对方式。

11．价值与信念

（1）问诊要点：您的宗教信仰和文化、习俗对您的饮食习惯有影响吗？对进食某些食物有限制吗？

（2）意义 / 重要性：某些宗教和习俗禁忌进食某些食物，可能会造成孕产妇营养不均衡。通过问诊，可帮助孕产妇在不违背其信仰和习俗的前提下科学地进食。

三、营养状况异常的生理及行为表现

在对备孕期或围生期妇女进行营养评估后，评估者需掌握一些常见的营养异常状况和相应的行为表现（表 2-5），以便对被评估者的状态做出正确判断。

表 2-5　常见的营养异常状况及表现

异常营养状况	系统 / 器官	临床表现
神经性厌食症		
减肥过度导致	行为	继续节食减肥
		一直减肥但仍感觉胖
		对进食存在恐惧
		专注于食物，尤其是热量和脂肪含量
		单独进食
		强迫性锻炼
	表皮组织	不耐冷，手足冰冷
		虚弱和疲惫

续表

异常营养状况	系统 / 器官	临床表现
减肥过度导致	表皮组织	干燥、脆弱的皮肤和头发，脱发
		四肢体毛增长
		瘢痕或皮肤黄染
	呼吸	呼吸急促
	心血管	低血压
		心律失常
	胃肠道	便秘
	肌肉骨骼	骨骼肌萎缩
		脂肪组织损伤
	神经系统	抑郁、焦虑
	泌尿生殖系统	闭经
暴食症		
无节制的暴饮暴食后努力清除体内食物，试图减肥。特点是强烈的内疚和羞愧感	行为	专注于体重
		严格的节食和锻炼
		诱导呕吐或者服用泻药减肥
		饭后频繁上卫生间
	五官	颈部和面部肿胀
		牙釉质破坏，与含胃酸的呕吐物有关
		喉咙痛
	表皮组织	严重的皮肤肿胀、脱水
	心血管	心律失常，与电解质失衡有关
	胃肠道	呕吐、胃灼热、腹胀、消化不良
	神经系统	抑郁、情绪波动、感觉失控
	泌尿生殖系统	闭经或月经不调
糖尿病		
胰岛素生成不足或碳水化合物代谢障碍而导致胰岛素的利用能力下降	一般情况	口渴感觉增加
		疲劳
	表皮组织	严重的皮肤水肿
		常见的皮肤感染
	五官	视物模糊
	呼吸	丙酮的呼吸气味
	胃肠道	尽管在减肥食欲仍增加
		恶心、呕吐
	泌尿生殖系统	闭经
		频繁的膀胱和阴道感染
	神经系统	抑郁
		思维混乱

续表

异常营养状况	系统 / 器官	临床表现
缺铁性贫血		
由于铁缺乏造成的红细胞减少	表皮组织	肤色苍白
		舌痛
		指甲脆弱
	五官	额头疼痛
	呼吸	呼吸急促
	心血管	直立性低血压
	胃肠道	食欲减退
	神经系统	疲劳
恶性营养不良		
蛋白质摄入量不足，吸收不良，癌症，免疫缺陷综合征等引起的蛋白质缺乏	表皮组织	皮肤晦暗，有鳞屑
		头发褪色
		凹陷性水肿
	胃肠道	腹胀
		肝肿大
	肌肉骨骼	极度的肌肉萎缩
	神经系统	精神淡漠
		发育迟缓
消瘦症		
蛋白质热量营养不良，产生原因包括严重的感染、烧伤、饮食失调、慢性肝病、癌症和艾滋病等	五官	老化
	表皮组织	皮下脂肪和肌肉萎缩
	胃肠道	严重的消瘦
	骨骼肌肉	生长迟缓
	神经系统	精神淡漠
		发育迟缓

（李　玲）

第三节　健康教育评估

健康教育（health education）贯穿于助产服务的整个过程，包括医院和社区，教育的对象包括孕产妇、家庭及社区人群。妊娠准备期间，指导她们采取健康的生活方式，促进健康，预防疾病；妊娠以后，指导孕期营养、心理调适等；分娩以后，指导产妇及新生儿护理等。在进行健康教育评估时应注意以下问题：

- 提升语言与非语言性的沟通能力。
- 以孕产妇为中心，与她们建立良好的关系。
- 邀请孕产妇一起明确健康教育需求并制订计划。
- 确定影响孕产妇健康教育需求的因素及对策。
- 调动孕产妇参加健康教育的内在积极性。

Box2-2 知识拓展 健康教育常用健康相关行为理论

近几十年来，行为科学理论发展迅速，对解释和预测健康相关行为并指导健康教育计划、实施和评价起着重要作用。下面简单介绍在健康教育过程中常用的理性行为理论和健康信念模式。

1. 理性行为理论（the Theory of Reasoned Action，TRA） 理性行为理论（TRA）由著名美国学者Fishbein于1967年首次提出，它把个人动机因素作为某种行为的决定因素，是目前指导健康教育实践的重要理论。该理论的两项基本假设为：①人们的大部分行为表现在自己的意志控制之下，而且合乎理性；②人们的某一行为意向是某一行为是否发生的直接决定因素。TRA认为，决定某行为是否发生的心理过程中，最直接的因素是人们是否打算实施这个行为，即有无行为意向。而决定行为意向的最重要的因素是个人对此行为的态度和主观行为规范。其中态度是由个人对预期行为结果的相信程度以及对这种结果的价值判断来决定的。当个人对行为结果有正向评价时，就会产生积极的态度去实施这种行为。主观行为规范由个人的信仰决定，如根据某些重要人物对这件事是赞成还是反对，再结合个人对这些重要人物的依从性来决定。当在一个人心目中占有非常重要位置的人希望他去做某件事情，而他又愿意满足这个人的愿望时，他对做这件事就有了正向的看法。

2. 健康信念模式（Health Belief Model，HBM） 健康信念模式（HBM）由Hochbaum于1958年提出，后经Becher、Risenstock等社会心理学家修订逐步完善，是目前用以解释和指导干预健康相关行为的最重要理论模式。该模式认为，人们要接受医务人员的建议而采取某种有益健康的行为或放弃某种危害健康的行为需要具有以下几方面的认识：①知觉到某种疾病或危险因素的威胁，并进一步认识到问题的严重性，即知觉到危害性。②对自己罹患某种疾病或陷入某种疾病状态的可能性的认识，即知觉到易感性。③对采取某种行为或放弃某种行为结果的估计，相信这种行为与上述疾病或危险因素有密切联系，包括认识到该行为可能带来的好处如减轻病痛等，即知觉到效益。同时，也认识到采取行动可能遇到的困难，如花费太大、影响日常生活等，即知觉到障碍。④对自己的行为能力有正确的评价和判断，相信自己一定能通过努力成功地采取一个导致期望结果的行为，即自我效能。

►（来源：马骁.健康教育学.2版.北京：人民卫生出版社，2012：60-68.）

一、健康史评估

评估孕产妇健康史的目的是了解他们的背景资料，并进一步分析这些信息对健康教育内容和方式的影响。

1．**社会人口学资料** 询问孕产妇的年龄、住址、职业、信仰和文化程度，以初步判断孕产妇健康教育的需求。

2．**目前健康状况** 评估孕产妇的目前健康状况，判断她们是否面临与妊娠和分娩相关的健康问题，了解她们对这些问题及其严重性的认知。评估孕产妇有无焦虑、恐惧和服用药物的情况，因为这些问题可能导致她们在参加学习时不能集中注意力，从而影响健康教育效果。询问孕产妇："在生活中哪些因素会影响您采取健康的生活方式？"。

3．**既往健康史** 通过询问孕产妇的既往健康史，明确她们的学习能力、新的学习需求、需要纠正的错误概念等。询问她们："您有健康方面的问题吗？"，如果有则继续询问："您接受过医务人员的指导吗？指导内容有哪些？"。存在多种健康问题可能影响她们的学习能力，而从未接触过医务人员者可能接受能力较差。

4．**家族史** 评估家族史可帮助判断孕产妇的健康风险，明确学习需求。询问孕产妇："您的直系亲属中有人患病吗？是什么疾病？"，以帮助判断有无遗传性或家族性疾病风险，从而指导制订健康教育计划。

5．**系统回顾** 在进行系统回顾时（表 2-6），需明确哪些部位的问题可能影响健康教育。

表 2-6　健康教育相关系统回顾的主要内容

项目	原因
一般状况	• 明确可能影响孕产妇学习能力的问题，如疲乏者应缩短学习时间
皮肤	• 评估有无影响孕产妇参加学习的问题
头和五官 • 您有头痛吗？ • 您有视力或听力障碍吗？	• 有这些问题者需改变健康教育的方式，甚至暂停健康教育
呼吸系统 • 您有无呼吸困难？	• 有此问题者应缩短学习时间或暂停学习
心血管系统 • 您患有心血管疾病吗？	• 有心血管疾病者常感疲乏，应缩短学习时间
消化系统及泌尿系统 • 您有消化系统或泌尿系统的问题吗？	• 消化道的问题如恶心、呕吐、腹泻及泌尿系统的尿频、尿急等可影响学习效果
神经系统 • 您有记忆、麻木等问题吗？	• 有这些问题可能会影响孕产妇集中注意力及操作性课程的学习
骨骼肌 • 您有关节炎、关节痛、肌无力吗？	• 这些问题可能影响操作性课程的学习
血液及免疫系统	• 贫血可致疲乏，免疫力低下者应避免参加集中式课程的学习

二、体格检查

体格检查的目的是了解有无影响健康教育的问题，主要体格检查内容见表 2-7。

表 2-7　健康教育相关体格检查的主要内容

项目	目的
一般状况 • 意识状态、生命体征	• 有异常时需推迟健康教育
皮肤 • 有无发绀、苍白、黄疸	• 这些情况会影响健康教育
视力和听力	• 有障碍时需调整健康教育计划
呼吸系统	• 缺氧等时应推迟健康教育
心血管系统	• 脉搏和血压有异常时不能进行健康教育
腹部	• 肝脏疾病可导致虚弱等影响学习效果
骨骼肌	• 肌无力、关节异常或疼痛时可影响操作性课程的学习
神经系统	• 感觉功能障碍等可影响学习效果

三、心理社会评估

（一）孕产妇心理社会评估

1．健康观念与健康管理

（1）问诊要点：正在做哪些有利于妊娠和分娩的保健项目？通过哪些途径学习妊娠和分娩的相关知识，医务人员、朋友、家人、报纸、电视、网络？抽烟、喝酒吗？

（2）意义 / 重要性：了解孕产妇的自我保健情况，妊娠、分娩相关知识的来源，有无不良嗜好等，以更好地制订健康教育计划。

2．营养与代谢

（1）问诊要点：有无饮食禁忌？是否服用维生素或其他营养补充产品？妊娠前后体重增长多少？

（2）意义 / 重要性：在制订计划时考虑孕产妇特殊的进食需求，更好地控制体重。

3．排泄

（1）问诊要点：每日大小便次数是多少？有无便秘、尿频、尿急等？

（2）意义 / 重要性：如有便秘、尿频等不适，在制订健康教育计划时应增加相应健康教育内容；并考虑她们能连续听课的时间等。

4．活动与运动

（1）问诊要点：有哪些爱好？喜欢什么运动？

（2）意义 / 重要性：把孕产妇的爱好融入健康教育计划，让她们明白运动的好处、适宜的运动项目、注意事项等。

5．睡眠与休息

（1）问诊要点：如何度过一天的生活？什么时候精力最旺盛？什么时候最放松？什么时候最累？

（2）意义 / 重要性：了解孕产妇每天什么时候有时间并愿意参加学习，找到最适合的时间进行健康教育。

6．认知与感知

（1）问诊要点：如何认识妊娠与分娩？如何认识分娩疼痛、母乳喂养等？有无其他感知障碍？

（2）意义 / 重要性：了解孕产妇对妊娠和分娩、以及分娩疼痛和母乳喂养的认知，制订个性化的健康教育内容和方法；有某方面的感知障碍时，应调整健康教育的方法。

7．自我概念

（1）问诊要点：如何认识妊娠后自我形象的改变？对目前的自我形象是否满意？

（2）意义 / 重要性：妊娠、分娩后，孕产妇的自我形象变化较大，如何让她们对自我形象有正面和积极的评价，并接受目前的形象，特别是非计划妊娠者，需在健康教育计划中增加相关内容。

8．角色与关系

（1）问诊要点：是否适应生活和工作中的角色变化？如何适应母亲的角色？是否有较好的家庭和社会支持？有无比较难处的人际关系？

（2）意义 / 重要性：妊娠、分娩以后，工作中的角色暂时中断，家庭中的角色发生了较大变化。通过问诊，了解孕产妇对角色和人际关系改变的适应状况，判断是否需要将家庭成员纳入健康教育对象。

9．性与生殖

（1）问诊要点：是计划妊娠还是非计划妊娠？有没有生殖道的炎症？性生活是否满意？

（2）意义 / 重要性：计划妊娠者，在身心、经济、相关知识等方面有较充分的准备，应更多地关注非计划妊娠者。性生活常是孕产妇不愿开口提问的话题，健康教育时应主动纳入该内容。

10．压力和应对

（1）问诊要点：对妊娠和分娩感到恐惧吗？平时生活和工作中，如何应对压力？

（2）意义 / 重要性：了解孕产妇目前面临的压力及其应对方法，以调整健康教育方法和内容。

11．价值与信念

（1）问诊要点：有宗教信仰吗？该宗教对妊娠和分娩有哪些特殊认识？文化、习俗对孕产妇的饮食和行为等有禁忌吗？

（2）意义 / 重要性：评估宗教信仰、文化、习俗对孕产妇饮食等行为的影响，制订健康教育计划以保障她们获得均衡的膳食，采取健康的行为。

（二）家庭心理社会评估

1．家庭结构评估

（1）问诊要点：与父母住在一起吗？有几个孩子？有像家人一样的朋友吗？

（2）意义 / 重要性：评估孕产妇的家庭和社会结构情况，以确定是否需要纳入家庭成员为健康教育对象。

2．家庭功能评估

（1）问诊要点：家庭成员如何表达情感？如何处理家庭成员之间的分歧？是计划妊娠吗？在抚养孩子问题上夫妻能达成一致意见吗？有家人生病时，谁是主要照顾者？

（2）意义 / 重要性：评估孕产妇的家庭情感功能、社会功能、健康功能等，以制订个性化的健康教育计划。

3．家庭资源与应对评估

（1）问诊要点：有健康保险吗？有没有固定收入？主要交通工具是什么？工作与生活环境中是否会接触有毒有害物质？如何应对？

（2）意义 / 重要性：经济问题及交通不便可能阻碍孕产妇参加健康教育的依从性，评估以后可改变健康教育的内容与方式。

完成健康教育评估后，应准确地记录评估结果。健康教育可由专职的助产士完成，但在与孕产妇互动过程中的任何时候均是进行健康教育的好时机。

☆ 章后小结

通过观察和问诊评估孕产妇的健康史可获得她们的主观资料。体格检查是通过看、听、闻、触等收集孕产妇的客观资料，在检查过程中可使用特殊仪器，四种体格检查的方法为视诊、触诊、叩诊、听诊。根据孕产妇的病情和时间可进行完整的健康史评估 / 体格检查或重点健康史评估 / 体格检查。健康史评估可指导体格检查，而体格检查可帮助完善健康史评估，验证在健康史评估中发现的健康问题。心理社会评估包括孕产妇及其家庭的心理社会评估，力求更好地了解孕产妇如何把健康行为融入到日常生活的各个方面，为健康指导提供依据。健康评估完成后应准确记录评估结果并总结相关资料，以制订完善的照护计划。营养指导和健康教育贯穿于妊娠准备 – 妊娠 – 分娩 – 产后各个阶段，做好营养评估和健康教育评估具有十分重要的意义。健康评估的框架仍然适用于营养评估和健康教育评估，通过了解孕产妇的营养和健康教育需求，可有针对性地做好营养指导和健康教育。

（罗碧如）

✧ 学而思

孕妇，25 岁，小学文化，无业。因“$G_2P_0^{+1}$，孕 38^{+4} 周，规律性宫缩 2 小时，临产”入产房。孕期按常规进行产前检查。入院后检查：胎心 146 次 / 分，宫缩间隔 3 ~ 4 分钟，持续 35 ~ 40 秒，子宫收缩强度“中”；宫口开大 2cm，先露为胎头，“−1”。请问：

（1）如何进行健康史评估？

（2）如何进行体格检查？

（3）心理社会评估的主要内容有哪些？

（4）怎样进行营养评估与健康教育评估？

3

第三章 妊娠准备期妇女的评估

学习目标

识记

1. 能复述妊娠准备期各专有名词的定义。
2. 能列出妊娠准备期妇女健康史评估、体格检查、辅助检查及心理社会评估的基本内容。
3. 能描述妊娠准备期妇女的常见症状及其具体表现。

理解

1. 能解释妊娠准备期妇女在解剖和生理方面的特点。
2. 能解释妊娠准备期妇女健康史、心理社会评估的特殊性。
3. 能简单概述妊娠准备期妇女常见症状的发生原因和机制。
4. 能解释妊娠准备期妇女体格检查以及辅助检查的临床意义。
5. 能举例说出妊娠准备期妇女常见症状、心理社会的评估要点。

运用

能针对妊娠准备期妇女进行全面评估，并准确记录评估结果。

章前导言

妊娠准备期是每个准备妊娠妇女的人生必经阶段，由于即将在体内孕育一个新的生命，为适应胎儿的生长需要，并为分娩做准备，对妊娠准备期妇女的健康状况、身体条件及心理社会状况的评估非常重要。而加强妊娠准备期保健可减少遗传病及先天性疾病患儿出生的可能。本章在介绍妊娠准备期妇女基本解剖和生理的基础上，系统阐述了妊娠准备期妇女健康史评估、症状评估、体格检查、辅助检查、心理社会评估方面的理论和方法。使学生能够明确妊娠准备期妇女系统评估的基本理论和方法，并学会如何将所学知识应用于临床实践。

03章

妊娠准备期妇女健康的体魄、良好的精神状态及心理适应能力，必定为胎儿的孕育提供最有利的条件，既有利于胎儿的成长，也有利于母亲的心身健康，还能大大降低早孕流产、畸形儿及早产儿的发生率，减少家庭和社会的负担。因此，评估备孕期妇女的生理、心理健康状况非常重要。

第一节　妊娠准备期妇女解剖生理回顾

女性生殖系统包括内、外生殖器。内生殖器位于骨盆内，骨盆的结构及形态与分娩关系密切，因此一并进行回顾。

一、内生殖器

包括阴道、子宫、输卵管以及卵巢，后两者合称为子宫附件（图 3-1）。

（一）阴道

阴道（vagina）为性交器官，也是经血排出及胎儿娩出的通道。

1．位置和形态　位于真骨盆下部中央，为一上宽下窄的管道，前壁长 7 ~ 9cm，与膀胱和尿道相邻；后壁长 10 ~ 12cm，与直肠相邻。上端包绕子宫颈阴道部，下端开口于阴道前庭后部。环绕宫颈周围的部分称为阴道穹窿。按其位置分为前、后、左、右 4 部分，其中后穹窿最深，与盆

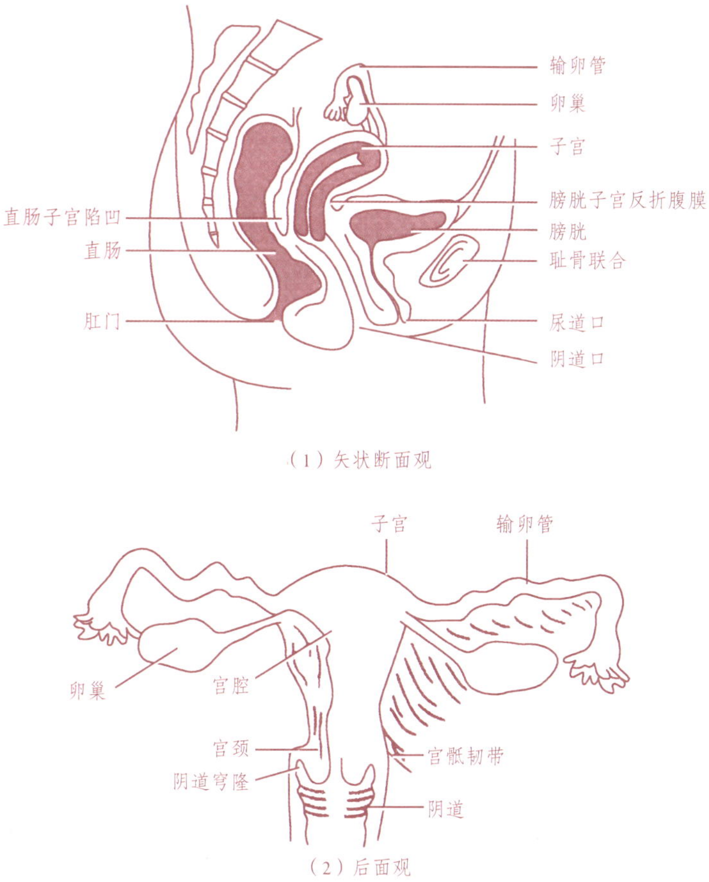

图 3-1　女性内生殖器

腔最低的直肠子宫陷凹紧密相邻，临床上可经此穿刺或引流。

2．组织结构 阴道表面有纵行的皱褶柱及与之垂直的横嵴，使其具有较大的伸缩性。阴道壁由内向外由黏膜、肌层和纤维组织膜构成。黏膜层由复层鳞状上皮覆盖，无腺体，有许多横行皱襞，有较大伸展性，受性激素影响有周期性变化。肌层由内环和外纵两层平滑肌构成，纤维组织膜与肌层紧密粘贴。阴道壁富有静脉丛，损伤后容易出血或形成血肿。

3．周期性变化 在月经周期中，阴道黏膜呈现周期性改变。排卵前，阴道上皮在雌激素的作用下，底层细胞增生，逐渐演变为中层与表层细胞，使阴道上皮增厚；表层细胞出现角化，其程度在排卵期最为明显。细胞内富含糖原，糖原经寄生在阴道内的阴道杆菌分解而成乳酸，使阴道内保持一定的酸性，可以防止致病菌的繁殖。排卵后在孕激素的作用下，主要为表层细胞脱落。临床上可以借助阴道脱落细胞的变化了解体内雌激素水平和有无排卵。

（二）子宫

子宫（uterus）是孕育胚胎、胎儿和产生月经的器官（图 3-2）。

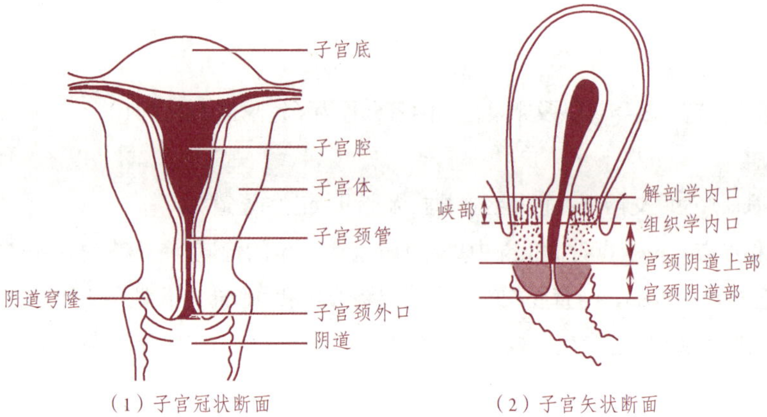

图 3-2 子宫各部

1．位置和形态 位于盆腔中央，前为膀胱，后为直肠，下接阴道，两侧为输卵管和卵巢。当膀胱空虚时，成人子宫的正常位置呈轻度前倾前屈位。呈前后略扁的倒置梨形，未孕成年女性子宫长约 7 ~ 8cm，宽 4 ~ 5cm，厚 2 ~ 3cm，重约 50 ~ 70g，容量约 5ml。子宫分为宫体和宫颈，子宫体顶部为宫底部。宫底两侧为宫角，与输卵管相通。子宫下部较窄呈圆柱状，称为子宫颈，育龄期妇女子宫体与子宫颈的比例为 2∶1。子宫体与子宫颈之间形成最狭窄的部分称为子宫峡部，在非孕期长约 1cm。

2．组织结构 子宫体和子宫颈的组织结构不同。

（1）子宫体：由 3 层组织构成，由内向外分为子宫内膜层、肌层和浆膜层。

1）子宫内膜：分为 3 层，分别为致密层、海绵层和基底层。内膜表面 2/3 为致密层和海绵层，统称为功能层，受卵巢性激素影响，发生周期变化而脱落。基底层为靠近子宫肌层的 1/3 内膜，不受卵巢性激素影响，不发生周期变化。

2）肌层：此层较厚，非孕时厚约 0.8cm，由大量的平滑肌组织、少量弹力纤维以及胶原纤维组成。分为 3 层：外层纵行，中层肌纤维交叉排列，内层环形。肌层内含血管，子宫收缩时，肌层中较大的血管被挤压，能有效制止子宫出血。

3）浆膜层：为覆盖宫底部及其前后面的脏腹膜。在子宫前面，近子宫峡部处的腹膜向前反折覆盖膀胱，形成膀胱子宫陷凹。在子宫后面，腹膜沿着子宫壁向下，至子宫颈后方及阴道后穹窿再折向直肠，形成直肠子宫陷凹，也称为道格拉斯陷凹。

（2）子宫颈：主要由结缔组织构成，内含平滑肌纤维、弹力纤维以及血管。子宫颈管黏膜为单层柱状上皮，黏膜内腺体分泌碱性黏液，形成黏液栓堵塞子宫颈管，能防止细菌侵入宫腔，在排卵期则变得稀薄，利于精子通过。

3．周期性变化 子宫内膜功能层是胚胎植入的部位，受卵巢激素变化的调节，具有周期性增殖、分泌和脱落性变化；基底层在月经后再生并修复子宫内膜创面，重新形成子宫内膜功能层。据其组织学变化将月经周期分为：①增殖期：月经周期第5～14日，在雌激素作用下，内膜表面上皮、腺体、间质、血管均呈增殖型变化。该期子宫内膜厚度自0.5mm增生至3～5mm。②分泌期：月经周期第15～28日，黄体分泌的孕激素、雌激素使增殖期内膜继续增厚，腺体更增长弯曲，出现分泌现象。血管迅速增加，更加弯曲，间质疏松并水肿。此时内膜厚且松软，含有丰富的营养物质，有利于受精卵着床发育。③月经期：月经周期第1～4日，为子宫内膜海绵状功能层从基底层崩解脱落期，这是孕激素和雌激素撤退的最后结果。经前24小时，内膜螺旋动脉节律性收缩及舒张，继而出现逐渐加强的血管痉挛性收缩，导致远端血管壁及组织缺血坏死、剥脱，脱落的内膜碎片及血液一起从阴道流出，即月经来潮。

（三）输卵管

输卵管（oviduct）为卵子与精子结合的场所，也是运送受精卵的通道。

1．位置和形态 为一对细长而弯曲的肌性管道，内侧与子宫角相通，外端游离而与卵巢接近，全长约8～14cm。根据输卵管的形态，由内向外分为4部分：①间质部：为通过子宫壁的一段，狭窄而短；②峡部：紧接间质部的一段，管腔较窄；③壶腹部：在峡部外侧，管腔较宽大，为正常受精部位；④伞部：在输卵管最外侧端，开口于腹腔，管口处有许多指状突起，有“拾卵”作用。

2．组织结构 输卵管壁由三层组织构成，外层为浆膜层，是腹膜的一部分；中层由内环行、外纵行的两层平滑肌组成，该层肌肉的收缩有协助拾卵、运送受精卵以及一定程度地阻止经血逆流和宫腔内感染向腹腔内扩散的作用；内层为黏膜层，由单层高柱状上皮组成。上皮细胞分为纤毛细胞、无纤毛细胞、楔状细胞以及未分化细胞。纤毛细胞的纤毛摆动，能协助运送受精卵；无纤毛细胞有分泌作用。输卵管肌肉的收缩和黏膜上皮细胞的形态、分泌以及纤毛摆动，均受性激素的影响而有周期性变化。

3．周期性变化 在雌激素的作用下，输卵管黏膜上皮纤毛细胞生长，体积增大；非纤毛细胞分泌增加，为卵子提供运输和种植前的营养物质。雌激素还促进输卵管发育及输卵管肌层的节律性收缩振幅。孕激素则能抑制输卵管的节律性收缩振幅。孕激素和雌激素间有许多制约的作用，孕激素可抑制输卵管黏膜上皮纤毛细胞的生长，减低分泌细胞分泌黏液的功能。雌、孕激素的协同作用，保证受精卵在输卵管内的正常运行。

（四）卵巢

卵巢（ovary）是产生与排出卵子，并分泌甾体激素的性器官。

1．位置和形态 呈扁椭圆形，位于输卵管的后下方。卵巢的内侧以卵巢固有韧带与子宫相连，外侧以骨盆漏斗韧带与盆壁相连。卵巢的体积随着年龄不同而变异较大，育龄期妇女卵巢大小约4cm×3cm×1cm，重约5～6g。

2．组织结构 卵巢的表面无腹膜覆盖，表层为单层立方上皮，称为生发上皮。上皮的深面有一层致密纤维组织，称为卵巢白膜。再往内为卵巢实质，又分为外层的皮质和内层的髓质。皮质是卵巢的主体，由大小不等的各级发育卵泡、黄体以及退化形成的残余结构及间质组织组成；髓质由疏松结缔组织及丰富的血管、神经、淋巴管以及少量与卵巢韧带相延续的平滑肌纤维构成。

3．周期性变化 ①卵泡的发育和成熟：进入青春期后，卵泡由自主发育推进至发育成熟的过程依赖于促性腺激素的刺激。生育期每月发育一批卵泡，经过选择，其中只有一个优势卵泡可以达到完全成熟，并能排出卵子。其余的卵泡发育到一定程度通过细胞凋亡机制而自行退化。女性一生中只有

400 ~ 500 个卵泡发育成熟并排卵，仅占总数的 0.1% 左右。②排卵：卵细胞和它周围的卵丘颗粒细胞一起被排出的过程称排卵。排卵多发生在下次月经来潮前 14 日左右。卵子可由两侧卵巢轮流排出，也可由一侧卵巢连续排出。卵子排出后，经输卵管伞部捡拾、输卵管壁蠕动以及输卵管黏膜纤毛活动等协同作用通过输卵管，并被运送到子宫腔。③黄体形成及退化：排卵后卵泡液流出，卵泡腔内压下降，卵泡壁塌陷，形成许多皱襞，卵泡壁的卵泡颗粒细胞和卵泡内膜细胞向内侵入，周围由结缔组织的卵泡外膜包围，共同形成黄体。排卵后 7 ~ 8 日（相当于月经周期第 22 日左右），黄体体积和功能达到高峰。若排出的卵子受精，黄体则在胚胎滋养细胞分泌的人绒毛膜促性腺激素作用下增大，转变为妊娠黄体，至妊娠 3 个月末才退化。若卵子未受精，黄体在排卵后 9 ~ 10 日开始退化，黄体功能限于 14 日。黄体退化时黄体细胞逐渐萎缩变小，周围的结缔组织及成纤维细胞侵入黄体，逐渐由结缔组织取代，组织纤维化、外观色白，称为白体。黄体衰退后月经来潮，卵巢中又有新的卵泡发育，开始新的周期。

二、外生殖器

女性外生殖器是指生殖器官外露的部分，又称外阴，位于两股内侧间，前为耻骨联合，后为会阴，包括阴阜、大阴唇、小阴唇、阴蒂和阴道前庭（图 3-3）。

1. 阴阜 为耻骨联合前面的脂肪垫，青春期该部开始生长呈倒三角形分布的阴毛。阴毛的疏密和色泽存在种族和个体差异。

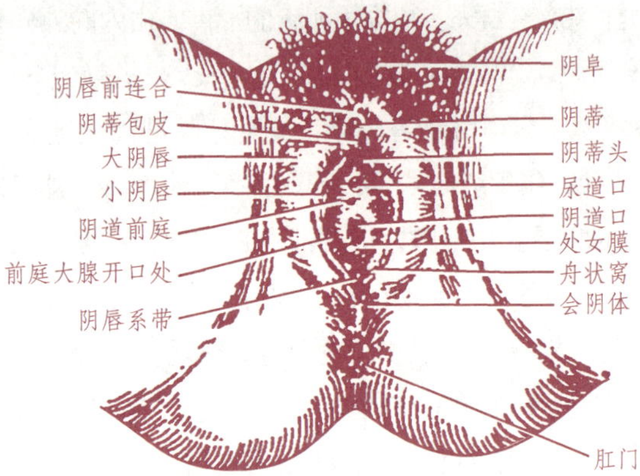

图 3-3　女性外生殖器

2. 大阴唇 为两股内侧一对纵行隆起的皮肤皱襞，自阴阜向后延伸至会阴。外侧面为皮肤，有色素沉着和阴毛，内含皮脂腺和汗腺；内侧面湿润似黏膜。大阴唇皮下组织松弛，含丰富的血管、神经及淋巴管，外伤后易形成血肿。未产妇女两侧大阴唇自然合拢，产后向两侧分开。

3. 小阴唇 位于两侧大阴唇内侧的一对薄皮肤皱襞，表面湿润、无毛，富含神经末梢。两侧小阴唇前端融合，并分为前后两叶，前叶形成阴蒂包皮，后叶形成阴蒂系带。大小阴唇后端会合，在正中线形成阴唇系带。

4. 阴蒂 位于两侧小阴唇顶端下，为与男性阴茎相似的海绵样组织，具有勃起性。分为阴蒂头、阴蒂体及两个阴蒂脚三部分。

5. 阴道前庭 为两侧小阴唇之间的菱形区域，前为阴蒂，后方以阴唇系带为界。前庭区域内有尿道口、阴道口。覆盖阴道口的一层有孔薄膜，称处女膜，圆形或新月形。阴道口与阴唇系带之间一浅窝称为舟状窝（又称阴道前庭窝），经产妇受分娩影响，此窝消失。

三、血管、淋巴及神经

女性生殖器官的血管与淋巴管相伴行，各器官间静脉及淋巴管以丛、网状相吻合。

（一）动脉

女性内、外生殖器官的血液供应主要来自卵巢动脉、子宫动脉、阴道动脉以及阴部内动脉。

1. 卵巢动脉 自腹主动脉发出，在腹膜后沿腰大肌前行，向外下行至骨盆缘处，跨过输尿管和髂总动脉下段，经骨盆漏斗韧带向内横行，再向后穿过卵巢系膜，分支经卵巢门进入卵巢。卵巢动脉在进入卵巢前，尚有分支行走于输卵管系膜内供应输卵管，其末梢在宫角附近与子宫动脉上行的卵巢支相吻合。

2．**子宫动脉** 为髂内动脉前干分支，在腹膜后沿骨盆侧壁向下向前行，经阔韧带基底部、宫旁组织到达子宫外侧，相当于子宫颈内口水平约2cm处，横跨输卵管至子宫侧缘，此后分为上下两支；上支较粗，沿宫体侧缘迂曲上行，称为子宫体支，至宫角处又分为宫底支、输卵管支及卵巢支；下支较细，分布于子宫颈及阴道上段，称为子宫颈－阴道支。

3．**阴道动脉** 为髂内动脉前干分支，分布于阴道中下段前后壁、膀胱顶以及膀胱颈。阴道动脉与子宫颈－阴道支和阴部内动脉分支相吻合。阴道上段由子宫动脉子宫颈－阴道支供应，阴道中段由阴道动脉供应，阴道下段主要由阴部内动脉和痔中动脉供应。

4．**阴部内动脉** 为髂内动脉前干终支，经坐骨大孔的梨状肌下孔穿出骨盆腔，环绕坐骨棘背面，经坐骨小孔到达坐骨肛门窝，并分出4支：①痔下动脉：分布于直肠下段及肛门部；②会阴动脉：分布于会阴浅部；③阴唇动脉：分布于大、小阴唇；④阴蒂动脉：分布于阴蒂以及前庭球。

（二）静脉

盆腔静脉与同名动脉伴行，但数目比其动脉多，在相应器官及其周围形成静脉丛，且相互吻合，使盆腔静脉感染容易蔓延。卵巢静脉与同名动脉伴行，右侧汇入下腔静脉，左侧汇入左肾静脉，故左侧盆腔静脉曲张较多见。

（三）淋巴

1．**外生殖器淋巴** 分为两部分。①腹股沟浅淋巴结：分上下两组，上组沿腹股沟韧带排列，收纳外生殖器、阴道下段、会阴及肛门部的淋巴；下组位于大隐静脉末端周围，收纳会阴及下肢的淋巴。其输出管大部分汇入腹股沟深淋巴结，少部分汇入髂外淋巴结。②腹股沟深淋巴结：位于股静脉内侧，收纳阴蒂、腹股沟浅淋巴，汇入髂外淋巴结及闭孔淋巴结。

2．**盆腔淋巴** 分为三组：①髂淋巴组由闭孔、髂内、髂外及髂总淋巴结组成；②骶前淋巴组位于骶骨前面；③腰淋巴组位于腹主动脉旁。

（四）神经

女性内外生殖器官由躯体神经和自主神经共同支配。

1．**外生殖器的神经支配** 主要由阴部神经支配；由第Ⅱ、Ⅲ、Ⅳ骶神经分支组成，含感觉和运动神经纤维，走行与阴部内动脉途径相同。在坐骨结节内侧下方分成会阴神经、阴蒂背神经及肛门神经3支，分布于会阴、阴唇及肛门周围。

2．**内生殖器的神经支配** 主要由交感神经和副交感神经支配。交感神经纤维由腹主动脉前神经丛分出，进入盆腔后分为两部分：①卵巢神经丛：分布于卵巢和输卵管；②骶前神经丛：分布于子宫体、子宫颈、膀胱上部等。

四、骨　盆

为胎儿娩出的骨产道，骨盆的结构、形态直接影响分娩过程。

（一）骨盆的组成

1．**骨盆的骨骼** 骨盆由左右两块髋骨、骶骨及尾骨组成。每块髋骨又由髂骨、坐骨和耻骨融合而成；骶骨由5～6块骶椎合成，呈三角形，前面凹陷成骶窝，底的中部前缘突出，形成骶岬，是妇科腹腔镜手术的重要标志之一，也是产科骨盆内测量对角径的重要据点；尾骨由4～5

块尾椎组成（图 3-4）。

2．骨盆的关节 骶骨与髂骨之间以骶髂关节相连；骶骨与尾骨之间以骶尾关节相连；两耻骨之间有纤维软骨，形成耻骨联合。骶尾关节为略可活动的关节。分娩时，下降的胎头可使尾骨向后。若骨折或病变可使骶尾关节硬化，尾骨翘向前方，致使骨盆出口狭窄，影响分娩。

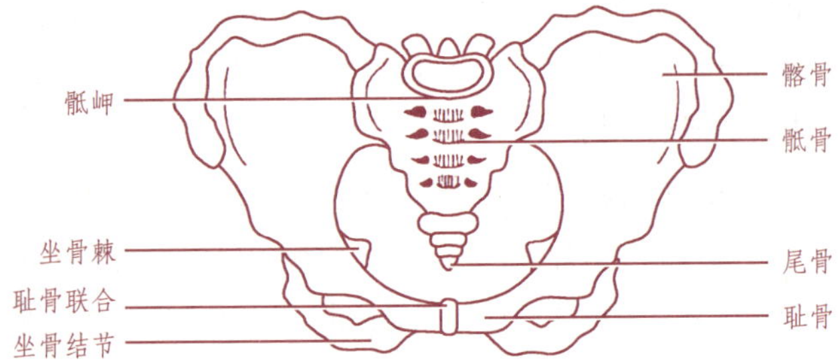

图 3-4 女性骨盆

3．骨盆的韧带 连接骨盆各部之间的韧带中，有两对较为重要。一对是骶、尾骨与坐骨结节之间的骶结节韧带；另一对是骶、尾骨与坐骨棘之间的骶棘韧带。其中，骶棘韧带宽度即坐骨切迹宽度，是判断中骨盆是否狭窄的重要指标。妊娠期受性激素的影响，韧带较为松弛，各关节的活动性亦稍有增加，有利于胎儿娩出。

（二）骨盆分界

以耻骨联合上缘、髂耻缘、骶岬上缘的连线为界，将骨盆分为假骨盆和真骨盆两部分。分界线以上部分为假骨盆，又称大骨盆；分界线以下为真骨盆，又称小骨盆。假骨盆与分娩无关，但其某些径线的长短关系到真骨盆的大小，测量假骨盆的径线可作为了解真骨盆情况的参考。真骨盆是胎儿娩出的骨产道，可分为 3 部分：骨盆入口、骨盆腔及骨盆出口。骨盆腔为一前壁短、后壁长的弯曲管道：前壁是耻骨联合和耻骨支，长约 4.2cm；后壁是骶骨与尾骨，骶骨弯曲的长度约 11.8cm；两侧为坐骨、坐骨棘及骶棘韧带。坐骨棘位于真骨盆中部，在产程中是判断胎先露下降程度的重要骨性标志。

（三）骨盆的平面及径线

为了便于理解分娩时胎儿通过骨产道的过程，一般将骨盆分为 3 个假想平面。

1．骨盆入口平面 即真、假骨盆的交界面，呈横椭圆形或近圆形，前方为耻骨联合上缘，两侧为髂耻缘，后端为骶岬上缘。有 4 条径线：

（1）入口前后径：也称真结合径，是耻骨联合上缘中点至骶岬上缘中点的距离，平均约为 11cm。是胎先露部进入骨盆入口的重要径线。

（2）入口横径：两侧髂耻缘间的最大距离，平均约 13cm。为入口平面最长径线。

（3）入口斜径：左右各一，左骶髂关节至右髂耻隆突间的距离为左斜径，反之为右斜径，平均约 12.7cm（图 3-5）。

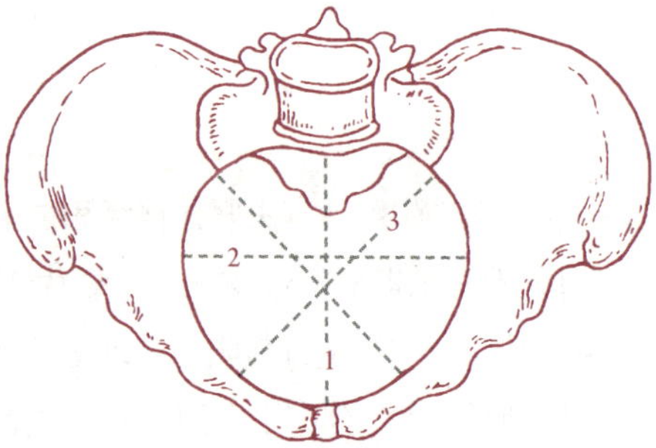

1. 前后径 11cm；2. 横径 13cm；3. 斜径 12.75cm

图 3-5 骨盆入口平面各径线

2．中骨盆平面 即骨盆最狭窄平面，呈前后径长的纵椭圆形。其前为耻骨联合下缘，两侧为坐骨棘，后为骶骨下端。此平面直接影响胎头入盆后的内旋转。

（1）中骨盆前后径：耻骨联合下缘中点通过两侧坐骨棘连线中点至骶骨下端间的距离，平均约 11.5cm。

（2）中骨盆横径：为两坐骨棘的距离，平均约 10cm。其长短与分娩关系密切（图 3-6）。

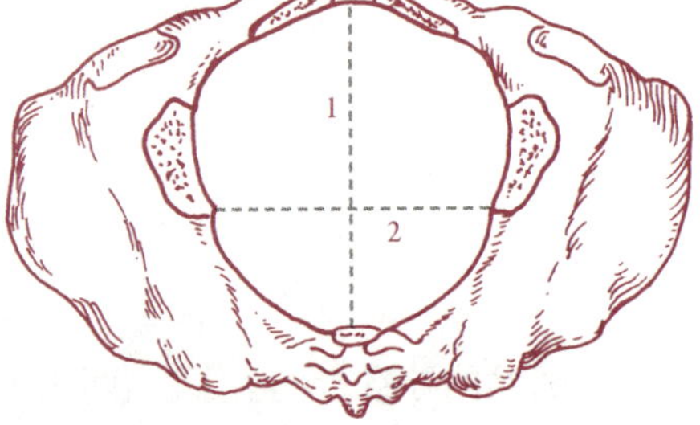

1. 前后径 11.5cm；2. 横径 10cm

图 3-6 中骨盆平面各径线

3．**骨盆出口平面** 即骨盆腔的下口，由两个在不同平面的三角形组成。前三角形顶端是耻骨联合下缘，两侧是耻骨降支；后三角形的尖端是骶尾关节，两侧为骶结节韧带。

（1）出口前后径：耻骨联合下缘至骶尾关节间的距离，平均约 11.5cm。

（2）出口横径：为两坐骨结节内侧缘间的距离，平均约 9cm，是出口的重要径线。

（3）出口前矢状径：耻骨联合下缘至坐骨结节间径中点间的距离，平均约 6cm。

（4）出口后矢状径：骶尾关节至坐骨结节间径中点间的距离，平均约 8.5cm。若出口横径稍短，而出口后矢状径较长，两径之和大于 15cm 时，一般大小的胎头可利用后三角经阴道娩出（图 3−7）。

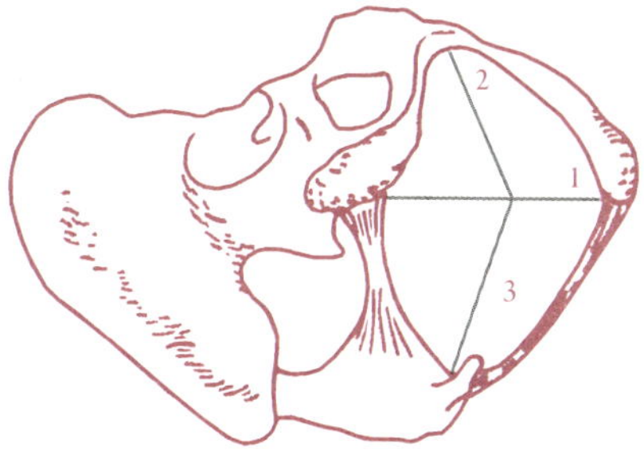

1. 出口横径；2. 出口前矢状径；3. 出口后矢状径

图 3−7 骨盆出口平面各径线

（四）骨盆类型

1．**女型** 骨盆入口呈横椭圆形，髂骨翼宽而浅，入口横径较前后径稍长，耻骨弓较宽，坐骨棘间径≥10cm。为女性正常骨盆，最适宜分娩，在我国妇女骨盆类型中占 52.0% ~ 58.9%。

2．**扁平型** 骨盆入口呈扁椭圆形，前后径短而横径长。耻骨弓宽，骶骨失去正常弯曲，变直向后翘或深弧形，故骶骨短而骨盆浅。在我国妇女中较为常见，占 23.2% ~ 29.0%。

3．**类人猿型** 骨盆入口呈长椭圆形，骨盆入口、中骨盆和骨盆出口的横径均缩短，前后径大于横径。骨盆两侧壁稍内聚，坐骨棘较突出，坐骨切迹较宽，耻骨弓较窄，骶骨向后倾斜，故骨盆前部较窄而后部较宽，骶骨往往有 6 节，骨盆较其他类型深，我国妇女约占 14.2% ~ 18.0%。

4．**男型** 骨盆入口略呈三角形，两侧壁内聚，坐骨棘突出，耻骨弓较窄。坐骨切迹窄呈高弓形，骶骨较直而前倾，致出口后矢状径较短。骨盆腔呈漏斗形，往往造成难产。此型骨盆较少见，在我国妇女中仅占 1.0% ~ 3.7%（图 3−8）。

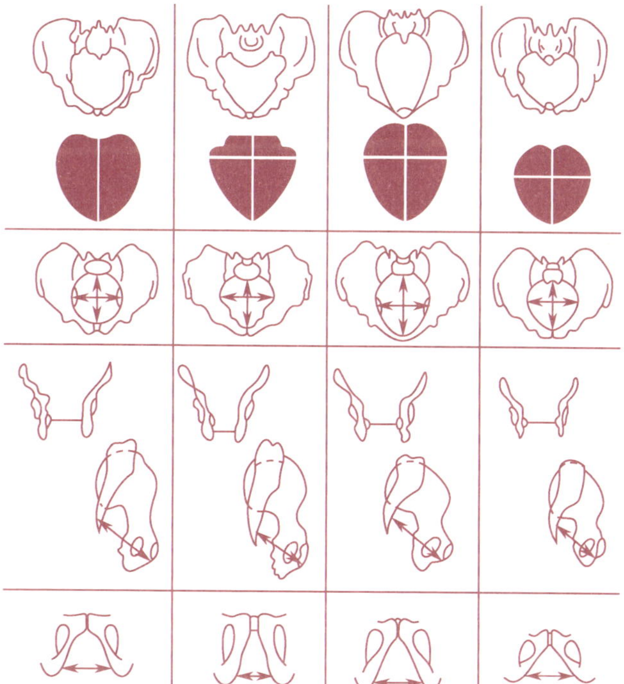

图 3−8 骨盆类型

（邹海欧）

第二节　妊娠准备期妇女健康史评估

全面评估妊娠准备期妇女的健康史非常重要。对社会人口学资料的评估有助于了解妊娠准备期妇女的背景资料，以便进行妊娠健康教育和妊娠后的建档管理；评估现病史可以了解其目前的健康状况、现存或潜在的健康问题；了解既往健康史有助于评估目前症状的病因和诱因；评估其月经史、婚育史和性生活史可帮助判断妊娠结局；评估其个人史和家族史也是为了解妊娠准备期妇女是否具有遗传性或传染性疾病的可能，是否会影响胎儿的健康。

在评估妊娠准备期妇女的泌尿生殖系统时，可能会导致评估者和被评估者某种程度的不适，因此需要注意以下问题：

- 与评估对象建立融洽的关系，从礼节性交谈开始，态度和蔼，语言亲切，耐心细致，关心尊重评估对象。
- 询问病史应有目的性，勿遗漏关键性的病史内容，以免造成漏诊或误诊。
- 避免暗示性提问、逼问、重复提问，避免使用有特定意义的医学术语。
- 尊重被评估者的隐私权，遇有不愿说出真情者，可先行检查，明确病情后再补充询问相关问题。
- 某些文化背景不允许女性讨论与性相关的话题，也不允许接受男性对其进行体格检查。
- 根据被评估者的年龄选择适合的健康问题进行提问。

一、妊娠准备期妇女的全面健康史评估

（一）社会人口学资料

1．妊娠准备期妇女的资料　主要包括被评估者的姓名、年龄、职业、受教育程度、家庭住址、籍贯、宗教信仰等。如果妊娠准备期妇女的年龄大于 35 岁则需要进行遗传咨询和检测；询问职业是为了判断其工作的性质和劳动强度，重点明确有无有毒物质或射线接触史、工作环境是否存在污染等；询问家庭住址有助于选择最佳产前检查地点；询问籍贯可了解被评估者的饮食等风俗习惯；评估文化程度有助于确定健康教育的内容与方式；询问宗教信仰可了解其对备孕的认知、对妊娠的看法以及社会支持情况。

2．配偶的资料　包括配偶的年龄、职业、文化程度、个人生活方式、健康状况等。配偶的年龄和文化程度会影响其对备孕期知识的获取和依从性；职业环境是否存在污染、放射线、毒物等；吸烟、酗酒、熬夜等不良生活方式会影响胎儿的健康状况；个人健康状况不佳，尤其是患有遗传性疾病、传染病等，会对妊娠准备期妇女和即将孕育的胎儿造成威胁。

（二）目前健康状况

主要指生殖系统的健康状况，与孕育史、性功能和自我保健密切相关。询问时先询问症状，性的问题可放在病史询问的终末阶段进行。如果被评估者存在生殖系统的问题，注意其主诉并进行系统的分析，阴道分泌物、疼痛、肿块、痛经、闭经或月经失调、尿路症状等均可能与妇女生殖系统疾病密切相关。另外，注意询问有无其他可能影响妊娠及分娩的疾病，如心脏病、肝功能不全、肾功能不全以及系统性红斑狼疮、甲状腺功能异常等。

（三）既往健康史

既往健康史包括曾患何种疾病、手术史和既往妊娠分娩史等。询问妊娠准备期妇女是否患有

结核、肝炎、性病、盆腔炎等，有无手术史、心血管病史及药物过敏史，并询问其治疗方法、治疗效果及目前的健康状况。还要重点询问有无不孕史及治疗情况，有无流产、死胎、死产及具体情况，是否分娩过出生缺陷儿，既往的分娩方式、处理情况，既往新生儿情况等。一般询问可依照表 3-1 进行。

表 3-1 妊娠准备期妇女既往健康史的评估内容

项目	原因
既往疾病史 • 您出生时是否患过某些疾病？ • 您是否做过泌尿生殖系统的手术？ • 您最近一次妇科体检是什么时候？	• 母婴传播疾病，如：乙型肝炎、艾滋病、衣原体感染、人乳头瘤病毒感染等 • 外科手术可影响生殖健康 • 妇科体检可检查生殖系统是否存在炎症、肿瘤等
慢性疾病 • 您是否有过性传播疾病？ • 您是否有过生育方面的问题？ • 您是否有过糖尿病、甲状腺疾病等？ • 您是否有过四肢瘫痪或半身不遂？	• 性传播疾病可导致不孕；性传播疾病反复发作提示性伴侣未予治疗或多个性伴侣的可能 • 如有不孕不育问题，可进行针对性的指导和检查 • 糖尿病可能增加阴道感染的概率 • 甲状腺疾病可导致月经不规律 • 残疾或行动障碍者可增加产科风险
免疫状况 • 您是否注射过乙肝疫苗？	• 乙肝病毒可通过性传播，也可由受感染的母亲传染给新生儿
过敏史 • 您是否对某些食物或药物过敏？	• 利于更好地进行营养和用药指导
药物 • 您是否使用过抗生素、避孕药、雌激素等药物？	• 长期使用抗生素或大量雌激素治疗可增加假丝酵母菌感染的概率 • 长效避孕药的使用可引起月经周期的紊乱
感染性疾病 • 您周围是否有肺结核等传染性疾病患者？	• 给予针对性的指导和检查

（四）月经史

询问初潮年龄、经量、月经是否规律、月经周期及经期持续时间、经期伴随症状等。经量多少可通过询问每日使用卫生巾数量获知；经期伴随症状包括痛经、乳房胀痛、水肿、精神抑郁或易激动等，如有痛经应具体询问疼痛部位、性质、程度以及痛经起始和消失的时间。

（五）婚育史

评估婚姻状况时应询问是未婚或已婚、结婚年龄、是否近亲结婚（直系血亲及三代旁系血亲）、配偶健康状况、有无性传播疾病史等。生育情况包括足月产、早产、流产次数以及现存子女数。如足月产 1 次，无早产，流产 2 次，现存子女 1 人，可简写为 1-0-2-1，或以孕 3 产 1（$G_3P_1^{+2}$）表示。询问分娩方式，有无难产史，新生儿出生情况，有无产后大出血或产褥感染史，自然流产或人工流产情况，末次分娩或流产的日期、采用何种避孕措施及其效果等。

（六）个人史

询问被评估者的生活和居住情况、出生地和曾居住地区、有无烟酒嗜好、有无药物毒物使用史、有无猫狗等宠物接触史、自理程度、生活方式、卫生习惯等。评估妊娠准备期妇女的个人史可以了解其生殖系统疾病和不孕不育的原因，指导其进行有效的自我健康照护。

（七）家族史

收集家族史的目的是发现可能潜在的生理或心理疾病。注意询问妊娠准备期妇女及其丈夫的家族有无近亲结婚，双方家族中三代有无遗传性疾病（如血友病、白化病等）、可能与遗传有关的疾病（如糖尿病、高血压、恶性肿瘤等）及传染病（如肺结核、乙型肝炎等）。

（八）性生活史

在健康史评估的最后，在确保关系融洽的基础上可询问性生活史。性生活史的评估非常重要，许多存在性问题或性困惑的妇女也愿意讨论这些问题；性经历与发生交叉感染的风险密切相关，如性传播疾病、乙肝等；性功能状态的变化有可能提示疼痛、感染、激素变化、疾病、月经状态的改变等。可通过询问下列问题来获得性功能的有关情况：

- 除了丈夫外，您还有其他性伴侣吗？
- 您是否避孕？用什么方式避孕？
- 您是否担心感染艾滋病或其他性传播疾病？
- 您是否采取措施预防性传播疾病的感染？如果有，是什么措施？
- 你们多久进行一次性生活？
- 您的性生活质量如何？

（九）系统回顾

详细具体的系统回顾有助于发现现存或潜在的健康问题，具体的评估内容见表3-2。

表3-2　妊娠准备期妇女的系统回顾主要内容

项目	原因
一般健康状况 • 您最近感觉怎样？ • 您觉得自己的精力旺盛吗？	• 疲劳或活动耐力减低是最轻微的健康问题 • 疲劳会影响性生活的欲望和能力
表皮组织 • 您是否患过皮疹？有没有过皮肤损伤？皮肤的颜色有无改变？ • 头发有无异常？	• 皮疹、肿块表明有病理改变 • 雌激素和孕激素会导致皮肤、头发和指甲的改变
头和颈 • 您有淋巴结和甲状腺肿大吗？ • 您头痛吗？	• 淋巴结肿大可与感染、恶性肿瘤有关 • 甲状腺肿大可能影响性功能 • 头痛是口服避孕药常见的不良反应
眼、口和咽喉 • 您是否有咽喉痛？ • 您是否有流泪、畏光等眼部不适？	• 性传播疾病可致口咽和眼睛发生病变，如梅毒二期可发生口腔溃疡，淋病可发生淋病性结膜炎 • 沙眼衣原体感染时会出现流泪、畏光、眼睑水肿、结膜充血水肿
呼吸系统 • 您有胸闷、气促、呼吸困难吗？	• 肺部疾病可致胸闷、呼吸困难等不适
心血管系统 • 您的心脏、血管有没有问题？ • 是否有心血管疾病、血栓性静脉炎？	• 心血管系统症状可能与口服避孕药有关 • 慢性心血管疾病会影响性功能

续表

项目	原因
乳房 • 您有没有感到乳房疼痛? • 有没有发现乳房有肿块或者分泌物?	• 乳房胀痛可能与激素的变化有关 • 乳房有肿块或分泌物需进一步检查
消化系统 • 您有没有肝病史? • 您有没有出现食欲减退、体重减轻、腹痛?	• 有肝病史者需给予相应指导和检查 • 有食欲减退或腹痛、体重不明原因下降者需行进一步检查
生殖系统－月经史 • 您的月经初潮是什么时候? • 月经周期是多少天? • 每次月经持续多少天? • 经量是多、适中还是少? • 您的末次月经是什么时候? • 您是否有痛经? 是否在经期时感觉小腹坠胀? • 在经期前，您是否会感到乳房胀痛、腹胀或情绪变化? 是否会感到疲惫、头痛或关节痛?	• 初潮延迟、月经周期不规律、月经量过少等可能与饮食不规律导致的营养障碍有关，也可能与克罗恩病等慢性病、环境压力、高强度体育训练、甲状腺功能减退、镇静剂和激素的使用有关 • 痛经可能与子宫位置及子宫内膜异位症等有关 • 有经前期综合征者可指导其放松技巧以缓解身心压力
生殖系统－产科史 • 您怀孕过几次? • 存活的孩子有几个? • 您是否有过人工流产或自然流产? • 您是否有过妊娠合并症或并发症? • 您是否有过产后并发症?	• 根据以往妊娠的情况给予相应指导
生殖系统－避孕史 • 您是否服用避孕药? • 您如何避免性传播疾病? • 您是否吸烟或者您过去是否吸烟? 如果是的话，吸烟的量和时间分别是多少?	• 口服避孕药有较多不良反应；有些人对避孕套的乳胶过敏 • 口服避孕药和吸烟会增加患心血管疾病的风险
神经系统 • 您的月经周期有没有改变? • 您是否有情绪波动?	• 下丘脑、垂体因素都是导致闭经的可能原因 • 激素水平波动会影响情绪状态
内分泌系统 • 您是否有糖尿病? • 您是否有甲状腺疾病?	• 糖尿病会增加阴道念珠菌感染的风险 • 甲状腺功能减退会引起月经过多、性欲减退和不育 • 甲状腺功能亢进会导致月经紊乱或者闭经

二、妊娠准备期妇女的重点健康史评估

因为各种原因而不能对妊娠准备期妇女进行全面健康史评估时，应围绕以下几个问题进行重点健康史评估。

1. 您以往是否患过什么病? 现在有无内、外科疾病? 是否服用过药物?
2. 您的月经周期是多少天? 是否规律? 月经量是否正常?
3. 您怀孕过多少次? 每次结果如何? 在妊娠过程中有无异常?
4. 您的避孕措施是什么?
5. 您和您丈夫的家族中有无遗传性疾病?

6. 您的丈夫、子女及双方父母是否支持您的妊娠意愿?

7. 最近家庭中是否发生过重要的生活事件?

（李 玲）

第三节 妊娠准备期妇女主要症状问诊

妊娠准备期妇女可能因为某些原发病引起各种异常症状，这些症状不仅会引起备孕妇女身体上的痛苦，还可能导致不孕不育或影响到胎儿的健康。因此，通过系统全面的症状评估，有利于助产士发现备孕期妇女现存或潜在的健康问题，及时治疗，从而为健康、安全的妊娠奠定基础。

一、阴道流血

阴道流血是非孕育龄期妇女最为常见的症状之一，它包括月经和因各种病理因素所致的异常阴道流血，本节主要针对异常阴道流血进行阐述。

（一）原因与机制

阴道流血的原因多种多样，可分为以下几类:

1．内分泌原因所致出血

（1）功能失调性子宫出血：简称功血，可发生于月经初潮至绝经间的任何年龄，分为排卵性和无排卵性两种。其中，无排卵性功血系由下丘脑－垂体－卵巢轴功能失调，导致无排卵，子宫内膜持续性受雌激素刺激所致；而排卵性功血多因黄体功能不足或黄体萎缩不全所致。

（2）排卵期出血：可能与卵泡破裂所致雌激素水平下降，或内膜对雌激素波动过于敏感有关。

2．炎症有关的出血

（1）外阴、阴道炎症：指各种病原体，如滴虫、霉菌、细菌感染导致的外阴或阴道炎症以及溃疡所致的出血。

（2）宫颈炎症：宫颈糜烂、宫颈息肉、宫颈外翻以及各种病原体如结核、阿米巴、梅毒、疱疹等引起的宫颈溃疡，均是宫颈出血的原因。

（3）子宫体炎症：如子宫内膜炎、子宫内膜息肉等可导致阴道壁的不规则出血。

3．子宫内膜异位症 / 子宫腺肌病 少数患者可因卵巢无排卵、黄体功能不足或同时合并子宫腺肌病导致经量增多或经前点滴出血；阴道、宫颈处的子宫内膜异位病灶也可发生破裂而出血。

4．肿瘤所致出血

（1）良性肿瘤：肌壁间子宫肌瘤及黏膜下肌瘤使宫腔增大、子宫内膜面积增加并影响子宫收缩，导致月经经期延长、经量增多、间期缩短或不规则阴道流血等。黏膜下肌瘤如发生感染可表现为不规则阴道流血及阴道流液等。

（2）恶性肿瘤：是宫颈癌、子宫内膜癌的特异表现；其他生殖道恶性肿瘤，如外阴癌、阴道癌、子宫肉瘤等均可引起出血。

（3）有分泌功能的卵巢肿瘤：颗粒细胞瘤、卵泡膜细胞瘤、颗粒－卵泡膜细胞瘤等能分泌雌激素导致不同程度的子宫内膜增生，引起月经紊乱而出现阴道不规则流血。

（4）滋养细胞疾病：葡萄胎、侵蚀性葡萄胎、绒毛膜癌均可表现为不等量的阴道流血。

5．创伤、异物、药物所致的出血

（1）创伤：外阴阴道部位血供丰富，骑跨伤可导致大出血；粗暴性行为可发生阴道壁或后穹窿裂伤，导致阴道流血。

（2）异物：宫内节育器可引起经量过多、经期延长或周期中点滴出血；偶有手术时宫腔残留异物或因患者精神状态异常自行放置异物于阴道内，导致阴道壁组织损伤而出现阴道流血。

（3）药物：心脏手术后长期服用抗凝药物，可引起凝血机制变化而导致出血。

6．全身性疾病所致出血

（1）凝血功能障碍性疾病：如血小板减少性紫癜、白血病、再生障碍性贫血、凝血因子减少等疾病；肝功能损害、凝血因子生成障碍亦可致出血，并能加重其他病理原因所致的阴道流血。

（2）泌尿道及直肠的疾病：如尿路结石、膀胱癌、痔、直肠癌，因患者难以判断出血的来源，有时以“阴道流血”为主诉。

（二）临床表现

1．经量增多 月经量增多（>80ml）或经期延长，月经周期基本正常，为子宫肌瘤的典型症状；其他如子宫腺肌病、排卵性功血、放置宫内节育器，均可表现为经量增多。

2．不规则阴道流血 多为无排卵性功血，但应注意排除早期子宫内膜癌。性激素等药物应用不当或使用避孕药也会引起不规则阴道流血。

3．持续性阴道流血 多为生殖道恶性肿瘤所致，首先应考虑宫颈癌或子宫内膜癌的可能，同时注意排除凝血功能障碍性疾病。

4．阴道流血伴白带增多 一般应考虑晚期宫颈癌、子宫内膜癌或子宫黏膜下肌瘤伴感染。

5．经间期出血 若发生在下次月经来潮前14～15日，持续3～4日，且出血量极少，偶可伴有下腹疼痛或不适，多为排卵期出血。

6．经前或经后点滴出血 月经来潮前数日或来潮后数日，持续极少量阴道红褐色分泌物，可见于排卵性功血或为安置宫内节育器的副反应。此外，子宫内膜异位症也可能出现类似情况。

7．外伤后或接触性阴道流血 外伤后阴道流血常见于骑跨伤后，流血量可多可少；接触性出血常见于性交后或阴道检查后，立即有鲜血出现，应考虑急性宫颈炎、早期宫颈癌、宫颈息肉或子宫黏膜下肌瘤的可能。

（三）问诊要点

1．阴道流血的原因 询问是否存在与阴道流血相关的因素，如子宫肌瘤、子宫内膜息肉、炎症、外伤等。

2．阴道流血的特点及伴随症状 询问阴道流血的颜色、量、持续时间，阴道流血的发生有无规律，如是否发生在性生活后、月经来潮前2周左右等，以及有无发热、疼痛、贫血、休克等伴随症状。

3．阴道流血的影响 询问被评估者，阴道流血是否导致其烦躁、焦虑、食欲不振、头晕、心悸、眼花等，对其工作、生活带来了哪些影响。

4．采取的措施 针对阴道流血，是否进行及时就诊，采取过哪些治疗措施，效果如何。

二、异常白带

白带（leucorrhea）由阴道黏膜渗出物、宫颈管腺体及子宫内膜腺体分泌物等混合而成。正常白带呈蛋清样或白色糊状，量少，无臭味。生殖道在各种病理因素的刺激下，分泌物增多，性状发生改变，即为异常白带。

（一）原因及临床表现

1．炎症所致的白带异常 根据致病微生物的不同，炎症性白带的性状有较大区别。

（1）滴虫性阴道炎：典型表现为灰白或者灰绿色，较稀薄，泡沫样的白带。与其他细菌混合感染，则可呈脓性，并有腥臭味。白带中可查见阴道毛滴虫。

（2）外阴阴道假丝酵母菌病：典型者呈凝乳状或豆渣样，外阴瘙痒、灼痛较严重，显微镜下可见假丝酵母菌芽胞和假菌丝。

（3）细菌性阴道病：呈灰白色，质稀薄，有鱼腥味，有时可见泡沫，而实验室检查未发现滴虫、霉菌、淋球菌等特异性微生物。

（4）生殖道化脓性炎症：如宫颈管炎、宫腔积脓、输卵管积脓可有脓性白带排出，呈黄色或黄绿色，质稠，有恶臭。在输卵管炎中可有腹痛－排脓－腹痛减轻的表现。

（5）宫颈慢性炎症：宫颈的慢性炎症导致子宫颈肥大，宫颈腺体增生，分泌旺盛，可表现为正常性状的黏液性白带量显著增加。

（6）少见原因：如阿米巴所致阴道炎呈黏液样白带，排出物中可查见阿米巴滋养体。

2．肿瘤所致的白带异常 多系恶性肿瘤组织本身坏死及合并感染所致，另有因恶性腺体病理性分泌所致，通常有以下几种性状：

（1）脓性白带：恶性组织的大量坏死，极易导致化脓性感染而排出黄色、黄绿色脓性白带，如阴道癌、宫颈癌。

（2）血性白带：因组织破坏，血液混入分泌物排出，见于早期宫颈癌、子宫内膜癌。在宫颈息肉及放置宫内节育器的妇女亦可出现血性白带，应注意鉴别。

（3）水性白带：系由大量组织坏死，并有微生物或细胞内具有溶组织作用酶类分解所致，呈淘米水样，见于晚期的宫颈癌、阴道癌。黏膜下子宫肌瘤合并严重感染，亦可有此类表现。在原发性输卵管癌中，来自输卵管的癌组织渗液及坏死脱落物积聚，通过输卵管收缩，流入宫腔经阴道排出，典型者呈阵发性黄色或红色水性白带排出。

（4）正常性状的白带：宫颈高分化腺癌，癌组织保留分泌功能，因而可仅表现为白带的量增多，而无性状上的变化。

3．异物刺激所致的白带异常 各种原因进入生殖道的异物，导致生殖道内感染、溃疡形成而引起病理性的白带增多，如子宫托、阴道隔膜滞留、手术遗留以及自行向阴道或宫颈塞入异物等。

4．其他原因所致的白带异常

（1）盆腔充血、淤血性疾病：各种引起盆腔充血或淤血的疾病如子宫肌瘤、盆腔淤血综合征，均可引起白带增多。

（2）内分泌原因：生殖道尤其是宫颈腺体的分泌受激素水平影响，因而激素水平异常增高亦可表现为白带增多。卵巢功能失调者中也可有白带量的增多。

（3）尿瘘、粪瘘：尿液、粪便及泌尿道、直肠的分泌物自瘘管进入阴道，并经阴道排出。因患者难以区别分泌物的来源，故以白带增多就诊。而这类疾病多合并有感染，伴有阴道内炎症性白带流出。

（二）问诊要点

1．**异常白带的特点** 询问被评估者白带的颜色、性状、味道、量以及有无瘙痒、出血、渗液等伴随症状。

2．**异常白带的原因** 询问有无与异常白带相关的因素，如会阴部卫生不良、内裤透气性不佳、性生活不洁、流产后过早性生活等，有无妇科肿瘤、糖尿病等疾病，有无大量服用雌激素类药物或长期使用抗生素等。

3．**带来的影响** 询问是否导致被评估者焦虑、烦躁，是否导致会阴部皮肤破溃，是否因为瘙痒等伴随症状而影响睡眠，是否因为伴有白带异味而影响社交。

4．**采取的措施** 询问其是否因异常白带而进行及时就诊，采取过哪些治疗措施，效果如何。

三、下腹疼痛

（一）原因及机制

下腹疼痛是育龄期妇女常见的症状，病因较为复杂。

1．**急性炎症** 在急性炎症中，组织受炎症因子作用发生充血、水肿，刺激组织间或其所处器官包膜上神经末梢而引起痛觉。细菌毒素、炎症因子还可以直接刺激神经末梢引起痛觉。非孕期女性常见的急性症状，如急性子宫内膜炎、急性输卵管炎、急性盆腔炎、输卵管卵巢脓肿等，均可导致患者器官的明显炎症而引起下腹疼痛。

2．**器官及组织穿孔破裂** 破裂本身撕裂局部神经组织引起强烈的痛觉；而破裂所致出血及内容物释放又对腹膜产生化学刺激引起疼痛。较常见的有卵巢黄体破裂、巧克力囊肿的破裂及各种肿瘤或操作所致的脏器穿孔，如绒毛膜癌所致的子宫穿孔，宫腔操作所致的子宫穿孔，随其穿孔大小不等，可有不同表现，较严重者可表现为剧烈下腹疼痛。

3．**血运障碍** 由于各种原因引起的动脉灌注或静脉回流障碍，引起受累器官组织淤血、肿胀和血管活性因子的释放而引起腹痛。常见病因有：卵巢及输卵管囊肿扭转、卵巢肿瘤蒂扭转、浆膜下子宫肌瘤蒂扭转、子宫扭转。子宫肌瘤红色变性所引起的腹痛可能与血运障碍造成瘤体内栓塞和溶血有关。

4．**痛经** 根据发生原因不同分为原发性痛经与继发性痛经两种。

（1）原发性痛经：一般认为系由前列腺素、白三烯刺激子宫收缩，发生子宫张力增加或子宫肌过度痉挛造成的。血管升压素、缩宫素亦与原发性痛经有关，宫颈狭窄、子宫屈曲、先天性子宫畸形以及逆流的经血刺激盆腔神经末梢也是原发性痛经的原因之一。

（2）继发性痛经：原因较多，如子宫炎症、子宫肌瘤、子宫腺肌病等。其中，子宫腺肌病的表现较为典型，它表现为继发性、进行性加重的经期下腹痛。

5．**肿瘤性疼痛** 肿瘤在早期多无明显的疼痛症状，持续性顽固性的疼痛是晚期肿瘤的特点，提示肿瘤组织已侵犯较大的神经支。此外，肿瘤组织坏死、内出血、感染也可导致明显的疼痛。

6．**慢性疼痛** 慢性附件炎、慢性盆腔结缔组织炎、盆腔静脉淤血等，均可引起慢性的下腹痛，原因为组织在长期慢性刺激下发生的不可逆转的淤血水肿、增生。

7．**其他** 活动后腹痛多为器官、肿瘤扭转造成；腹部受压后疼痛应考虑到囊肿、肿瘤的破裂。

（二）临床表现

引起疼痛的原因不同，其疼痛发作的缓急、发生的部位、性质、疼痛程度及伴随症状等也不相同。

1．发作缓急 疼痛发作急骤者多是由组织器官穿孔或血运障碍等因素造成的；而缓慢发作并逐渐加剧的疼痛多是肿瘤性疼痛的特点。

2．疼痛部位及放射部位 疼痛的部位提示病变的脏器，如下腹部疼痛多来源于子宫；而一侧下腹痛应考虑同侧附件改变；双侧下腹疼痛提示双附件的急性炎症；全腹压痛及反跳痛多为腹膜炎症。疼痛的放射部位对判断病变脏器亦较重要，向大腿内侧及腹股沟放射的疼痛，多由同侧的子宫附件病变引起；腰骶部的放射痛多与宫颈病变有关；腹腔内出血则多放射至肩胛部。

3．疼痛性质 锐痛、剧痛多提示组织器官急性缺血、穿孔；隐痛、钝痛多因慢性炎症、充血所致疼痛，输卵管妊娠在未破裂流产前也表现为隐痛不适；绞痛是子宫、输卵管等空腔器官收缩的结果；顽固性疼痛多见于晚期肿瘤。

4．下腹疼痛发作的时间 月经中期疼痛多系排卵性疼痛；经期下腹疼痛则考虑原发性痛经、子宫腺肌病、盆腔子宫内膜异位症；周期性下腹痛而无月经来潮者，注意有无先天性生殖道闭锁、畸形或宫颈粘连。

5．伴随症状 伴有停经、不规则阴道流血多考虑妊娠相关疾病；伴有畏寒、发热症状的，提示疼痛与感染有关；伴有晕厥，休克者，如有全腹疼痛，则提示严重内出血；伴有恶病质表现者，多为晚期恶性肿瘤。

（三）问诊要点

1．下腹疼痛的特点 询问下腹疼痛的部位、程度、性质、起病缓急、发作时间、缓解方式、有无牵涉痛或放射痛、与月经的关系以及有无腹泻、呕吐、阴道流血、休克等伴随症状。

2．下腹疼痛的原因 询问是否存在可能引起下腹疼痛的疾病，如卵巢囊肿、子宫肌瘤、盆腔炎症等，有无不洁食物摄入。

3．带来的影响 是否因下腹疼痛而影响工作、生活，是否影响睡眠质量，是否导致患者焦虑、烦躁、抑郁等心理反应。

4．采取的措施 针对下腹疼痛，患者是否及时就诊，采取过哪些处理措施。如是否服用过止痛药物，效果如何，有无副反应；是否进行过热敷，效果如何；患者是否因疼痛而采取某种强迫体位，该体位是否能够缓解疼痛。

四、下腹部包块

下腹部包块是非孕期妇女就诊时的常见主诉，较大的腹部包块可由其本人或家属偶然发现，较小或位置较深的盆腔包块多在妇科查体或超声检查时发现。

（一）原因及临床表现

下腹部包块可来源于盆腹腔内多种器官，以来源于子宫及双侧附件居多。

1．增大的子宫

（1）子宫肌瘤：子宫增大、变硬。浆膜下肌瘤可扪及由蒂与宫体相连的包块，但应注意和卵巢肿瘤鉴别；若为黏膜下肌瘤，子宫可表现为均一性增大；肌壁间肌瘤者在子宫体表面可触及单个或多个不规则突起。

（2）子宫腺肌病：子宫呈均匀性增大，一般不超过3个月妊娠大，可伴有压痛。

（3）子宫畸形：双子宫和残角子宫，在子宫一侧可扪及与之大小、硬度相似的包块，两者相连。

（4）子宫阴道积血或宫腔积脓：青春期后无月经而有周期性下腹疼痛，如触及盆腔包块考虑系生殖道闭锁引起的子宫阴道积血所致。宫腔积脓常见于子宫内膜癌和宫颈癌患者。

2．卵巢输卵管肿块

（1）炎性包块：多为双侧病变，可呈大小不等的不规则包块，伴有压痛。急性炎症时有发热、腹痛等症状。

（2）肿瘤：单侧、囊性、活动、表面光滑的卵巢包块多为良性肿瘤；双侧、固定、实性或半实性、表面不平、结节状的卵巢包块多为恶性。卵巢的良性肿瘤偶见巨大者，可占据整个盆、腹腔。

（3）卵巢非赘生性囊肿：多为单侧、囊性、壁薄、表面光滑的包块，直径一般小于6cm。卵巢子宫内膜异位囊肿多活动差或固定，囊性偏实，可有触痛。

3．肠道肿块

（1）粪块：位于左下腹条块状，质较实，略能推动，压之变形。灌肠后包块消失。

（2）阑尾脓肿：位于右下腹，包块固定、有明显压痛、边界常不清，多为囊实性。多有转移性下腹痛、发热及白细胞增多。

（3）肠管粘连：肿块边界不清，部分区域叩诊鼓音，以往有手术史或盆腔感染史。

（4）肠系膜包块：部位高，活动度较大。

4．泌尿系肿块

（1）充盈膀胱：位于下腹正中，囊性、表面光滑、不活动，导尿后消失。

（2）盆腔异位肾：可位于髂窝或盆腔内，较正常肾略小，形状类似，静脉肾盂造影可确诊。

（3）多囊肾：部分妇女因肾体积的极度增大，可在下腹触及其下缘。

（4）肾盂积水：包块位置较高，囊性，紧张度可不一致，活动度差。

5．腹腔、腹壁或网膜肿块

（1）包裹性结核性腹膜炎：肿块为囊性，边界不清，表面光滑，活动度差，腹部有揉面感。

（2）腹壁血肿：有手术或外伤史，肿块位于腹壁内，边界不甚清楚。

（3）腹膜后肿瘤：实性或囊性，与后腹壁固定，不活动。

（4）直肠子宫陷凹脓肿：位于后穹窿上方，囊性或囊实性，明显触痛，有发热及急性盆腔腹膜炎体征。后穹窿穿刺抽出脓液可确诊。

（二）问诊要点

1．下腹部包块的特点　询问下腹部包块的发现时间、大小变化，有无腹痛、腹泻、便秘、恶心、呕吐等伴随症状。

2．下腹部包块的原因　询问有无引起下腹部包块的相关因素或疾病史，如便秘、子宫肌瘤、盆腔炎症等。

3．带来的影响　询问患者是否因为下腹部包块而感到焦虑、恐惧，是否影响其睡眠质量，对工作和生活带来了哪些影响。

4．采取的措施　针对下腹部包块，患者是否进行了及时就诊，采取了哪些措施，效果如何。

五、外阴瘙痒

外阴瘙痒（pruritus vulvae）是非孕期妇女的常见症状之一，可由局部病变或全身疾病引起。瘙痒部位多在阴蒂、小阴唇，重者可扩展到大阴唇、阴道口、会阴及肛门区，甚至大腿内侧。瘙痒程度则因疾病种类和个体瘙痒阈值的差异而有不同，严重者影响生活和工作。瘙痒可呈间歇性、阵发性或持续性，但多以夜间为甚。

（一）原因及临床表现

1．局部原因

（1）外阴阴道感染：外阴阴道假丝酵母菌病及滴虫性阴道炎是最常见的原因，感染后阴道流液增加刺激外阴皮肤而引起瘙痒。

（2）外阴局部病变：外阴皮肤病如慢性营养不良、外阴静脉曲张、外阴湿疹、银屑病、神经性皮炎等均可引起外阴瘙痒；外阴鳞状上皮细胞增生可引起外阴刺痒。

（3）外阴局部药物过敏或化学药品刺激：碱性肥皂、避孕器具或避孕套上的润滑剂、各类香水及除臭剂等可因直接刺激外阴局部或致局部皮肤过敏引起外阴瘙痒。

（4）尿液刺激：糖尿、高酸度尿、尿路感染的脓尿、尿失禁或尿瘘等尿液反复或持续刺激外阴皮肤，引起外阴皮炎或湿疹可致外阴瘙痒。

（5）不良卫生习惯：不注意外阴清洁，污垢积于大小阴唇；汗液、皮脂腺分泌物及经血刺激；长期穿紧身不透气的内裤或经常使用会阴护垫阻止阴部汗液蒸发等因素均可引起外阴瘙痒。

2．全身性疾病

（1）全身性疾病的局部症状：糖尿病患者的尿液刺激外阴皮肤，并可促发外阴阴道假丝酵母菌病引起外阴奇痒；黄疸、维生素A和维生素B族缺乏、痛风、尿毒症、胃肠疾病及恶性肿瘤等慢性疾病所产生的异常代谢产物刺激外阴皮肤，引起瘙痒。此时，外阴瘙痒可为疾病早期症状或全身症状的一部分。

（2）全身性过敏反应：某些过敏因素或药物引起荨麻疹或药物疹等全身性变态反应。

（3）精神性因素：神经质或癔症的患者，可因心理因素或情绪激动导致外阴瘙痒，或由于心理因素夸大了外阴瘙痒的感受性。一般找不到瘙痒的病因或查不到明显的皮肤病变。

（二）问诊要点

1．外阴瘙痒的特点 询问外阴瘙痒的部位、范围、程度、持续时间及缓解方式，有无皮肤红肿、溃烂、疼痛等伴随症状。

2．外阴瘙痒的原因 询问有无引起外阴瘙痒的诱因存在，如糖尿病、尿瘘、粪瘘、长期服用抗生素或大量服用雌激素等，有无外阴、阴道炎症，有无接触过敏物质等。

3．带来的影响 询问是否因为外阴瘙痒而导致焦虑和烦躁，是否影响睡眠质量，给生活和工作带来了哪些影响。

4．采取的措施 询问患者是否因为外阴瘙痒而进行就诊，做了哪些检查，检查结果有无异常，采取了哪些处理措施，效果如何。

（李　玲）

第四节　妊娠准备期妇女体格检查

妊娠准备期妇女应在准备怀孕前半年进行全面的体格检查，包括身高、体重、血压、心率、甲状腺触诊、心肺听诊、肝脏与脾脏触诊、四肢及脊柱检查等。除此之外，还应进行女性生殖系统专科检查。体格检查的目的在于排除可能影响孕妇和胎儿的疾病，发现影响优生的相关因素，降低影响受孕及导致不良妊娠结局的风险。

一、一般体格检查

1. 身高测量 测量身高的目的是通过计算与体重的比例来估算体重是否在正常范围，并估计骨盆的大小。身高小于 140cm 者可发生头盆不称。

2. 体重测量 体重测量是孕前检查的必测项目，其目的有二：一是有助于预测孕期体重增长情况；二是针对体重过重或过轻的情况给出具体建议。如果超重（BMI ≥ 23.9）则日后患妊娠合并症或并发症的风险增大；如果过轻（BMI<18.5），对排卵、月经都可能会有影响，同样不利于妊娠。

3. 血压测量 孕前测量血压是为了与妊娠后相比较，在孕前诊断出高血压的妇女如果能够得到及时治疗，则有助于顺利度过妊娠期。

4. 心率测量 正常成年人心率每分钟 60 ~ 100 次，运动员或者平时运动量较大的妇女可能出现心动过缓（每分钟 60 次以下），只要没有其他症状就无需过度关注。但是如果出现胸闷、倦怠等症状，或者有病理性的心动过缓，就要到心内科就诊，以便及时处理，避免增加妊娠风险。

5. 基础体温测量 基础体温（basal body temperature，BBT）指当人体处在清醒而又非常安静，不受肌肉活动、精神紧张、食物及环境温度等因素影响时的基础状态下的体温。正常育龄期妇女排卵后卵巢形成黄体，黄体分泌孕激素会使体温上升 0.3 ~ 0.5℃，从而使体温出现高低两相变化，即双相型。高温期约持续 14 天左右，如果没有妊娠，黄体萎缩，停止分泌孕激素，则体温下降，月经来潮。如果高温期短于 11 天，则说明黄体功能不足。如果妊娠，因黄体受到胚胎分泌的绒毛膜促性腺激素的支持，转变为妊娠黄体，继续分泌孕激素，则体温将持续高温。若无排卵，则无黄体形成，基础体温呈单相型。

（1）测试要求：被测试妇女在清晨醒来，尚未起床、说话、进食等任何活动之前，先将体温表放在舌下，测量口腔温度 5 分钟。将每天的测量值记录于基础体温单上，按日连成曲线。每天测量的时间应固定，夜班工作者应在休息 6 ~ 8 小时后，刚睡醒时测量。如有感冒、发热、性生活、失眠、用药治疗等特殊情况，应记录在基础体温单上，以便进行参考。

（2）结果判断：基础体温呈双相型、有性生活史的育龄期妇女，如出现高温相持续 18 日不下降，早孕可能性大；如高温相持续超过 3 周仍不下降，则早期妊娠的可能性更大。

6. 乳房检查 检查两侧乳房是否对称，皮肤有无改变，如皮肤有无“橘皮”样变化或肿胀与皮疹；乳头是否对称、有无内陷、有无分泌物；轻触乳房，检查有无硬结、肿块；肿块的活动度以及有无压痛，腋窝和锁骨上窝淋巴结有无肿大。

除了以上几项，还有心肺听诊、腹部及四肢触诊、甲状腺触诊等，目的是发现有无异常体征。

二、女性生殖系统专科检查

女性生殖系统专科检查的目的是了解妊娠准备期妇女的外阴、阴道、宫颈、子宫、卵巢和输卵管的健康情况，以确定是否适合妊娠、分娩。通过检查，可发现一些日常容易忽视的异常问题或疾病，如阴道炎、宫颈炎及一些常见的妇科疾病，如子宫肌瘤等，甚至少见的生殖器官畸形也可能被发现。检查前应完全排空膀胱；为了不影响阴道清洁度的检查，检查前不要清洗阴道；由于需要使用窥器撑开阴道，所以检查时要尽量放松。

1. 阴道窥视 置入阴道窥器，观察阴道前、后、侧壁黏膜情况；阴道分泌物的量、性质、颜色，有无异味；观察宫颈大小、颜色、外口形状，有无糜烂、息肉、撕裂、囊肿等。

2. 双合诊 检查者将一手的中指和示指放入阴道，另一手在腹部配合检查，是盆腔检查中最重要的项目，该检查可以了解妊娠准备期妇女子宫位置、大小、形状、质地、活动度、有无压痛以及阴道情况，可进一步了解双侧输卵管的情况。

双合诊检查具体操作程序介绍如下（图 3-9）：

（1）第一步：检查者戴无菌手套，将一只手的中指和示指沿阴道后壁轻轻插入，检查阴道通畅度和深度，有无畸形、瘢痕、肿块和宫颈穹窿部情况；再触宫颈大小、形状、硬度及宫颈口情况，有无接触性出血。

（2）第二步：将阴道内两指放在宫颈后方，另一只手掌心朝下手指平放在患者腹部平脐处，当阴道内手指向上向前方抬举宫颈时，腹部手指往下按压腹壁，并逐渐向耻骨联合部移动，通过内、外手指同时分别抬举和按压，相互协调，即可触清子宫的位置、大小、形状、软硬度、活动度及有无压痛。正常子宫位置一般是前倾略前屈。

（3）第三步：检查子宫情况后，将阴道内两手指由宫颈后方移向一侧穹窿部，尽可能往上向盆腔深部触及，与此同时另一手从同侧腹壁髂嵴水平开始，由上往下按压腹壁，与阴道内手指相互对合，以触摸该侧子宫附件区有无肿块、增厚或压痛。正常卵巢偶可扪及，触后稍有酸胀感，正常输卵管不能扪及。

3. 三合诊 是经直肠、阴道、腹部联合检查。检查方法是双合诊结束后，一手示指放入阴道，中指插入直肠以替代双合诊时的两指，其余检查步骤与双合诊时相同（图 3-10），是对双合诊检查不足的重要补充。通过三合诊可了解后位子宫的大小，发现子宫后壁、宫颈旁、直肠子宫陷凹、宫骶韧带及盆腔后壁病变，估计盆腔内病变范围，及其与子宫或直肠的关系。

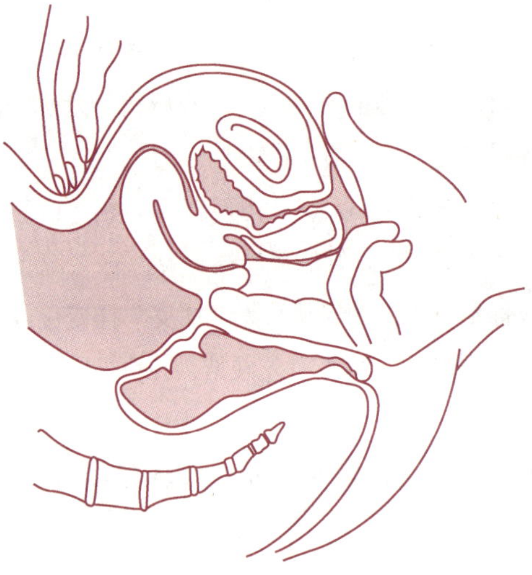

图 3-9 双合诊检查

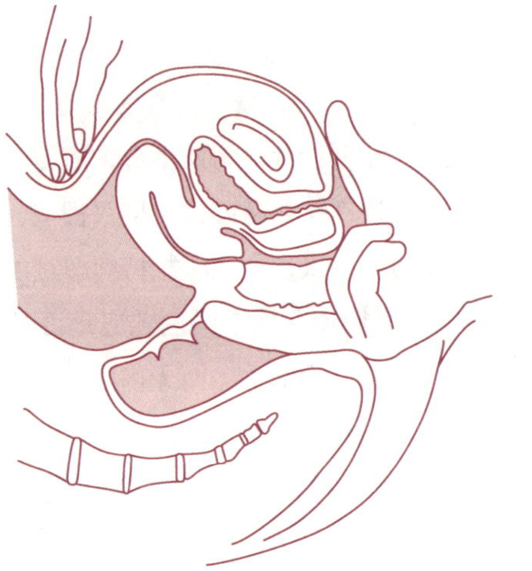

图 3-10 三合诊检查

（邹海欧）

第五节　妊娠准备期妇女辅助检查

妊娠准备期妇女在怀孕前进行的辅助检查包括常规实验室检查、阴道分泌物检查、病毒筛查、妇科超声常规检查以及其他相关检查。应详细告知妊娠准备期妇女检查前的注意事项：

- 前一天晚上应饮食清淡，特别注意不要饮酒，不要吃太甜、太咸的食物，以免影响次日的结果。前一天晚上 8 点钟之后一般要求禁食，检查当日不要吃早餐，也不要饮水，因为有些检查项目结果可能会受食物因素的影响。
- 检查前一晚要早些休息，避免饮用浓茶、咖啡等刺激性饮料，以免影响睡眠。
- 检查当日晨起后留取第一次尿，放在干净的小瓶子里，等待检验。尿常规要留取中段尿，即先排出 1/3 后开始留尿，然后排尽。经腹妇科 B 超检查需要胀尿，被检查者可以随身携带一瓶水，以便胀尿时随时喝水。
- 大便标本最好是当天检查前留，20 分钟内送到化验室。如果在家留，要密封后放入冰箱保鲜，6 小时内送到化验室，总量有莲子大小即可。

一、常规检查

包括血常规、尿常规、血型（含 ABO、Rh）、血糖、肝功能、乙型肝炎血清学五项检测、肾功能、甲状腺功能等检查。

1．血常规检查　准备妊娠前 1 ~ 3 个月检查，通过血常规检查可以了解妊娠准备期妇女有无潜在感染，以及是否患有贫血或者血液系统其他疾病。如果患有严重的贫血，很有可能会导致孕期铁的供给量不足，引起胎儿宫内发育迟缓，而且不利于产后恢复。通过检测血小板，可以了解妇女的凝血功能，以及是否有血液系统或免疫系统疾病，减少因血小板减少造成的新生儿出血性疾病。对平均红细胞容积（MCV）及脆性的检查，有助于发现地中海贫血基因携带者。

2．尿常规检查　准备妊娠前检查，留取中段尿，以晨起第一次尿为佳。

（1）检查目的：通过尿常规检查能够了解妊娠准备期妇女肾脏状态和全身营养状况，了解有无泌尿系统感染以及糖尿病，从而减少生殖道感染、宫内感染、胎儿死亡和胎儿宫内发育迟缓。另外，尿常规检查还有助于肾脏疾患的早期诊断，妊娠会加重肾脏的负担，严重的可能出现肾功能衰竭，并增加高血压疾病的风险，而且病情会随着妊娠的继续而加重，引起流产、早产、胎儿宫内发育受限等，甚至必须终止妊娠。

（2）检查内容：包括尿液一般检查（尿量、颜色、气味、透明度），尿液化学检查（尿隐血、酸碱度、尿胆红素、尿酮体、尿蛋白、尿葡萄糖、尿亚硝酸盐、尿比重）以及尿沉渣检查（红细胞、白细胞、上皮细胞、管型等）。

3．血型　包括 ABO 血型和 Rh 阳 / 阴性。血型检查的目的是预测是否会发生母婴血型不合致溶血，减少胎儿溶血导致的流产、死胎、死产、新生儿黄疸等，并为可能需要的输血做准备。

4．血糖测定　检查目的是进行糖尿病筛查，以减少流产、早产、胎儿畸形等风险。

5．肝功能检测　准备妊娠前 3 个月检查，要求清晨空腹抽血，前一天避免油腻饮食。肝功能检查的目的是了解妊娠准备期妇女的身体状态和营养状态，是否感染及肝脏损伤情况。可以指导其更好地选择生育时机；减少母婴传播。肝功能检查内容包括总蛋白、清蛋白、球蛋白、前清蛋白、丙氨酸转氨酶、天冬氨酸转氨酶、γ- 谷氨酰转肽酶、碱性磷酸酶以及胆红素检查。

6．**乙肝血清学检查** 在准备怀孕前6～9个月检查，乙肝血清学检查可以了解妊娠准备期妇女是否患有乙肝，目的是对病毒携带者给予相应处理，降低母婴传播率，进行孕期监测。包括：①乙肝五项：乙肝表面抗原、乙肝表面抗体、乙肝e抗原、乙肝e抗体、乙肝核心抗体；②乙型肝炎病毒脱氧核糖核酸。

7．**肾功能检测** 准备妊娠前3个月检查，要求清晨空腹抽血，前一天避免油腻饮食。肾功能检查的目的是了解妊娠准备期妇女的肾脏功能，指导生育时机选择；减少胎儿宫内发育迟缓。肾功能检查内容包括尿素氮、血肌酐以及尿酸。

8．**血脂检查** 包括总胆固醇、三酰甘油、低密度脂蛋白胆固醇和高密度脂蛋白胆固醇。

9．**甲状腺功能检查** 用于评价妊娠期妇女甲状腺功能，指导妇女选择生育时机，减少流产、早产、胎儿宫内发育迟缓、死胎、死产、子代内分泌及神经系统发育不全、智力低下等。

二、阴道分泌物检查

阴道分泌物检查是指白带涂片显微镜检查，正常成年妇女阴道会分泌少量白色黏性分泌物，称为白带。白带是由阴道黏膜分泌物、宫颈腺体及子宫内膜的分泌物混合而成，其中含有较多脱落的上皮细胞、阴道杆菌、少量白细胞，偶见少量红细胞。当生殖道出现炎症或肿瘤继发感染时，白带会发生色、质、量的异常变化。

1．**检查内容和方法** 阴道分泌物检查包括清洁度检查以及滴虫、真菌、淋病双球菌的检测。阴道清洁度是判断阴道有无炎症的指标，并有助于了解卵巢的内分泌功能。检查方法是取阴道分泌物在显微镜下观察，以含阴道杆菌、上皮细胞、白细胞的多少来区别清洁度。

2．**结果及临床意义** 阴道清洁度分为四度，见表3-3。Ⅰ度：有大量阴道杆菌及上皮细胞，无杂菌、白细胞，视野干净，是正常分泌物；Ⅱ度：阴道杆菌及上皮细胞中量，少量白细胞及杂菌，仍属于正常阴道分泌物；Ⅲ度：有少许阴道杆菌及鳞状上皮，较多杂菌及白细胞，提示有较轻的阴道炎症；Ⅳ度：无阴道杆菌，只有少许上皮细胞，有大量白细胞及杂菌，提示有相对较重的阴道炎症，如外阴阴道假丝酵母菌病、滴虫性阴道炎。如筛查出滴虫、假丝酵母菌、淋球菌、沙眼衣原体感染或其他阴道炎症等妇科疾病，应先彻底治疗后再妊娠，以免在妊娠后引起流产、死胎、早产、胎儿宫内发育迟缓等危险。

表3-3 阴道清洁度特征

清洁度	阴道杆菌	球菌	杆菌	上皮细胞	脓细胞或白细胞
Ⅰ度	++++	−	++++	++++	0～5个/HP
Ⅱ度	++	−	++	++	5～15个/HP
Ⅲ度	−	++	−	−	15～30个/HP
Ⅳ度	−	++++	−	−	>30个/HP

三、病毒筛查

主要包括风疹病毒、巨细胞病毒、弓形体、梅毒螺旋体等感染检查。妊娠准备期妇女如果家中养过猫、狗等宠物或与动物有过接触，在近期吃过半熟或生肉、生鱼，近期接触过风疹患者或皮肤出现过红斑、皮疹，或曾有输血、器官移植经历等，应进行此项检查。这些特殊的病原体有可能引起胎儿宫内感染，同时也是造成新生儿出生缺陷的重要原因之一。

1. **风疹病毒 IgG 抗体测定** 可以发现风疹病毒易感个体，减少子代先天性风疹综合征（先天性心脏病、耳聋、白内障、先天性脑积水等）的发生。

2. **巨细胞病毒 IgM 抗体和 IgG 抗体测定** 可以筛查妊娠准备期妇女有无巨细胞病毒感染以及感染状况，从而减少新生儿耳聋、智力低下、视力损害、小头畸形等。

3. **弓形体 IgM 和 IgG 抗体测定** 可以筛查妊娠准备期妇女有无弓形体感染以及感染状况，以减少流产、死胎、胎儿宫内发育迟缓等。

4. **梅毒螺旋体筛查** 可以筛查妊娠准备期妇女有无梅毒感染，以减少流产、死胎、死产以及母婴传播。

四、妇科超声常规检查

妇科 B 型超声检查（B-mode ultrasonography）是利用二维超声诊断仪，通过荧屏上不同强弱程度的光点、光团、光带或光环，显示探头所在部位脏器或病灶的断面状态、与周围其他器官的关系，还可以应用于实时动态观察和照相。此项检查应在月经后做，常用方法有两种：

1. **经腹 B 超检查** 此种方法应用最多，即将超声探头放在下腹部来观察盆腔内情况。一般采用弧阵探头和线阵探头（3.5MHz）扫查。检查前被检查者需要适度充盈膀胱，即俗称的胀尿，形成良好的“透声窗”，因为只有膀胱充盈到一定程度，才能将子宫从盆腔深处挤到下腹部，从而用腹部超声观察到子宫及卵巢。检查时被检查者取仰卧位，暴露下腹部，检查区皮肤涂耦合剂。检查者手持探头，以均匀适度压力滑行探测观察。

2. **经阴道 B 超检查** 是通过选用高频探头（5 ~ 7.5MHz）经阴道以获得高分辨率图像的检查方法。检查前常规消毒探头，套上一次性使用的橡胶套（常用避孕套），套内外涂耦合剂。检查前被检查者需要排空膀胱，取膀胱截石位，检查者将探头轻柔地放入被检查者阴道内，旋转探头，调整角度以获得满意切面。经阴道超声检查时，被检查者不必充盈膀胱，且由于接近子宫和卵巢，图像清晰，因此检查结果较为准确。特别适合于肥胖妇女或对盆腔深部器官的观察，检查效果更佳。但此种方法不适宜有出血者，如月经期、阴道不规则出血；亦不适宜有传染病者，如阴道炎、性病等。

妇科 B 超检查的目的是了解妊娠准备期妇女的盆腔状态，以及子宫、卵巢、输卵管是否存在异常或疾病，也可用于监测排卵。如果出现异常，需要在妊娠之前先进行治疗，从而减少被检查者不孕、流产及早产等不良妊娠结局。

Box3-1 知识拓展 妊娠准备期妇女生殖健康的标准

- 没有任何不适症状，如外阴瘙痒、疼痛、烧灼感、分泌物异味等
- 常规妇科检查，没有发现异常体征
- 白带清洁度在Ⅱ度以下，分泌物实验室检查未见病原体，如滴虫、真菌、衣原体、淋球菌等
- 血 HIV（艾滋病病毒）、PRP（梅毒学检查）、HSV（单纯疱疹病毒）阴性
- 抗感染筛查无异常结果

- 宫颈涂片检查无异常
- 子宫附件盆腔B超检查无异常
- 乳腺无疾病

► （来源：陈瑛，邱亚静. 孕产期检查实用手册. 北京：人民军医出版社，2011.）

五、其他检查

1. **胸部透视** 了解妊娠准备期妇女有无结核。X线检查之后3个月内不宜妊娠，故此项检查要在计划妊娠前3个月或之前做，若不能确保这个时间间隔，则不要做，或者推后妊娠。

2. **心电图检查** 对妊娠准备期妇女心血管疾病的诊断有重要意义，如冠状动脉的供血不足，心电图可显示T波倒置、ST段的下降或呈弓背样抬高改变，心肌梗死还可有异常Q波的出现等。

3. **染色体检测** 如果妊娠准备期妇女曾经有过反复流产史、胎儿畸形史或者其丈夫有遗传病家族史，可以夫妻双方分别进行染色体检测。染色体检测能预测生育染色体病后代的风险，及早发现遗传疾病及本人是否有影响生育的染色体异常、常见性染色体异常，以采取积极有效的干预措施。

4. **传染性疾病筛查** 在准备妊娠前6～9个月检查，主要了解妊娠准备期妇女有无感染性疾病，如丙肝、淋病、艾滋病等，以便及时治疗，防止对胎儿的伤害。

5. **粪便检查** 了解妊娠准备期妇女胃肠、肝脏、胰腺功能健康状况。包括粪便的颜色和性状检测、显微镜检查（红细胞、白细胞、脂肪颗粒、寄生虫卵或原虫等）和隐血试验。

6. **口腔科检查** 检查口腔内是否有龋齿、未发育完全的智齿及其他口腔疾病。妊娠期间原有的口腔隐患会恶化，严重的还会影响到胎儿的健康。

7. **微量元素检测** 检查妊娠准备期妇女体内钙、锌、铁等微量元素，上述元素的缺乏会直接影响到胎儿的发育和健康。

Box3-2 知识拓展 妊娠准备期妇女风险评估

通过对妊娠准备期妇女及其配偶的病史询问、体格检查、临床实验室检查、影像学检查结果进行综合分析，识别和评估夫妇存在的可能导致出生缺陷等不良妊娠结局的遗传、环境、心理和行为等方面的风险因素，形成评估建议。依据评估结果，将受检夫妇区分为一般人群和高风险人群。

一般人群：指经评估未发现可能导致出生缺陷等不良妊娠结局风险因素的计划怀孕夫妇。

高风险人群：指经评估发现一个或多个方面有异常的计划怀孕夫妇。

► （来源：国家免费孕前优生健康检查项目试点工作技术服务规范.）

（邹海欧）

第六节　妊娠准备期妇女心理社会评估

妊娠准备期妇女不仅要具备健康的身体状态，而且在精神及社会适应方面也要处于良好状态。由于现代社会竞争及压力的增大，女性妊娠及哺乳的漫长过程可能对她们的工作造成巨大冲击，有的甚至因此失业。还有一些家庭有重男轻女的思想及老人对孩子的过分期待也会给她们造成严重的精神负担。因此，妊娠准备期妇女可能因为诸如此类的压力源而存在焦虑、抑郁等负性情绪，如果这些情绪持续至孕期，所引起的一系列生理变化还会通过胎盘传给胎儿，影响胎儿的脑部发育，进而影响婴幼儿的行为。

一、妊娠准备期妇女常见心理社会变化

妊娠准备期妇女常见的心理变化主要表现为以下几种类型。

1．期待心理　婚后生活的适应及双方父母的催促，妊娠准备期妇女和丈夫都会对新生命产生盼望和期待的心理，为此可能会做好身心调适，积极备孕。

2．无所谓心理　部分已婚夫妇热衷于二人世界，还不想过早被家庭、孩子等琐事缠身，即使面临老人的催促，也抱着顺其自然的心态，备孕态度可能不会非常积极。

3．焦虑心理　有的妊娠准备期妇女多年不孕，盼子心切，病急乱投医。四处就诊花费了大量的精力和时间，而越焦虑越难以受孕，给自身和家庭带来更多的负面情绪。随着二胎政策的开放，许多高龄妇女还想再生，而高龄妇女不孕发生率增高、妊娠后流产概率较大、分娩时的危险性也较高，她们会担心自己是否还具有生育的功能以及能否生出健康的孩子等。因此，她们在备孕期可能存在焦虑心理。同时，这些妇女还会因为担心头胎孩子是否能接受二胎子女而感到焦虑。

二、妊娠准备期妇女的心理社会评估

1．健康观念与健康管理

（1）问诊要点：您认为您的健康状况如何？您认为目前的健康状态能否孕育新生命？您能否理解健康指导手册中的妊娠相关知识？您如何保持生殖系统的健康？您认为哪些因素影响您的健康？您一般通过哪些途径获取健康知识？您有无吸烟、酗酒、体力活动过少、不洁性生活、熬夜等不健康的生活方式？您工作的环境中是否存在污染和辐射、家庭环境中是否有装修的室内环境污染？您是否饲养宠物？

（2）意义/重要性：此项评估对于备孕期妇女尤为重要，备孕期妇女的健康观念和健康管理意识不仅决定自己的健康状态，还能为将来孕育提供健康的生理和心理基础。只有确保母亲身心健康才能孕育健康的孩子，如果母亲缺乏管理自己健康的能力将会给自身、家庭和社会带来健康隐患。

2．营养与代谢

（1）问诊要点：您最近6个月内体重有无增减？增减的程度如何？您最近食欲如何？您平时的膳食种类有哪些？您有无特殊的饮食习惯？您每日进食的数量大约是多少？您有肝脏、胃部、肠道等影响消化吸收的疾病吗？您是否正在使用影响消化吸收的药物？

（2）意义/重要性：为了保证妊娠以后胎儿的生长发育和孕妇生理变化的需要，妊娠准备期即需要合理调配膳食，保证各种营养素的均衡，补充叶酸、钙、铁、锌以及多种维生素。但也要

防止营养过剩致妊娠准备期妇女发生肥胖和糖尿病。

3．排泄

（1）问诊要点：您排便的频率、颜色、量如何？是否有排便困难？是否服用帮助排便的药物？是否服用治疗腹泻的药物？您排尿的频率、颜色、量如何？是否有排尿困难？是否有尿频、尿急、尿痛发生？

（2）意义 / 重要性：评估日常排便和排尿的型态，排便和排尿异常的类型、程度及影响因素，可及早发现和治疗妊娠准备期妇女存在的相关健康问题，以最佳的身心状态受孕。

4．活动与运动

（1）问诊要点：您认为活动和运动对健康是否重要？您平时的运动方式是什么？每天运动几次？每次运动的时间是多少？对日常活动的影响因素有哪些？

（2）意义 / 重要性：妊娠准备期妇女如果有规律地进行一些适宜身体状况的体育锻炼与运动，可增强机体免疫力，锻炼骨骼肌特别是骨盆肌，利于顺利度过妊娠和分娩。因此，对于妊娠准备期妇女应评估其活动和运动的形式以及影响因素，必要时给予指导。

5．休息与睡眠

（1）问诊要点：您每天睡几个小时？有无入睡困难、失眠、早醒？是否服用催眠药物？您睡前是否运动、喝咖啡因和烈酒？您有无影响休息与睡眠的疾病？您的睡眠环境怎样？观察被评估者有无睡眠不足的表现，也可采用睡眠自评量表测评或采用睡眠脑电图等辅助检查进行评估。

（2）意义 / 重要性：充足的休息与睡眠可提高身体免疫力，增强组织器官的功能，特别是生殖系统，有助于形成优质的受精卵。因此，建议备孕期的夫妻每晚应保证 7 ~ 8 小时的睡眠。

6．认知与感知

（1）问诊要点：您的视觉、听觉、味觉、嗅觉是否正常？家族里有无视力、听力缺损或障碍患者？您家族里有无精神障碍患者？有无智力障碍患者？从与妊娠准备期妇女的交流中观察其思维能力和语言表达能力。

（2）意义 / 重要性：了解被评估者的视觉、听觉、味觉、嗅觉，以及思维能力、语言能力、定向力和意识状态等。评估妊娠准备期妇女的感知能力有助于了解其感官功能有无缺损，有无遗传给后代的可能。而评估妊娠准备期妇女的认知状态主要是了解其有无智力和精神问题。

7．自我概念

（1）问诊要点：您最喜欢您身体的哪些部位？最不喜欢哪些部位？您能否接受因妊娠而身材臃肿、变形？您有信心完成孕育胎儿的过程吗？哪些事情让您感到焦虑、恐惧？

（2）意义 / 重要性：评估妊娠准备期妇女对于妊娠后可能发生身体外形及器官功能改变的看法，如身材臃肿、乳房增大、色素加深、下肢水肿等，以便更好地指导她们对妊娠以后自我形象改变的接纳和认同，增强其对妊娠的信心和配合程度，为配偶及其家庭成员、医护工作者提供心理支持的依据。

8．角色与关系

（1）问诊要点：您从事什么职业及担任什么职务？目前在家庭、单位及社会中所承担的角色有哪些？您是否在家庭中担任厨师、清洁工、照顾者等角色？如果妊娠，再增加母亲角色您能否适应？您是否知道成为母亲后的责任？妊娠后您将是照顾者还是被照顾者？您是否为即将成为母亲而感到喜悦？您认为妊娠后会不会影响夫妻关系？父母与公婆的态度如何？您若妊娠，单位和家庭成员能否给您足够支持？妊娠会影响您的工作职位吗？您觉得自己可以妥善处理好妊娠和工作的冲突吗？

（2）意义 / 重要性：评估妊娠准备期妇女的角色和关系有助于了解其对备孕的身心准备状态，有无存在家庭角色、职业角色与妊娠准备的时间冲突，能否获得单位和家庭的支持与照顾，特别是丈夫和公婆的支持与关爱等。

9．性与生殖

（1）问诊要点：在性和生殖方面，您有什么疑问？您对自己的性生活是否满意？您有无不洁的性行为？是否存在性功能障碍或其他性问题？您采用何种方式避孕？有无不孕不育史？您有无习惯性流产？有无难产史？是否定期做妇科健康检查？将来妊娠以后是否能定期行产前检查？

（2）意义 / 重要性：性与生殖健康的状况与妊娠密切相关，满意的性生活可让妊娠准备期妇女身心愉快。评估妊娠准备期妇女的性与生殖健康状况有利于给予针对性指导。

10．压力与应对

（1）问诊要点：您是否因即将妊娠而感到压力？日常生活中让您感到有压力和烦恼的事情有哪些？您与您的家人的关系如何？您觉得妊娠后家庭关系会有怎样的变化？您是否感到工作压力很大，无法胜任？您认为您是否有能力应付妊娠而带来的生理、心理和生活改变？您准备用什么方式缓解妊娠所带来的压力？通常情况下您能否解决您遇到的问题和烦恼？您能否有效处理您目前的压力？您是否能有效应对妊娠带来的各种改变？

（2）意义 / 重要性：了解妊娠准备期妇女近期有无重大生活事件，是否感到生活、工作、经济等方面的压力，与亲友、同事的关系是否紧张，同时评估其对妊娠后生理、心理变化的应对能力、应对方式及支持系统等。准确、全面的压力与应对评估有助于了解妊娠准备期妇女的心理状态、常用的应对方式及能够获得的社会支持，可以帮助医护人员有的放矢地提供帮助。

11．价值与信念

（1）问诊要点：您是哪里人？您有宗教信仰吗？您认为妊娠将带来的主要问题是什么？您是否因宗教信仰而禁食某种食物？您的宗教信仰如何看待妊娠？如果妊娠过程中遇到困难您会怎么做？当您需要精神帮助时谁可以帮助您？

（2）意义 / 重要性：了解妊娠准备期妇女的文化价值观和宗教信仰可以明确其对妊娠的态度和处理方式，如某些民族的妇女不愿接受侧切，某些国家和地区的妇女可选择堕胎和人流，而有的文化则认为无论胎儿是否畸形都不能堕胎，否则被视为谋杀生命。不同文化背景、不同生活态度的妇女对妊娠的态度迥异，因此评估妊娠期妇女的价值和信念非常重要。

（李　玲）

第七节　妊娠准备期妇女常见健康问题

妊娠准备期妇女由于从未经历体验过妊娠过程的身体、心理及行为变化，或者因二胎导致的工作、家庭压力过大而引起应对无效，故主要存在以下现存和潜在的健康问题。

一、妊娠准备期妇女现存健康问题

1．**知识缺乏**：缺乏妊娠准备期健康管理、健康维护的相关知识。

2．**营养失调：低于机体需要量**　与缺乏正确的营养知识、疾病、经济和饮食习俗等因素有关。

3. **肥胖** 与缺乏正确的营养知识、不良的饮食习惯、活动量不足等因素有关。

4. **便秘** 与排便习惯、液体摄入不足、疾病、缺乏锻炼和活动有关。

5. **活动无耐力** 与疾病、肥胖、营养不良、心理因素、活动不足有关。

6. **睡眠型态紊乱** 与疾病、药物、生物钟紊乱、心理因素、环境变化等因素有关。

7. **体像紊乱** 与营养过剩、缺乏活动、疾病等因素有关。

8. **性生活型态无效** 与疾病、性欲改变、担心性生活失败、担心妊娠对精力和体貌有影响等有关。

9. **应对无效** 与备孕和工作冲突、担心妊娠影响体貌、经济条件、心理素质、配偶及家庭的支持不足等因素有关。

而针对异常阴道流血、异常白带或不孕不育的备孕期妇女而言，可能还存在下述潜在的健康问题。

二、妊娠准备期妇女潜在健康问题

1. **潜在并发症：** 失血性休克。

2. **有感染的危险** 与长期阴道流血，机体抵抗力下降以及会阴部清洁卫生欠佳有关。

3. **有活动无耐力的危险** 与长期大量出血可能导致严重贫血有关。

4. **有孤立的危险** 与不能顺利妊娠，缺乏家人支持以及不愿与人沟通有关。

（李 玲）

第八节 妊娠准备期妇女评估实践

➢ 案例导入

张女士，31 岁，婚后 4 年，目前准备怀孕，前来医院进行孕前咨询和检查。

一、健康史评估

1. **社会人口学资料**

项目	妊娠准备期妇女信息	项目	妊娠准备期妇女信息
姓名	张 ××	年龄	31 岁
国籍	中国	民族	汉族
学历	研究生	职业	教师
婚姻状况	已婚	联系人（关系）	李 ××（丈夫）
工作单位	×× 中学	户口所在地	×× 区 ×× 路 33 号
家庭住址	×× 区 ×× 路 33 号	保险类型	省医保

2．目前健康状况 目前健康状况良好，无心脏病、肝功能不全、肾功能不全以及系统性红斑狼疮、甲状腺功能异常等。平时月经规律，无痛经、闭经或月经失调。无异常阴道分泌物、阴道流血、下腹疼痛、下腹包块、尿路刺激症状、外阴瘙痒等。

3．既往健康史 既往体健，未发现异常。否认肝炎、结核、疟疾、性病等传染病病史；否认高血压、心脏病史；否认糖尿病、脑血管疾病、精神病史；否认手术、外伤、输血史；否认食物、药物过敏史。

4．个人及婚育史 出生并久居本地，无血吸虫、疟疾等传染病疫区、疫情、疫水接触史；无烟酒嗜好、无药物毒物使用史、无猫狗等宠物接触史。初潮为 13 岁，4～5 天 /25～30 天，月经量中等，无痛经；27 岁结婚，配偶健康状况良好；生育史 0-0-0-0。

5．家族史 父亲 62 岁时诊断糖尿病，至今 5 年，一直规律服用降糖药治疗。其他直系亲属健在、健康。家族中及其丈夫的家族中无人患遗传性疾病、恶性肿瘤、肺结核、传染性疾病史。

6．系统回顾（表 3-4）

表 3-4 系统回顾结果

项目	评估结果
一般健康状况 • 您最近感觉怎样?	妇女诉：正准备怀孕，一般状况较好。 注意事项：备孕期间，夫妻双方都要注意生活规律、戒烟戒酒、不服用药物、保证良好的休息和睡眠、保持心情愉快。不要疲劳，否则会影响性生活的欲望和能力。
心血管系统 • 您有无心悸、胸闷、心前区疼痛等心血管疾病症状? • 您有无血栓性静脉炎?	妇女诉：无上述症状。 注意事项：慢性心血管疾病会影响性功能。
呼吸系统 • 您有发热、鼻塞、胸闷、气促、咳嗽、呼吸困难吗?	妇女诉：无上述症状。 注意事项：如在备孕期间出现上呼吸道感染，可以多喝水、注意休息，不要随便用药。如比较严重，应及时去医院就诊。
消化系统 • 您有无肝病史? • 您有无食欲减退、腹痛、腹泻、体重下降等不适症状?	妇女诉：无上述症状。 注意事项：如有上述症状应行进一步检查并有针对性治疗，有可能推迟备孕。
泌尿系统 • 您有无尿频、尿急、尿痛、尿不尽感或尿道灼热感、血尿等?	妇女诉：无上述症状。 注意事项：如有上述症状，应尽快到医院就诊，鉴别各种泌尿系统感染和疾病等，并进行治疗，推迟备孕。
神经及内分泌系统 • 您有无头晕、头痛等症状? • 您血糖是否正常? • 您有无甲状腺肿大?	妇女诉：无上述症状。 注意事项：糖尿病可以使女性性欲下降，不易受孕，另外还可增加外阴阴道假丝酵母菌感染的风险；甲状腺功能减退会引起月经过多、性欲减退和不育，甲状腺功能亢进会导致月经紊乱或者闭经。
生殖系统 • 您有无外阴瘙痒? • 有无阴道分泌物增多? • 阴道分泌物有无臭味?	妇女诉：无上述症状。 注意事项：如出现外阴瘙痒、阴道分泌物多且有异味，应及时检查并治疗。

二、体格检查

1．**一般情况** 身高165cm，体重55kg，体温（腋温）36.7℃，P73次/分，R18次/分，血压120/70mmHg。

2．**全身状况**

（1）发育及意识状态：发育正常，营养中等，面容正常，神志清楚，查体合作。

（2）皮肤及其附属器官：全身皮肤红润，无黄染，未见皮疹，出血点，无肝掌、蜘蛛痣，全身浅表淋巴结未触及肿大。

（3）头颈部：头颅无畸形、压痛、包块，无颜面及眼睑浮肿，睑结膜无苍白，巩膜无黄染，双侧瞳孔等大等圆，直径约4mm，对光反射灵敏，眼球运动自如，无震颤。耳廓无畸形，外耳道无异常分泌物，乳突无压痛，听力正常，鼻翼无扇动，鼻中隔无偏曲，鼻腔无异常分泌物，鼻通气良好。口唇无紫绀，口腔黏膜无充血、糜烂、溃疡，舌苔正常，伸舌居中，咽不红，扁桃体无肿大。颈软，无抵抗，颈静脉无怒张，气管居中，肝颈静脉反流征阴性。甲状腺无肿大，未闻及明显血管杂音。

（4）呼吸系统：胸部无畸形，胸骨无压痛。呼吸运动未闻及明显异常，肋间隙未见增宽和变窄。双侧呼吸动度一致，语颤无增强及减弱，双肺叩诊呈清音，双肺呼吸音清晰，未闻及干湿啰音及胸膜摩擦音。

（5）心血管系统：心前区无隆起，心尖搏动位于左侧第5肋间锁骨中线内0.5cm处，未触及细震颤，心界叩诊不大，无心包摩擦音。心率：73次/分，律齐，未闻及心音分裂及额外心音。瓣膜区听诊未闻及杂音，未闻及心包杂音。

（6）消化系统：腹部无明显膨隆，无腹壁静脉曲张，腹部柔软，无压痛及反跳痛，无包块。肝脾肋下未触及，Murphy征阴性，肾脏无叩击音，移动性浊音阴性。肠鸣音未见异常。肛门无异常。

（7）运动系统：脊柱呈生理弯曲，四肢无畸形，无下肢静脉曲张、杵状指（趾），关节活动自如，双下肢无水肿。四肢肌力、肌张力无异常，双侧膝、跟腱反射无亢进、减弱。

（8）乳房：双侧乳房对称，无压痛，无硬结、肿块；皮肤无“橘皮”样变化，无皮疹；乳头对称、无内陷、无溢液；腋窝和锁骨上窝淋巴结无肿大。

3．**女性生殖系统专科检查** 外阴发育正常，无静脉曲张，阴毛呈倒三角式分布，大小阴唇对称，无局部隆起、破溃、充血等。置入窥器，见阴道壁完整，中等量乳白色分泌物，宫颈着色，光滑，宫口闭合，留取阴道分泌物备检。双合诊检查示子宫前位，质软，无压痛，双侧附件区未扪及包块，无压痛。

三、辅助检查

1．**血液检查** 血常规、甲状腺功能、肝功能、肾功能、凝血功能检查结果均正常，血型AB、Rh（+）。

2．**尿液检查** 尿常规正常。酮体阴性，未见白细胞、细菌、管型。

3．**阴道分泌物检查** 正常，未查见假丝酵母菌、滴虫等。

4．**病毒筛查** 风疹病毒、巨细胞病毒、弓形体、梅毒螺旋体均为阴性。

5．**B超** 妇科B超检查：子宫、卵巢、输卵管均未见异常。

6．**其他检查** 胸部透视、心电图检查、传染性疾病筛查、粪便检查等均未发现异常。

四、心理社会评估

1．**健康观念与健康管理** 既往身体健康，每年进行健康查体，结果均为正常。结婚4年，目前夫妻双方身心状态良好，婚姻状态稳定，因此准备备孕。目前夫妻双方生活规律，无熬夜，无烟酒不良嗜好，不随意服用药物，能保证充足的休息和睡眠以及愉快的心情。家中没有宠物。

2．**营养与代谢** 食欲正常，三餐饮食规律，膳食平衡，注意补充叶酸、钙、铁、锌以及多种维生素。最近6个月内体重无明显增减。

3．**排泄** 大小便的排泄频率、颜色、量均无异常。无排便困难，不需服用帮助排便或治疗腹泻的药物。排尿时没有尿频、尿急、尿痛发生。

4．**活动与运动** 每日工作8小时，每周工作5天。业余时间喜欢看书、听音乐等。不能保证每周规律的运动。

5．**休息与睡眠** 每日睡眠8小时，睡眠质量好，无入睡困难、失眠或早醒。

6．**认知与感知** 视觉、听觉、味觉、嗅觉、智力及精神等均为正常，无疼痛感等不适。家族中也无上述问题者。

7．**自我概念** 自我感觉良好，认为自己及爱人均很正常，对受孕有信心。未发现有紧张或焦虑情绪。自己亦认为能够接受怀孕后身体的种种不适，例如恶心、呕吐、身材臃肿等。

8．**角色与关系** 职业为中学教师，有一定的社会地位，没有精神及经济方面的压力。丈夫为公司职员，工作稳定，收入较高。夫妻与公婆住在同一小区，但单独住在80平方米的房中。父母住在同一城市中，每周都会见面。与父母、公婆关系均较好。若怀孕，父母和公婆都能给予帮助和支持。目前夫妻双方以及双方父母都支持她的妊娠意愿。

9．**性与生殖** 无不洁的性行为，夫妻双方均无性功能障碍或其他性问题，婚后4年性生活一直较为满意。之前使用避孕套避孕。

10．**压力与应对** 单位、家庭中没有发生过重大的生活事件，目前并无工作、经济及生活的压力，不会因为即将怀孕而感到压力。怀孕不会影响自己的工作职位；家庭经济状况良好，不会因为今后的妊娠带来很大的影响。自己与爱人、家人、亲友、同事的关系融洽。自己认为有能力应付今后妊娠而带来的生理、心理和生活改变，并准备用慢跑、听舒缓的音乐等方式缓解妊娠所带来的压力。

11．**价值与信念** 无宗教信仰，相信能够正常受孕。

五、现存的健康问题

1．**知识缺乏：**缺乏妊娠准备期健康管理、健康维护的相关知识。对其进行针对性的健康指导，指导其如何保证妊娠准备期的健康。

2．**活动无耐力** 与运动不足有关。建议制定计划，每天运动半小时。

（邹海欧）

☆ 章后小结

本章在介绍妊娠准备期妇女基本解剖和生理变化的基础上，系统阐述了针对妊娠准备期妇女的全面且系统的生理、心理及社会评估。包括健康史评估、症状评估、体格检查、辅助检查、心理社会评估方面的理论和方法以及检查结果的意义。妊娠准备期妇女经评估后具有健康的身体、良好的精神状态及心理适应能力，必定为胎儿的孕育提供最有利的条件，可以降低流产、畸形儿及早产儿的发生率，减少家庭和社会的负担。

✧ 学而思

1. 某女，29 岁，婚后 1 年，准备怀孕。至医院门诊咨询，想了解女性生殖器官与妊娠之间关系等相关知识，请为其进行指导。

2. 某女，30 岁，婚后 2 年，准备怀孕。今日到医院咨询，想了解怀孕前应做哪些检查，以便为孕育一个健康宝宝做好充分准备。作为一名助产士，你应对该女士提供哪些方面的指导？

3. 某女，39 岁，已育有 10 岁幼子，4 年前出现头晕、乏力、记忆力下降，诊断为高血压，一直予以倍他乐克 50mg 每日 1 次口服治疗，现血压保持在 140 ~ 150/80 ~ 90mmHg 之间，现该女士和丈夫还想再要一个孩子，担心目前的身体状况是否适宜怀孕，故前往医院孕前门诊就诊。

（1）请问如何对该女士进行健康史评估？

（2）如何对该女士进行心理社会评估？

4

第四章 妊娠期妇女的评估

学习目标

识记

1. 能复述各专业名词的定义。
2. 能列出妊娠期妇女健康史评估的基本内容、妊娠期体格检查的项目、妊娠期常见辅助检查项目、妊娠期心理社会评估的基本内容。
3. 能描述妊娠期妇女的常见症状及其具体表现、妊娠期体格检查常见异常结果的临床意义、各辅助检查项目最常用的检测方法。

理解

1. 能解释妊娠期妇女在解剖和生理方面的变化特点、妊娠期妇女常见症状的发生原因和机制、妊娠期妇女及其家庭成员的心理变化特点。
2. 能举例说明妊娠期妇女常见症状的评估要点、妊娠期妇女体格检查出现变化的原因。

运用

能针对妊娠期妇女进行健康史、常见症状、体格检查、辅助检查、心理社会等方面的全面评估，并准确记录评估结果。根据评估结果提出现存或潜在的健康问题。

章前导言

本章在介绍妊娠期妇女基本解剖和生理变化的基础上，系统阐述了妊娠期妇女健康史评估、症状评估、体格检查、辅助检查、心理社会评估方面的理论和方法，列出了妊娠期妇女常见的健康问题，并结合案例对以上相关理论和方法进行了实际运用。使学生不仅能够明确妊娠期妇女系统评估的基本理论和方法，而且能够学会如何将所学知识应用于临床实践。

04章

妊娠（pregnancy）是胚胎和胎儿在母体内发育成长的过程。受精是妊娠的开始，胎儿及其附属物自母体排出是妊娠的终止，妊娠全过程约 40 周，分 3 个时期，其中妊娠 13 周末以前称为早期妊娠，第 14 ~ 27 周末称为中期妊娠，第 28 周及其后称为晚期妊娠。在妊娠的不同时期，母体和胎儿会发生一系列解剖和生理方面的变化，或者因各种原因而导致某些病理变化，从而表现出各种症状和体征，由此会给孕妇及其家人的日常生活及其心理社会造成影响。因此，为了明确孕妇和胎儿的健康状况，及早发现和纠正异常情况，需要定期对孕妇进行产前评估。产前评估应该从确诊早孕时开始，一般应在停经 6 ~ 8 周完善首次评估，20 ~ 36 周每 4 周评估一次，37 周以后每周评估一次，如为高危妊娠应酌情增加产前评估次数。产前评估包括健康史问诊、体格检查、辅助检查、心理社会评估等内容。

第一节　妊娠期妇女解剖生理回顾

在胎盘产生的激素和神经内分泌系统的作用下，妊娠期妇女无论在身体外形还是身体各系统，尤其是生殖系统均会发生结构和功能的改变，同时，胚胎、胎儿也随之逐渐发育，共同为分娩做好准备。

一、妊娠期母体变化

（一）身体外观变化

随着妊娠时间的延长，妇女的体貌变化主要表现在体型、体重和皮肤变化三个方面。

1．体型　妊娠 4 个月时，随着子宫体积的增大，孕妇的腹部会微微突起，到 6 个月时，子宫、乳房增大明显，这时孕妇体态会变得更加丰满。其腹部会明显突出，站立或行走时，表现为腰椎前凸。孕妇的行动也变得迟缓，尤其在站起或坐下时表现吃力，随着孕周的增加，这种表现会更加突出。

2．体重　正常孕妇一般于妊娠 13 周之前体重无明显变化，以后随着妊娠期的推进，平均每周增加 350g，正常不应超过 500g。至妊娠足月时，体重平均会增加 12.5kg，体重增加除了孕妇自身的脂肪沉积、乳房增大、血液和组织间液增加外，还包括胎儿、胎盘、羊水、子宫的增大。

Box4-1　知识拓展　妊娠期妇女体重增长建议

2009 年美国国家科学院提出了妊娠前不同体质指数（BMI）人群的妊娠期体重增长适宜范围：妊娠前 BMI<18.5 者，妊娠期体重增长应控制在 12.5 ~ 18kg 之间，孕中晚期每周体重平均增长应控制在 0.44 ~ 0.58kg 之间；妊娠前 BMI 为 18.5 ~ 24.9 者，妊娠期体重增长应控制在 11.5 ~ 16kg 之间，孕中晚期每周体重平均增长应控制在 0.35 ~ 0.50kg 之间；妊娠前 BMI 为 25.0 ~ 29.9 者，妊娠期体重增长应控制在 7.0 ~ 11.5kg 之间，孕中晚期每周体重平均增长应控制在 0.23 ~ 0.33kg 之间；妊娠前 BMI ≥ 30.0 者，妊娠期体重增长应控制在 5 ~ 9kg 之间，孕中

晚期每周体重平均增长应控制在 0.17 ~ 0.27kg 之间。

► （来源：毛丽梅，陆青贵编译.《美国 IOM 新修订的孕期增重指南》简报. 中国营养学会妇幼营养第七次全国学术会议，2012.）

3．**皮肤** 妊娠期孕妇会出现面颊、乳头、乳晕、腹白线、外阴等处的色素沉着。面部会呈现蝶形分布的褐色斑，即妊娠斑。其发生与垂体分泌促黑素细胞激素增加促使黑色素增加有关，同时也与雌激素明显增多有关。

（二）乳房和生殖系统变化

1．**乳房** 在垂体催乳素、雌激素、孕激素、胎盘催乳素等激素的影响下，自妊娠早期乳房开始增大，充血明显，孕妇自觉乳房发胀或偶有刺痛。乳房浅静脉明显。乳头增大、着色、变硬、易勃起。乳晕增大，颜色加深，乳晕上的皮脂腺肥大形成散在的小隆起，由米粒到绿豆大小，称为蒙氏结节（Montgomery tubercles），其发生与乳晕腺增生有关。在妊娠晚期，尤其近分娩期，挤压乳房时可有数滴稀薄黄色液体溢出，称为初乳（colostrum）。

在激素的影响下，除了乳房外观的变化，其内部结构也发生了明显改变。乳腺管进一步增生并分支，在每个乳腺管末端形成腺泡，腺泡呈圆形或卵圆形，大小不一。伴随着细胞的活跃生长，这些腺泡也迅速增大增多。至妊娠晚期，腺泡扩张更加明显，小叶间纤维组织受挤压而减少，毛细血管增多。

2．**生殖系统**

（1）外阴：局部充血，皮肤增厚，大小阴唇有色素沉着。结缔组织松软，伸展性增加，有利于分娩。

（2）阴道：黏膜充血水肿，着色呈紫蓝色。阴道皱襞增加，结缔组织变松软，伸展性增加。分泌物增多，呈白色糊状，此与阴道脱落细胞增多有关。阴道的 pH 值会降低，不利于一般致病菌的生长，其主要与上皮细胞含糖原量增加致使乳酸含量增加有关。

（3）子宫：是妊娠期变化最明显的器官。①总体变化：随着妊娠期的延长，宫体逐渐增大变软，由非孕时的（7 ~ 8）cm×（4 ~ 5）cm×（2 ~ 3）cm 可增大至妊娠足月时的 35cm × 25cm × 22cm，重量由非孕时 50g 可增至妊娠足月时约 1000g，宫腔容量从非孕时的 5ml 增至妊娠足月时约 5000ml。子宫形态也由非孕时倒置的梨形变成球形或椭圆形。②增大的原因：主要因肌细胞的肥大所致，另有少量肌细胞增生、血管增多及结缔组织增生。肥大的肌细胞内含有丰富的肌动蛋白和肌球蛋白，为临产后的宫缩提供了物质基础。自妊娠 12 ~ 14 周起，子宫会出现不规则、不对称、稀发而无痛性收缩，由腹部可以触及。③伴随变化：随着子宫增大，子宫的循环血流量也逐渐增加，子宫动脉由非妊娠时的屈曲状至妊娠足月时变直，以适应胎盘内绒毛间隙血流量增加的需要。子宫各韧带也会随着子宫增大而增粗、变长和改变走行方向。

1）不同时期的变化：在妊娠早期，增大的子宫形态不规则，受精卵着床部位的子宫壁会明显突出，至妊娠 12 周后，增大的子宫逐渐均匀对称并超出盆腔，可在耻骨联合上方触及。妊娠晚期子宫呈不同程度右旋，与乙状结肠占据盆腔左侧有关。

2）不同部位的变化：子宫各部位的增长速度不一，宫底部于妊娠晚期增长速度最快。宫体部含肌纤维最多，子宫下段其次，宫颈部最少。此特点适应临产后子宫阵缩向下依次递减，促使胎儿娩出。

子宫峡部是位于子宫体与子宫颈之间最狭窄的部分。非孕时长约 1cm，妊娠 12 周后，子宫峡部逐渐变软、伸展拉长变薄，扩展成为宫腔的一部分，临产时可伸展至7～10cm，形成子宫下段，成为软产道的一部分。

子宫颈于妊娠早期充血、组织水肿而外观肥大、着色，质地软。宫颈管内腺体肥大，黏液分泌增多，形成黏液栓，防止细菌进入宫腔。宫颈管组织外翻，表面出现糜烂，称为假性糜烂。接近临产时，宫颈管缩短并出现扩张。

（4）输卵管：妊娠期输卵管伸长，但肌层并不增厚，黏膜上皮细胞变扁平，在基质中可见蜕膜细胞，有时黏膜也可见到蜕膜反应。

（5）卵巢：妊娠期略增大，停止排卵，并停止新的卵泡成熟。一侧卵巢可见妊娠黄体，其于妊娠10周前分泌雌、孕激素以维持妊娠，妊娠10周后黄体功能由胎盘取代。妊娠3～4月时，黄体开始萎缩。

（三）其他系统变化

1．呼吸系统 妊娠早期孕妇的胸廓即可发生改变，表现为横径加宽，周径加大，横膈上升，呼吸时膈肌活动幅度增加。在妊娠中期，孕妇耗氧量增加10%～20%，而肺通气量约增加40%，孕妇有过度通气现象，这有利于提供孕妇和胎儿所需的氧气。至妊娠晚期，随着子宫明显增大，腹肌和膈肌活动幅度减小，孕妇以胸式呼吸为主，呼吸次数变化不大，约为20次/分，但呼吸较深，这样可以使气体交换保持不减。

在妊娠期，孕妇的上呼吸道黏膜增厚，轻度充血、水肿，局部抵抗力下降，容易发生感染。在妊娠晚期，因膈肌上升，孕妇在平卧后可有呼吸困难的表现。

2．循环系统 妊娠期心脏的结构和功能都会发生一定的变化。

（1）心脏：妊娠晚期因子宫增大、膈肌升高，心脏向左、上、前移位，心尖搏动向左移约1～2cm。心脏容量从妊娠早期至末期约增加10%，心浊音界稍扩大。心率逐渐增加，最高比未孕时约增加10～15次/分，多数孕妇心尖部及肺动脉区可闻及柔和的收缩期吹风样杂音，其与血流量增加、血流加速及心脏移位使大血管扭曲有关。

（2）心排血量：心排血量的增加是妊娠期循环系统最重要的改变。心排血量从妊娠第10周开始增加，至妊娠第32～34周达高峰，维持此水平直至分娩。

（3）静脉压：因妊娠子宫压迫盆腔静脉使血液回流受阻，加之盆腔血液回流至下腔静脉的血量增加，孕妇的下肢、外阴及直肠的静脉压增高，易发生下肢、外阴静脉曲张和痔。

3．消化系统 ①口腔：受雌激素的影响，孕妇齿龈肥厚、水肿、充血，晨间刷牙时易有牙龈出血。②胃肠道：受妊娠期增加的孕激素影响，胃肠平滑肌张力下降，胃肠蠕动减弱，胃排空时间延长，易出现上腹部饱胀感，肠蠕动减弱易导致便秘。妊娠中、晚期，因胃部受压及贲门括约肌的松弛，胃内酸性内容物可反流至食管下部引起胃烧灼感。③胆道系统：妊娠期胆道平滑肌松弛，胆囊排空时间延长，使得胆汁淤积，易诱发胆囊炎及胆石病。

4．泌尿系统

（1）肾脏变化：妊娠期肾脏负担加重，肾血浆流量约增加35%，肾小球滤过率约增加50%，孕妇排尿量增加。由于肾小球对葡萄糖的滤过能力增高，而肾小管的重吸收能力不能相应增加，故约15%的孕妇饭后可出现糖尿，称妊娠生理性糖尿，应注意与真性糖尿病鉴别。

（2）尿路变化：受孕激素的影响，泌尿系统平滑肌张力下降，蠕动减弱，尿流缓慢；自妊娠中期肾盂及输尿管轻度扩张；右旋子宫压迫右侧输尿管，形成机械性梗阻。因此，孕妇易发生肾盂肾炎，且以右侧多见。

（3）排尿变化：妊娠早期，增大的子宫压迫膀胱，易导致孕妇尿频。妊娠12周以后，子宫体高出盆腔，压迫症状消失。妊娠末期胎先露进入骨盆，可再次压迫膀胱出现尿频，少数孕妇甚至出现尿失禁。

5．血液系统 孕妇的血容量自妊娠6～8周开始增加，至32～34周达高峰，增加40%～45%，平均约1450ml。因为血浆增加多于红细胞的增加，使血液稀释，出现生理性贫血。

血液成分也会发生相应的变化，其中以红细胞、白细胞、凝血因子及血浆蛋白变化为主。

（1）红细胞：虽然妊娠期骨髓不断产生红细胞，网织红细胞会轻度增生，但因为血液稀释，妊娠期红细胞、血红蛋白和血细胞比容均会有所降低。红细胞计数降至3.6×10^{12}/L，血红蛋白值降至110g/L，血细胞比容降至0.31～0.34。妊娠晚期容易缺铁，应注意补充铁剂。

（2）白细胞：白细胞自妊娠第7周开始增加，至30周时可达高峰，约为10×10^{9}/L，有时可达15×10^{9}/L，以中性粒细胞增加为主。

（3）凝血因子：妊娠期凝血因子Ⅱ、Ⅴ、Ⅶ、Ⅷ、Ⅸ、Ⅹ均增加，使血液处于高凝状态。血小板略有减少。血浆纤维蛋白原增加约50%，红细胞沉降率加快，纤溶活性有所降低。

（4）血浆蛋白：从妊娠早期即开始下降，至妊娠中期达60～65g/L，其减少主要以白蛋白为主，以后维持此水平直至分娩。

6．内分泌系统

（1）腺垂体变化：在妊娠期可增大1～2倍。由于妊娠期黄体和胎盘分泌大量雌、孕激素的负反馈影响，使垂体促性腺激素分泌减少，故妊娠期卵泡不再发育和成熟。垂体催乳素随妊娠进展而增加，至分娩前可达高峰。促甲状腺激素、促肾上腺皮质激素、促黑素细胞刺激素分泌均会增加。

（2）靶腺变化：妊娠期甲状腺可中度增大，因分泌的激素大部分与甲状腺素结合球蛋白结合，故孕妇不易出现甲状腺功能亢进的表现。甲状旁腺也增生肥大，所分泌的激素于妊娠中晚期增高，有利于胎儿钙的供应。肾上腺皮质醇分泌增加，但仅10%具有活性。醛固酮虽也分泌增加，但大部分会与蛋白质结合，不会导致孕妇严重的水钠潴留。

7．骨骼关节系统 妊娠期骨盆各关节均变得松弛，具有一定的活动性，以利于分娩。部分孕妇于妊娠晚期因耻骨联合分离可引起疼痛。

二、胚胎及胎儿的变化

（一）胚胎及胎儿的发育

妊娠10周（受精后8周）内的胚体称为胚胎（embryo），自第11周（受精第9周）至出生称为胎儿（fetus）。胚胎期是主要器官分化、形成的阶段，胎儿期是各组织器官进一步发育成熟的时期。一般自第8周末，胚胎可初具人形，头的大小占整体胎体的一半，可以分辨出五官及四肢，超声显像可见早期形成的心脏搏动。以后随着妊娠期的延续，胎儿发育逐渐成熟，其具体的发育特征见表4-1及图4-1。

（二）胎儿的生理变化

1．呼吸系统 胎儿的呼吸功能通过母婴血液在胎盘进行气体交换完成。但胎儿在出生前会完成呼吸道、肺循环及呼吸肌的发育。胎儿的胸壁运动最早在妊娠11周可经B超观察到，妊娠16周时可见胎儿的呼吸运动，其频率为30～70次/分，不规则且呈阵发性。

2．循环系统 胎儿循环系统的解剖学特点决定了其血液循环特点。

（1）解剖学特点：①1条脐静脉：与胎盘相连，末支为肝的静脉导管，将来自胎盘的含氧量

表 4-1　妊娠不同时期胎儿的发育特征

妊娠时间	胎儿身长与体重	其他发育特征
12 周末	身长约 9cm，体重约 20g	生殖器已发育，四肢可活动
16 周末	身长约 16cm，体重约 110g	可确定性别，皮肤薄而深红，毛发、体毛出现，有呼吸运动。部分孕妇自觉胎动
20 周末	身长约 25cm，体重约 320g	皮肤暗红，有毳毛与胎脂。出现排尿及吞咽功能。经腹壁可闻及胎心音
24 周末	身长约 30cm，体重约 630g	各脏器已发育，皮下脂肪开始沉积，出现睫毛和眉毛
28 周末	身长约 35cm，体重约 1000g	皮肤粉红，皮下脂肪沉积不多，可有呼吸运动
32 周末	身长约 40cm，体重约 1700g	面部毳毛已脱，生活力尚可
36 周末	身长约 45cm，体重约 2500g	皮下脂肪发育良好，指（趾）甲超过指（趾）尖
40 周末	身长约 50cm，体重约 3400g	体型丰满，皮肤粉红，男性睾丸已下降，女性大小阴唇发育良好

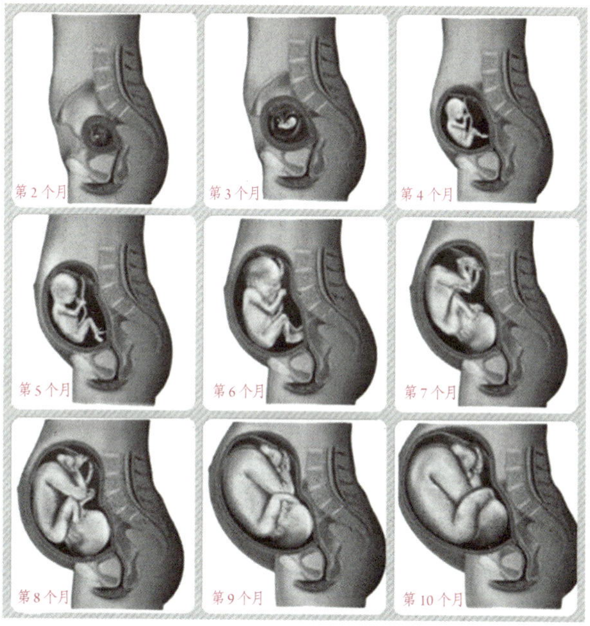

图 4-1　妊娠不同时期胎儿的发育

较高的血液引入胎体。②2 条脐动脉：将来自胎儿的含氧量较低的混合血注入胎盘，与母血进行物质交换。③动脉导管：位于胎儿的肺动脉与主动脉弓之间，出生后 2 ~ 3 个月闭锁成动脉韧带。④卵圆孔：位于胎儿的左右心房之间，出生后数分钟关闭，约在出生后半年完全关闭。胎儿循环系统解剖图见图 4-2。

（2）血液循环特点：来自胎盘的血液分三支进入胎儿体内：一支直接入肝，一支与门静脉汇合入肝，这两支最后均由肝静脉入下腔静脉；第三支经静脉导管直接注入下腔静脉。故进入右心房的下腔静脉血为混合血，有来自脐静脉的含氧量较高的血，也有来自下肢及腹部盆腔脏器的含氧较低的血。

卵圆孔的开口处位于下腔静脉入口，故下腔静脉入右心房的血液绝大部分直接通过卵圆孔进入左心房，而上腔静脉入右心房的血液，一般不通过卵圆孔而是直接流向右心室进入肺动脉。由于肺循环阻力较高，肺动脉血大部分经动脉导管流入主动脉，只有约 1/3 的血液经肺静脉进入左

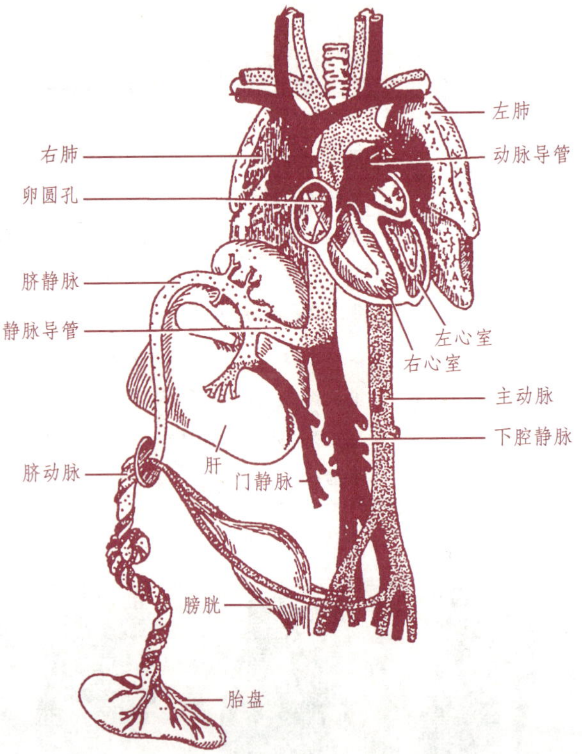

图 4-2　胎儿循环系统解剖图

心房，与经卵圆孔进入左心房的血液混合，再进入左心室，继而入升主动脉。升主动脉的血液主要供应头部、上肢和心脏，小部分左心室的血液进入降主动脉与来自动脉导管的血液混合，其中一部分供应躯干和下肢，另一部分经脐动脉进入胎盘与母血进行交换。

可见胎儿的血液循环具有以下特点：①两条脐动脉和一条脐静脉通向胎盘，脐动脉将胎儿的静脉血运送到胎盘，经物质交换后，又经脐静脉将动脉血运送回胎儿体内。②连接脐静脉与下腔静脉的静脉导管，使一部分动脉血进入下腔静脉。③连接肺动脉与主动脉的动脉导管，使大部分静脉血进入降主动脉。④来自下腔静脉的动脉血经卵圆孔进入左心房，最后流入主动脉。⑤胎儿体内无纯动脉血，而是动静脉混合血，各部分血液的含氧量不同。

3．消化系统　早在妊娠 11 周时小肠即有蠕动，妊娠 16 周时胃肠功能已基本建立。胎儿可吞咽羊水以吸收水分、氨基酸、葡萄糖等营养物质。胎儿肝脏功能不够健全，不能结合红细胞破坏后产生的大量游离胆红素。胆红素主要经胎盘由母体肝脏代谢后排出体外，仅有小部分在胎儿肝内结合形成胆绿素经肠道排出。

4．泌尿系统　胎儿肾脏在妊娠 11 ~ 14 周时有排泄功能，妊娠 14 周的胎儿膀胱内已有尿液。妊娠后半期胎尿成为羊水的重要来源之一。出生时肾脏已具有比较完善的功能，但结构仍未成熟。

5．血液系统　胎儿血液系统的变化主要表现在红细胞、血红蛋白及白细胞的发育过程中。

（1）红细胞：妊娠早期红细胞的生成主要在卵黄囊，妊娠 10 周时主要在肝脏，以后在脾和骨髓，妊娠足月时至少 90% 的红细胞由骨髓产生。红细胞数量较高（6.0×10^{12}/L）、体积较大，生命周期约为成人的 2/3。

（2）血红蛋白：胎儿血红蛋白从结构和生理功能上可分为原始血红蛋白、胎儿血红蛋白和成人血红蛋白三种。随着妊娠期的进展，血红蛋白的数量逐渐增加，种类也从原始型逐渐向成人型过渡。

（3）白细胞：胎儿的血液自妊娠8周时开始出现粒细胞，形成防止细菌感染的第一道防线。于妊娠12周，胸腺、脾脏产生淋巴细胞，构成了对抗外来抗原的第二道防线。妊娠足月时，白细胞计数可高达（15～20）$\times 10^9$/L。

6. **内分泌系统** 胎儿甲状腺是最早发育的内分泌腺，于妊娠第6周开始发育，妊娠12周已能合成甲状腺激素。胎儿肾上腺发育最为突出，其重量与胎儿体重之比远超过成年人。肾上腺皮质主要由胎儿带组成，能产生大量甾体激素，与胎儿肝脏、胎盘、母体共同完成雌三醇的合成与排泄。妊娠12周时，胎儿胰腺开始分泌胰岛素，甲状旁腺可分泌甲状旁腺素。

（李　宁）

第二节　妊娠期妇女健康史评估

从确诊早孕开始，孕妇应到医院进行登记并建立孕妇保健卡，进行产前初次评估和诊断。初次评估时需要详细询问与妊娠相关的健康史资料，主要包括孕妇及其丈夫的基线资料、此次妊娠的过程以及与妊娠相关的高危因素等。但在特殊情况下可简单而有重点地评估孕妇的健康史。

在评估孕妇健康史时应注意以下问题：

- 重点评估本次妊娠过程及其出现的症状。
- 通过收集既往妊娠史以判断有无妊娠合并症或并发症的可能。
- 尤其应注意收集营养史的资料。
- 注意收集用药史，尤其是可能对胎儿发育造成影响的药物。
- 评估孕妇对妊娠的反应，是否为计划妊娠。
- 评估丈夫及其他重要家庭成员的支持情况。
- 评估是否有家庭暴力的历史或风险。
- 提问结束后，应主动询问孕妇是否还有需要进一步讨论的问题。

一、妊娠期妇女全面健康史评估

（一）社会人口学资料

详细收集孕妇及其配偶的社会人口学资料对于发现现存的或潜在的健康问题很有帮助，也有利于建立良好的护患关系。

1. **孕妇的资料** 主要包括孕妇的姓名、年龄、职业、家庭住址、文化背景、宗教信仰等。如果孕妇的年龄大于35岁则需要进行遗传咨询和产前诊断；职业评估主要为了明确有无有毒物质或射线接触史；评估家庭住地址有助于推测妊娠期并发症的情况，如某些地区的孕妇发生妊娠期肝内胆汁淤积症的可能性较高；文化背景及宗教信仰不同的孕妇可能需要不同的孕期照顾。

2. **配偶的资料** 包括配偶的年龄、文化程度、个人生活方式、健康状况等。配偶的年龄和文化程度会影响其对妊娠的认知，吸烟、酗酒等不良生活方式会影响胎儿的健康状况，个人健康状况不佳，尤其是患有传染病或遗传性疾病时，可能会对孕妇及其胎儿产生不良影响。

（二）本次妊娠过程

本次妊娠过程包括确定妊娠、计算预产期（expected date of confinement，EDC）、症状评估等。

1．**确定妊娠** 评估孕妇通过何种途径明确自己已经怀孕。询问停经的时间和自身的反应，有无在家中用早孕试纸做过妊娠试验，或者有无到专业机构做过相应的检测。

2．**计算预产期** 根据末次月经的日期推算预产期。计算方法为：末次月经第1日起，月份减3或加9，日期加7。如为阴历，月份计算方法相同，但日期应该加15。

3．**主要症状** 包括与妊娠相关的可能征象。如询问早孕反应的情况，有无尿频和乳房胀痛，胎动开始的时间，有无阴道流血、头痛、心悸、气短、下肢浮肿等情况。

4．**其他** 在确诊妊娠后有无发生病毒感染，是否用药，用药的具体情况；有无接触有害物质，如化学物质、放射线等；有无不良的生活习惯，如酗酒、吸烟等；有无发生食物过敏并用药等。

（三）既往健康史

既往健康史包括既往妊娠分娩史和既往疾病手术史两部分。收集既往健康史资料的目的主要是为了了解可能影响孕妇健康和胎儿生长发育的疾病或高危因素。

1．**既往妊娠分娩史** 包括有无不孕史及治疗情况，有无流产、死胎、死产及具体情况，既往的分娩方式、处理情况，既往新生儿有无先天性疾病或其他异常情况等。

2．**既往疾病手术史** 重点询问孕妇是否患有高血压、心脏病、糖尿病、肝病、肾病、传染性疾病、甲状腺疾病等影响妊娠的病史，并具体评估治疗方法、治疗效果及目前的健康状况。

（四）家族史

收集家族史资料的目的是发现可能潜在的生理或心理疾病。注意询问孕妇及其丈夫家族有无近亲结婚，双方家族中三代有无遗传性疾病史。

为了保证信息的完整性，助产士可参照以下的问题进行咨询：①您的家族中有人在50岁以前被诊断为心脏病吗？②您的家族中有人患有肺病、肺结核或哮喘吗？③您的家族中有人患有糖尿病吗？④您的家族中有人患有肿瘤吗？⑤您的家族中有出生缺陷、遗传性疾病、血液系统疾病、精神发育障碍吗？⑥您的母亲或姐妹有妊娠期或分娩期并发症吗？

（五）系统回顾

因为妊娠可影响身体的每个系统，因此系统回顾可以帮助评估每一项可能出现的临床症状和体征，并帮助判断在正常生理变化的同时是否还有异常情况。详见表4-2。

表4-2 妊娠期妇女系统回顾的主要内容

项目	原因
一般健康状况 • 您自我感觉如何? • 您的精神状态怎样?	• 在妊娠早期，感觉疲乏和精力不济是正常现象 • 在妊娠中期，孕妇善于内省并感觉精力充沛 • 在妊娠晚期，孕妇可表现出烦躁、情绪波动，并热衷于为孩子的出生做准备 **注意：若出现否认妊娠、退缩、抑郁、精神疾病征象时需要关注。**
体重 • 您孕前体重是多少? • 怀孕后，您的体重增加或减轻了多少?	• 孕期体重增加值取决于孕妇的身高和孕前体重。孕期体重增长推荐值为：低体重者14～15kg，正常体重者12kg，超重者7～8kg **注意：孕期体重增长过少和过多可能导致胎儿宫内生长受限和低出生体重儿。**
外周组织 • 您的皮肤、头发、指甲有无变化?	• 激素变化可引起皮肤色素沉着、指甲变薄、头皮分泌物增加

续表

项目	原因
头颈部 - 眼睛 • 您有无视力方面的问题?	• 眼睛因敏感、视物模糊、视野斑点等原因导致流泪过多，这可能是重度子痫前期的征兆
头颈部 - 耳朵 • 您有无听力方面的问题?	• 鼓膜供血增加所致的肿胀，可引起听力下降、耳痛、耳胀等感觉
头颈部 - 鼻腔 • 您有无鼻塞、鼻流血方面的问题?	• 雌激素增加所致的血管充血，可引起鼻黏膜水肿
头颈部 - 口腔 / 咽喉 • 您的咽喉有无问题? • 怀孕后，您有无发热或发冷的情况? • 您有无长期咳嗽的问题? • 您的牙齿有无问题? • 您有无唾液增加的问题?	• 持久的鼻充血、咽喉疼痛、发热、发冷与上呼吸感染有关 • 病毒感染可导致胎儿生长受限、发育迟缓、听力受损、大脑发育迟滞等 • 长期咳嗽提示有肺炎或结核的可能 • 牙龈肥大是正常的；若刷牙时出血可能与齿龈疾病有关，需要进一步做牙科检查 • 唾液增多往往发生于妊娠 2 ~ 3 周时，没有病理意义
头颈部 - 颈部 • 您的颈部有无包块?	甲状腺可轻度肿大；若明显肿大可引起甲状腺功能亢进
呼吸系统 • 您有无气促、呼吸困难、或其他的呼吸问题?	• 胸式呼吸、轻度换气过度、气促往往发生于妊娠晚期 • 呼吸困难与呼吸窘迫有关；以活动耐力下降为主要表现的呼吸困难提示有心血管疾病的可能
心血管系统 • 您有无心血管疾病史? 有无心悸、头晕等不适? • 您有无下肢肿胀?	• 有心血管疾病的孕妇在妊娠期随着心脏负荷的增加，会出现代偿不足的可能；另外需要注意与妊娠期高血压疾病相关的心血管系统的变化 • 腔静脉受压可引起妊娠仰卧位低血压 **注意：仰卧位会对腔静脉和动脉造成压迫，从而降低心脏的输出量。因此，建议孕妇采取左侧卧位以提高肾灌注和输出，从而减轻水肿。** • 孕妇通常会发生下肢水肿和静脉曲张，但也可能与妊娠期高血压疾病有关
乳房 • 您有无乳房疼痛、包块、乳汁分泌?	• 妊娠早期乳房增大、肿胀、刺痛、敏感性增加都是正常的；但是包块和疼痛也可能与乳腺疾病有关 • 妊娠晚期间有少许乳汁分泌是正常的
消化系统 • 您有无恶心、呕吐? 持续时间多久? • 您有无腹痛? • 您有无黑便或血便? • 您有无腹泻或其他肠道问题?	• 严重的恶心、呕吐与妊娠剧吐有关；迅速而明显的体重增加表明有多胎妊娠或妊娠期高血压疾病所致的体液潴留 • 腹部疼痛可由于圆韧带的牵拉所致，也可能是流产、异位妊娠或先兆早产 **注意：妊娠期间阑尾炎的诊断有一定困难，因为阑尾会发生向上、向外移位。** • 血便或排便习惯的改变往往提示便秘或痔疮
生殖系统 • 您末次月经是什么时候? • 您有无白带增多? • 您有无阴道流血、异常阴道流液?	• 根据末次月经时期推算预产期 • 妊娠期间白带增多是正常的；若同时伴有恶臭、瘙痒或灼痛则提示感染的可能 • 阴道流血或流液多见于流产、异位妊娠、前置胎盘、胎膜早破或阴道感染等。阴道感染若得不到及时治疗，可引起早产或胎儿感染

续表

项目	原因
肌肉骨骼系统 • 您有无腿部抽筋? • 您有无背痛?	• 腿部抽筋提示有低钙的可能 • 妊娠期间的腰椎前凸可引起背痛 • 严重背痛可能与椎间盘疾病有关
神经系统 • 您有无情绪改变、睡眠障碍、食欲不振? • 你有无头昏或晕厥? • 您有无腕关节的疼痛、麻木感?	• 妊娠期间可出现情绪不稳定 • 晕厥提示可能有贫血 • 以手指为主的腕关节疼痛提示可能发生了孕期腕管综合征
内分泌系统 • 您有无糖尿病史或孕期糖尿病?	• 有糖尿病者要尽早进行管理
免疫系统 / 血液系统 • 您有无贫血史? • 您有无血栓性静脉炎?	• 妊娠期可发生生理性贫血；若之前就有贫血，病情可能会加重 • 孕期血液呈高凝状态，有血栓形成的风险

二、妊娠期妇女重点健康史评估

如果已经确诊妊娠，且孕妇因为身体原因无法长时间地配合问诊，可以参照以下问题简要地进行妊娠期健康史的问诊。这些问题围绕既往妊娠经历、当前妊娠状况、高危因素、健康促进活动展开。

1. 您怀孕过多少次？每次结果如何？在妊娠过程中有无异常？
2. 您末次月经是什么时候？月经周期是多少天？预产期是什么时候？
3. 本次怀孕后有无接触X射线？有无病毒感染？有无发热？是否用过药物？（如果有，请详述）
4. 您以往是否得过什么病？（如果有，请具体描述）
5. 怀孕后有无阴道流血或流液？（如果有，是在什么时候？流血或流液的量为多少？）
6. 您怀孕后做过多少次产前检查？
7. 怀孕后到现在，您的体重增加了多少？
8. 您怀孕后是否患其他疾病？（如高血压、糖尿病等）

（李　宁）

第三节　妊娠期妇女主要症状问诊

正常妊娠期妇女在妊娠的不同时期会因为激素的变化和子宫的逐渐增大而表现出一系列的生理性变化，但若出现异常妊娠，则同时会表现出各种不同的病理性症状。通过系统的症状问诊，有利于助产士对孕妇各种症状的发生原因做出判断，同时为制定照护计划奠定基础。

一、停　经

停经是妊娠最早的症状。育龄期有性生活史的健康妇女，平时月经周期规则，一旦月经过期，应考虑妊娠。停经 10 日以上，应高度怀疑妊娠，若停经 2 个月以上，则妊娠的可能性更大。

（一）发生机制与临床表现

月经（menstruation）是伴随卵巢功能周期性变化而出现的子宫内膜周期性脱落及出血，是女性生殖系统周期性变化的重要标志。月经周期主要通过下丘脑、垂体和卵巢的激素作用进行调节，下丘脑的神经分泌细胞分泌促性腺激素释放激素（gonadotropin releasing hormone，GnRH），其作用于垂体促使其释放卵泡刺激素（follicle-stimulating hormone，FSH）和黄体生成素（luteinizing hormone，LH），两者控制卵巢周期性产生雌激素（estrogen）和孕激素（progestin）。雌激素可使子宫内膜增生，孕激素可在排卵后使增生子宫内膜转化为分泌期内膜，分泌期子宫内膜增厚且腺体增大。如果卵子未受精，在排卵后 9 ~ 10 日黄体开始萎缩，内膜衰萎而脱落，并伴有出血，即形成月经。如受精卵着床，子宫内膜迅速发生蜕膜样改变，则不会出现月经来潮，即表现为停经。

（二）问诊要点

1．**停经的时间**　询问此次停经的确切时间，并根据末次月经的日期推算预产期。

2．**停经的表现**　询问以往月经周期是否规律，经期一般为多少天，月经量大约为多少、月经血的颜色是否正常。停经同时有无伴随其他表现。

3．**停经所致的影响**　有关停经相关知识的了解程度，有无因为停经造成心理压力。

二、恶心与呕吐

约有 60% 的妇女约在妊娠 6 周左右出现晨起恶心、呕吐、食欲减退、喜食酸食或偏食，此类现象称为早孕反应（morning sickness）。这些症状一般不需特殊处理，妊娠 12 周后症状多自然消失。若早孕反应严重，呈持续性剧烈呕吐，不能进食，出现水及电解质平衡失调，影响到孕妇的身体健康必须治疗者，称妊娠剧吐（hyperemesis gravidarum），其发生率约为 0.5% ~ 4.0%。

（一）原因与机制

妊娠期恶心、呕吐的原因和机制尚不明确。一般认为与孕妇体内绒毛膜促性腺激素（hCG）增多、胃酸分泌减少及胃排空时间延长有关。另外有人认为，与孕妇的精神状态、心理压力、家庭经济状况等也有一定的关系。

1．**与 hCG 的显著升高有关**　其依据有：①早孕反应出现与消失的时间与孕妇血 hCG 值上升与下降的时间相一致；②葡萄胎、多胎妊娠孕妇血 hCG 值明显升高，剧烈呕吐发生率也高。

2．**与精神压力有关**　常常处于紧张、焦急、忧虑状态下的孕妇和经济状况较差的孕妇易发生妊娠剧吐，说明可能跟精神、社会因素有关。

3．**与雌激素有关**　妊娠恶心和呕吐随雌二醇水平的增减而增减，服用雌激素的妇女比未服者更易恶心和呕吐，证明了这种症状对雌激素的易感性。

4．**与肾上腺皮质功能低下有关**　肾上腺皮质功能低下导致其皮质激素分泌不足，从而使体内水及糖类代谢紊乱，出现恶心、呕吐等消化道症状。而且应用促肾上腺皮质激素（ACTH）或皮质激素治疗时，症状可明显改善。故有人认为这可能也是发病的原因之一。

5．**其他**　可能与大脑皮层与皮质下中枢功能失调和丘脑下部自主神经系统功能紊乱有关。也有研究认为，维生素 B_6 缺乏、感染幽门螺旋杆菌、有严重痛经史等均与妊娠剧吐有关。

（二）临床表现

1．早孕反应 除了消化道的症状，还会伴有头晕、疲乏、嗜睡等不适。孕妇虽有晨吐，但体重会随着妊娠进展而增加，不会出现脱水。

2．妊娠剧吐 妊娠剧吐与普通呕吐有所不同，主要表现为频繁恶心、呕吐，不能进食，可发生体液失衡及新陈代谢障碍，甚至危及孕妇生命。具体表现如下：

（1）主要症状：妊娠剧吐多见于初孕妇。停经6周左右出现恶心、呕吐，晨间为著，逐渐加重，反复频繁呕吐、滴水不进，伴有失眠、乏力。由于严重呕吐、饥饿引起水电解质紊乱，可发生脱水和代谢性酸中毒，尿中出现酮体。严重者造成肝肾功能损害，出现黄疸，血胆红素、转氨酶、肌酐和尿素氮升高，尿中出现蛋白和管型。重症妊娠剧吐者因病程长达数周以上，常致严重营养缺乏，血管脆性增加，甚至视网膜出血。

（2）次要症状：维生素B_1缺乏可诱发妊娠期Wernicke（韦尼克）脑病，出现神经精神症状，病情严重可出现意识模糊、谵妄或昏迷、眼肌麻痹等。若病变累及红核或与其联系的纤维，则可出现震颤、强直及共济失调。妊娠期Wernicke脑病病死率极高。

（3）体征：严重的呕吐致机体脱水时，查体可见：体重较之前减轻≥5%；体温轻度升高，血压降低、脉搏增快；面色苍白，皮肤黏膜干燥，眼球凹陷；病情继续发展，患者可出现意识障碍。

（三）问诊要点

1．确定是否为早孕反应或妊娠剧吐 在确定问诊对象妊娠的基础上，要排除妊娠期其他疾病所致的恶心、呕吐。如葡萄胎，则hCG异常增高，B型超声可显示葡萄胎的宫内特征；合并胃肠炎多有食物中毒或饮食不当史，除恶心外，可伴有腹痛或腹泻，大便检查可有白细胞或脓细胞；合并病毒性肝炎者常伴有消化不良及肝区疼痛等，血清检查有相应类型的肝炎病毒抗原；伴有神经官能症的呕吐发作与精神刺激有密切关系，且呕吐多于进食后立即发生，不影响营养状态和肝肾功能。

2．明确是早孕反应还是妊娠剧吐 早孕反应与妊娠剧吐发生的时间和原因一致，只是症状的严重程度不同，是否有脱水的表现是区别早孕反应与妊娠剧吐的主要依据。

3．明确早孕反应或妊娠剧吐的原因 询问孕妇激素的检查结果、以往的饮食结构、有无幽门螺旋杆菌感染史等，尤其注意询问孕妇及其家人对此次妊娠的认知、态度，明确孕妇有无存在心理、社会等方面可以进行护理干预的影响因素。

4．明确恶心、呕吐对孕妇的影响 询问有无头晕、乏力、失眠、尿量减少等表现，尤其要查看肝肾功能及电解质的检查结果。孕妇有无紧张、恐惧、失望等负性情绪。孕妇个人日常生活发生了哪些改变。

5．明确以往采取的应对措施 针对恶心、呕吐，孕妇和家人采取了哪些处理措施，效果如何。尤其要区分哪些是积极的，哪些是消极的，对于消极的应对措施要及时引导其纠正。

三、尿　频

尿频（frequent micturition）是妊娠期间最常见的症状之一，孕妇经常出现小便次数增多并伴有小便后仍有尿不尽的感觉。单纯尿频是妊娠期的生理现象，但如果伴有尿急、尿痛等不适，需要考虑病理性原因所致。

（一）原因与机制

1．尿量增加 怀孕后母体的代谢产物增加，同时胎儿的代谢产物也必须由母体排出，因而大大增加了肾脏的工作量，使尿量增加。

2．膀胱受压 在妊娠初期和晚期，随着子宫慢慢变大，骨盆腔内的器官位置发生相对的改变，导致膀胱承受的压力增加，使其容量减少，即便有很少的尿也会使孕妇产生尿意，进而发生尿频。妊娠3个月内，子宫尚未超出盆腔，在盆腔占据大部分位置，直接压迫膀胱；妊娠3个月以后，子宫增大超出盆腔，尿频自然消失；到了妊娠晚期，胎头衔接进入骨盆，可再次压迫膀胱。

3．激素改变 有研究表明，孕期激素分泌的改变也是尿频的原因之一。如甲状腺素分泌增加可使孕妇的代谢加快，醛固酮分泌增加可导致体内水钠潴留，这些均与尿量增加有关系。

4．尿路感染 妊娠期妇女容易发生尿路感染，这与输尿管蠕动减少减弱、晚期子宫压迫造成的尿流不畅和尿潴留有关。另外，妊娠后尿液中的葡萄糖、氨基酸等营养物质增多，也为细菌繁殖创造了有利条件。

（二）临床表现

1．生理性尿频 其临床特征表现为：①小便次数增多，白天超过7次，晚上超过2次，且两次间隔在2个小时以内。②不伴有尿急、尿痛、发热、腰痛等现象。③尿色正常，不混浊，没有血尿现象。④产后逐渐缓解。但在产后的前几天，尿频现象会依然存在，这是为了排出妊娠期间滞留体内的额外液体。

2．病理性尿频 妊娠期尿路感染表现特征：①尿频表现同生理性。②伴有尿急、尿痛、尿不尽感或发热、腰痛等现象。③尿液混浊，甚至出现血尿。

（三）问诊要点

1．尿频的程度 询问孕妇白天、晚上排尿的次数，排尿的平均间隔时间，明确有无尿频，以及尿频的严重程度。

2．出现的时间 询问孕妇尿频出现于妊娠的早期还是晚期，明确尿频与妊娠时期之间的关系。

3．伴随情况 询问孕妇尿频是否伴有尿急、尿痛、发热、腰痛等症状，尿液有无混浊或血样改变，确定尿频发生的原因。

4．采取的措施 询问尿频对孕妇个人生活的影响以及针对此问题所采取的措施，明确哪些方法是正确的，如补充适量水分等，而哪些是需要纠正的，如憋尿、经常仰卧位等。

四、疼　痛

疼痛（pain）是很常见的一种孕期症状，大部分孕妇在整个孕期都会经受各种不同类型的疼痛，但大多数孕期疼痛都属于生理现象，只有少数出于病理原因。

（一）分类

1．根据疼痛发生的时间不同分类 在妊娠的不同时期，常见的孕期疼痛有所区别。①妊娠早期：常见的疼痛有头痛、胃痛和乳房痛。②妊娠中期：常见的疼痛有腹痛、腿痛、手指痛。③妊娠晚期：常见疼痛有肩膀痛、腰背痛、耻骨联合痛、外阴痛、坐骨神经痛、牙龈痛、痔疮痛、尿痛、宫缩痛等。

2．根据疼痛发生的原因不同分类 为适应孕妇和胎儿正常的生理变化，由激素、解剖结构和生理的变化所导致的疼痛，属于生理性疼痛，如妊娠早期的乳房痛、中期的腿痛、晚期的腰痛等。如果因为妊娠期并发症或合并症所导致的疼痛，属于病理性疼痛，如妊娠期高血压疾病的剧烈头痛、异位妊娠的撕裂样腹痛等。

（二）原因与表现

1．头痛 孕期头痛一般出现在妊娠早期和中期。在妊娠早期，孕妇可出现头痛、头晕的症状，这主要因体内激素变化所致，属于常见的早孕反应。同时，初次妊娠者很容易出现精神紧张和焦虑，从而导致自主神经功能紊乱而引起头痛。在妊娠中期，若孕妇头痛明显，且有日趋加重的趋势，并伴有眼花、上腹不适、恶心、呕吐等症状，应考虑有妊娠期高血压疾病的可能。

2．牙龈痛 随着孕周的增加，受大量雌激素影响，孕妇的齿龈变得肥厚，易充血、水肿，并且伴有出血和疼痛。

3．乳房痛 孕期乳房痛一般出现在妊娠早期。妊娠期由于雌激素、孕激素和催乳素的大量分泌，致使乳腺增大，乳房充血明显。因此，孕妇会感觉乳房发胀，并伴有刺痛。这种情况会在妊娠3个月后明显好转，但重者也可持续整个孕期。

4．胃痛 孕期胃痛一般出现在妊娠早期和晚期。孕期胃不适常常呈烧灼感，烧灼感逐渐加重而成为烧灼痛，尤其在晚上表现明显。在妊娠早期，激素的改变使得括约肌松弛，致使胃内酸性内容物逆流入食管，刺激黏膜引起烧灼痛。在妊娠晚期，逐渐增大的子宫压迫胃肠，导致胃排空速度减慢，胃液在胃内滞留时间较长，同时加上激素对括约肌的松弛作用，导致胃酸更加容易向上反流，使胸部产生灼热感。

5．腹痛 腹痛是孕期最常见的疼痛，在妊娠早期、中期和晚期都可以出现，既可以是生理性的腹痛，也有可能为病理性腹痛。

（1）妊娠早期腹痛：早孕反应时，因胃酸分泌增多可能会导致生理性的腹痛。但如果出现下腹坠痛、腰痛，同时伴有阴道流血，则应警惕先兆流产的出现。如果出现撕裂样腹痛，进行性加重，应考虑宫外孕流产或破裂导致内出血的可能。

（2）妊娠中期腹痛：自妊娠12周起，子宫会出现不规则的收缩，这种收缩会使孕妇产生腹部发硬的感觉，一般不会感到疼痛，但也有部分孕妇可感到明显疼痛。另外，妊娠中期以后，孕妇常常会感到腹部胀痛，这主要是因子宫四周的韧带受到牵拉所致。随着子宫逐渐增大，子宫四周的韧带由原来松弛状态变为紧张状态，尤其是位于子宫前侧的一对圆韧带会受到过度牵拉。

在妊娠中晚期，重型胎盘早剥可导致突然发生的持续性腹部剧痛；如果羊水较少，胎儿皮肤与羊膜紧贴，每当胎动时孕妇会感到疼痛；如果羊水过多，子宫高度膨胀，孕妇会感到腹部胀痛。

（3）妊娠晚期腹痛：这时子宫增大明显，除了引起腹部牵引胀痛和肋骨钝痛的生理性疼痛外，妊娠晚期的各种并发症也会引起不同性质的腹痛。

1）早产：因子宫收缩可引起宫缩痛，开始宫缩不规则，继之可发展为规律性宫缩。

2）子宫破裂：临产后，子宫上段肌层强烈收缩，子宫下段被牵拉伸展，变薄易破。若孕妇有子宫手术史，在瘢痕处有撕裂样疼痛，很可能是先兆子宫破裂或子宫破裂。

3）卵巢肿瘤蒂扭转：若孕妇患有卵巢肿瘤，妊娠后随着子宫逐渐增大，容易造成卵巢肿瘤移位而发生蒂扭转，从而引起剧烈腹痛。

4）各种外科疾患：如果出现右上腹疼痛向右肩部放射、腰部疼痛、腹部疼痛，并同时伴有发热、恶心、呕吐、腹泻、排气排便异常等消化道症状，很可能合并了胆石症、胆绞痛、肾绞痛、阑尾炎、肠梗阻等外科疾患。

6．颈肩痛 在妊娠中晚期，孕妇经常会感到颈部发紧和肩胛骨处疼痛，越是接近临产，疼痛感越强烈，尤其当长时间取坐位时，这种疼痛会更明显。这是因为妊娠期的血液量本身会增加，而妊娠中晚期扩大的子宫压迫静脉，影响血液回流，造成血液循环不佳，末梢循环也因此受到明显的影响。另外，也与孕妇身体重心前移、颈肩部后伸使得颈椎和肩胛骨承受的压力越来越大有关。

7．**腰背痛** 在妊娠晚期，随着子宫日渐增大，孕妇的身体重心渐渐前移，在站立或行走时，为保持重心平衡，必须使肩部及头部后仰，腹部前凸，这种姿态容易造成腰部脊柱的过度前凸弯曲，从而引起腰背酸痛。另外，妊娠期分泌的激素使支撑关节之间的韧带变得松弛，从而也增加了腰背痛的风险。这种腰背痛是正常的生理现象，但如果腰痛伴有尿频、尿急等症状，应考虑肾盂肾炎的可能。

8．**耻骨联合痛** 在妊娠中晚期，有些孕妇会出现耻骨联合处的疼痛，有牵拉感，上楼梯时痛感更加明显。妊娠期体内激素的改变，特别是孕激素的影响，使得骨盆关节韧带松弛，引起耻骨联合轻度分离，分离后可导致关节疼痛。这种耻骨联合分离所致的疼痛，一般来说是可以忍受的，但如果出现大幅度耻骨错位，导致韧带拉伤、水肿，就会引起孕妇的行走困难。

9．**外阴痛** 在妊娠中晚期，有些孕妇会感觉外阴部肿胀，同时局部皮肤发红，在行走时外阴疼痛剧烈。这是由于外阴部静脉曲张所致。

10．**腿痛** 在妊娠中晚期，孕妇常常会出现小腿抽筋的现象，肌肉突然、不自主的强烈收缩，造成肌肉僵硬和疼痛。其原因主要有三个方面：钙质缺乏、体重增加、增大的子宫影响到下肢的血液循环。其中钙质缺乏是最为常见的原因。

11．**手指痛** 大多出现在妊娠中晚期。孕妇的拇指、示指、中指及无名指的远端会出现阵发性疼痛和麻木，有针刺或烧灼感，有时还会波及手腕，甚至肩膀。尤其在手部浮肿或过度伸、屈腕关节时易触发，左右手都可出现，但一般在产后会逐渐消失。这多数是由于孕妇全身水肿，使腕部积存大量体液，导致腕管内压力增加所致。同时，妊娠期腕部筋膜、肌腱及结缔组织发生了变化，使腕管的软组织变紧，这些因素造成正中神经受压，引起手部麻木，即发生了所谓的“孕期腕管综合征”。

12．**坐骨神经痛** 一般出现在妊娠晚期，表现为腰部以下到腿的位置的强烈刺痛。其原因有两个方面：①胎儿重量加大了孕妇背部的压力，从而造成对坐骨神经的挤压。②子宫压迫下腔静脉后，使得静脉回流不畅，导致下肢凹陷性水肿，易压迫坐骨神经。

（三）问诊要点

1．**疼痛出现的时间和部位** 问诊疼痛起始于妊娠早期、中期还是晚期，对于明确病因提供了一定的依据。另外，明确疼痛的部位也极为关键。

2．**疼痛的严重程度及有无伴随症状** 妊娠期生理性疼痛一般程度较轻，而病理性疼痛程度相对较重，可应用疼痛测评工具评估疼痛的严重程度。问诊有无伴随症状有利于判断病因，病理性疼痛多伴随有其他症状，如妊娠期高血压疾病在剧烈头痛的同时，多伴有恶心、呕吐等表现；先兆流产在腹痛时多伴有阴道流血；妊娠合并肾盂肾炎时，腰背痛的同时可伴有尿急、尿频等。

3．**疼痛对孕妇的影响** 评估疼痛对孕妇的心理和个人生活造成了哪些影响。有无因疼痛而产生放弃妊娠的想法；有无因疼痛导致食欲减退或睡眠不足；有无因疼痛影响到夫妻性生活等。

4．**所采取的应对措施** 孕妇是否因疼痛及时到医院就诊，针对疼痛做过哪些相关检查，检查结果有无异常，采取了哪些缓解疼痛的措施，效果如何。尤其应该结合孕妇的疼痛特点重点询问有无采取缓解疼痛的正确方法，如妊娠早期的头痛可敷热毛巾于疼痛部位，胃痛可通过少食多餐、餐后避免卧位、睡前服用抗酸剂而得到缓解；妊娠晚期的外阴部静脉曲张性疼痛可行局部冷敷、冷开水坐浴、局部涂抹氧化锌软膏等，坐骨神经痛可采取左侧卧位睡眠、避免长时间相同姿势站立、游泳等方法缓解，腰痛可于坐、立、行时尽量保持脊柱挺直，卧位时睡硬板床，尽量减轻腰部负担。

五、阴道流血

阴道流血（colporrhagia）是妊娠期常见的异常表现之一。阴道流血可来自阴道、宫颈、子宫内膜，但以来自子宫者最多。主要包括流产、异位妊娠、前置胎盘、胎盘早剥等。

（一）病因与机制

1．流产 凡妊娠不足28周、胎儿体重不足1000g而终止者，称为流产（abortion）。早期流产胚胎多已死亡，底蜕膜坏死出血，造成胚胎的绒毛自蜕膜剥离，血窦开放而出血。妊娠8周以前，因绒毛发育尚未成熟，与子宫蜕膜联系尚不牢固，整个胚泡容易从子宫壁完全剥离，往往出血不多。妊娠8～12周时，绒毛发育茂盛并深扎于蜕膜之中，胎盘绒毛剥离不全不能与胎儿同时排出，残留于宫腔内的妊娠物影响子宫收缩，导致出血量较多。发生晚期流产时，如胎膜、胎盘残留同样会发生多量出血。

2．异位妊娠 受精卵着床于子宫体腔之外称为异位妊娠（ectopic pregnancy），俗称宫外孕（extrauterine pregnancy）。其中输卵管妊娠最为常见。由于输卵管管腔狭窄，管壁薄，受精卵植入后不能形成完好的蜕膜，因此当胚胎发育到一定程度就会发生输卵管妊娠流产或破裂等致使胚胎死亡或受损的结局。与正常妊娠一样，输卵管妊娠时滋养细胞产生的hCG可使子宫内膜出现蜕膜反应，当胚胎死亡或受损时，滋养细胞活力消失，则蜕膜从子宫壁剥离而发生阴道流血。蜕膜呈碎片排出，若蜕膜完整剥离，则可见随阴道流血排出三角形蜕膜管型。

3．前置胎盘 胎盘正常附着于子宫体前壁、后壁或侧壁。如果28周后胎盘附着于子宫下段，甚至下缘达到或覆盖宫颈内口，其位置低于胎儿先露部，称为前置胎盘（placenta previa）。妊娠晚期子宫下段逐渐伸展，宫颈管缩短，临产后的规律宫缩可使宫颈管消失，宫口扩张，而附着于子宫下段及宫颈口的胎盘不能相应伸展而与其附着处分离，使血窦破裂。随着子宫下段不断伸展，出血量会越来越多。

4．胎盘早剥 妊娠20周后或分娩期，正常位置的胎盘在胎儿娩出前部分或全部从子宫壁剥离，即为胎盘早剥（placental abruption）。阴道流血的多少与剥离面大小以及胎盘边缘与子宫壁的附着情况有关。若剥离面小，出血量少并很快自行停止，就不会有阴道流血；若剥离面大，出血持续，但胎盘边缘仍与子宫壁附着，血液集聚于胎盘和子宫壁之间，也不会有阴道流血；只有出血继续增加，血液冲开胎盘边缘，才会有阴道流血。

（二）临床表现

1．流产 不同类型的流产，阴道出血量多少有别。①先兆流产：在停经后出现少量阴道流血，一般为暗红色或血性白带，少于月经量。②难免流产：由先兆流产发展而来，流血量增多。③不全流产：阴道流血不止，严重者可引起失血性休克。④完全流产：阴道流血逐渐停止。

2．异位妊娠 输卵管妊娠流产常发生于妊娠8～12周，输卵管妊娠破裂多见于妊娠6周左右。胚胎死亡后，常有不规则阴道流血，呈暗红或深褐色，量少呈滴状。少数孕妇流血量较多，似月经。阴道流血可伴有蜕膜碎片或管型。病灶清除后阴道流血多会停止。

3．前置胎盘 阴道流血发生于妊娠晚期或临产时，无明显诱因，初次出血量一般不多，剥离处血液凝固后，出血自然停止。但如果是完全性前置胎盘，初次出血较早，多在妊娠28周左右，出血次数频繁，出血量较多。

4．胎盘早剥 阴道流血可有可无，可多可少。且常表现为贫血或休克程度与阴道流血量不相符的特点。

（三）问诊要点

1．阴道流血出现的时间 流产和输卵管妊娠流血多出现在妊娠早期，而前置胎盘和胎盘早剥多出现于妊娠晚期。

2．阴道流血的伴随症状 流产常伴有轻重不一的阵发性下腹痛。输卵管妊娠流产或破裂时，一侧下腹部突发撕裂样疼痛，且伴有恶心、呕吐。前置胎盘阴道流血为无痛性。胎盘早剥常有突发的持续性腹部疼痛。

3．血中混有的其他成分 流产者的阴道流血中可能有胚胎组织，输卵管妊娠者的阴道流血可伴有蜕膜碎片或管型。

4．流血对孕妇造成的影响 长期反复出血可造成贫血，询问孕妇有无贫血相关的症状、了解血常规检测结果。如果出血量大，可引起休克，了解孕妇有无休克相关表现。

5．孕妇及其家人对流血的认知和处理方法 孕妇及其家人如何看待阴道流血，以往采取了哪些治疗和护理措施，效果如何。

六、阴道流液

阴道流液（vaginal discharge）即指有较多液体自阴道排出。正常情况下，女性会有少量白带自阴道排出。在妊娠期，孕妇白带会明显增多，另外，妊娠期某些合并症或并发症也会引起阴道流液异常。

（一）原因及机制

1．生理性白带增多 进入妊娠期后，妊娠黄体分泌大量雌激素和孕激素，以维持孕卵的着床和发育。12 周以后，胎盘逐渐代替黄体继续合成大量雌激素和孕激素。孕妇体内始终保持着高雌激素和高孕激素状态。因此，阴道上皮增厚、血管充血、渗出液和脱落细胞增多，宫颈肥大、柔软、充血，腺体分泌旺盛。宫颈腺的分泌物、阴道渗出液以及脱落细胞混在一起形成白带排出体外，因此妊娠期阴道分泌物增多。

2．病理性白带增多 若妊娠合并生殖道炎症，尤其是阴道炎和宫颈炎时，白带量会显著增多，有臭味，且性状也会发生改变。

3．胎膜早破 此为妊娠期阴道流液的主要原因，是临产前的胎膜自然破裂。随着胎膜破裂，羊水漏出经阴道流出。

（二）临床表现

1．生理性白带增多 妊娠期不断有白带自阴道流出，颜色呈乳白色，清澈透亮，鸡蛋清样，无味或稍有腥味，不会伴有不适感。

2．病理性白带增多 若妊娠期有大量白带自阴道流出，且伴有外阴瘙痒和特殊气味，则应考虑病理原因。不同病因其白带的性状也有所不同。

（1）阴道炎：常见的滴虫阴道炎其典型白带呈稀薄的泡沫状，但如果合并其他细菌混合感染时则呈脓性。孕妇还容易合并外阴阴道假丝酵母菌病，其分泌物的特征是白色稠厚呈凝乳或豆渣样。

（2）宫颈炎：由于病原体的种类、炎症的程度有所不同，增多的白带可呈乳白色黏液状、淡黄色脓性或血性改变。

3．**胎膜早破**　突然有较多尿样液体从阴道流出，而且在孕妇腹压增加（咳嗽、打喷嚏、负重等）时，羊水流出会增多。一般流出的羊水为无色或稍有混浊，若羊水呈黄绿色或棕黄色，则为胎粪污染所致。

（三）问诊要点

1．**阴道流液的时间**　白带增多可发生于整个妊娠期，而胎膜早破多在妊娠晚期，尤其多发生于妊娠37周后。

2．**阴道流液的性质**　问诊阴道流液的量、气味、性状有利于判断病因。一般生理性白带量少、无异味、无色或白色，而炎症性白带量大、有异味，呈黏液脓性、浓稠凝乳状、血性等不同性状。

3．**阴道流液的伴随症状**　询问阴道流液是否伴有外阴瘙痒、灼痛，以判断是否为阴道炎症所致；若伴有腰骶部疼痛、盆腔部下坠痛，可能为子宫颈炎扩散到盆腔所致。

4．**阴道流液对孕妇的影响**　是否因阴道流液影响到孕妇的饮食、睡眠、社交等。如是否因阴道流液产生的不适引起睡眠不安，是否因异味影响到孕妇的社会交往等。

5．**所采取的应对措施**　有无及时就医或者自行用药，尤其要注意孕妇所采取的措施是否影响到胎儿的发育。如治疗滴虫性阴道炎的甲硝唑可透过胎盘到达胎儿体内，故在妊娠20周前应该禁用。

七、头　晕

很多孕妇都有妊娠期头晕的经历。孕期头晕（pregnancy dizziness）是指在妊娠期间因生理、病理等原因而造成的孕妇自觉头重脚轻、站立或行走不稳的感觉。这种现象可发生于妊娠的不同时期。

（一）原因及机制

1．**自主神经调节失调**　妊娠早期孕妇的自主神经系统失调，导致血管调节功能不稳定，可在体位突然发生改变时，因一过性脑缺血而出现头晕。

2．**低血糖**　在妊娠早期，如果早孕反应剧烈，孕妇进食少，可引起低血糖反应而出现头晕。

3．**贫血**　妊娠中期孕妇的血液呈稀释状态，而各种营养素的缺乏会进一步加重其贫血程度，导致孕妇出现头晕。

（1）缺铁：为满足胎儿生长发育及妊娠期血容量的增加，孕妇需铁约为1000mg，即妊娠期每日需铁至少4mg。一般每日饮食中铁的吸收利用率仅为10%，虽然在妊娠中晚期铁的最大吸收率可达40%，仍无法满足需求，容易耗尽体内贮存铁而造成缺铁性贫血。

（2）叶酸或维生素B_{12}缺乏：正常成年妇女每日需叶酸50～100μg，而孕妇每日需300～400μg才能满足需求；同时，孕妇肾血浆流量增加使得叶酸在肾内清除加速，肾小管再吸收减少，叶酸从尿中排泄增多。如果孕妇摄入含叶酸和维生素B_{12}的食物不足，或患有慢性消化道疾病影响肠道吸收，就会加重叶酸或维生素B_{12}缺乏而导致巨幼细胞贫血。

4．**低血压**　多发生于妊娠中晚期，低血压造成脑供血不足而引起头晕。

（1）妊娠中期：胎盘的动、静脉之间形成短路，周围血管阻力下降，使得孕妇的舒张压较妊娠前降低。此外，盆腔的血管显著增多，高度扩张，使血液较多地集中在下腹部，同时逐渐增大的子宫压迫下腔静脉，使回心血量减少，心排血量下降，引起低血压。

（2）妊娠晚期：导致低血压的原因主要有四个方面：①随着胎儿不断增大，增大的子宫对下腔静脉的压迫更明显，使盆腔和下腔静脉的血液回流受阻而引起低血压。②增大的子宫压迫横膈，引起迷走神经兴奋，使心跳减慢，心脏血管扩张，导致血压下降。③妊娠晚期子宫的需血量显著增加，使回心血量减少，继而血压下降。④低血压的发生还与精神、神经性因素有关，神经反射影响心脏功能和血压变化。

妊娠晚期低血压的发生与体位有一定关系。当孕妇长时间取仰卧位时，右旋增大的子宫压迫下腔静脉使血液回流受阻，导致到达心脏的血液骤减，心排血量迅速下降，血压随之降低，临床上将这种情况称为仰卧位低血压综合征（supine hypotensive syndrome）。

（二）临床表现

1．一般表现 头晕多出现于体位突然改变时，特别是在突然站起、长时间站立或在人群拥挤等空气流通不良的环境中更易发生。头晕同时多伴有眼花，发生后如立即蹲下，或躺下休息数分钟可缓解。

2．贫血 头晕多出现于妊娠中晚期。在头晕同时，可伴有乏力、心悸、气短、食欲缺乏、腹胀、腹泻、皮肤黏膜苍白等。缺铁性贫血进展缓慢，除上述表现外，还可伴有皮肤毛发干燥、指甲脆薄、口腔炎等。巨幼细胞贫血起病较急，除上述表现外，可伴有手足麻木、低热、水肿、脾大、神情淡漠等。

3．仰卧位低血压综合征 头晕发生于妊娠晚期，且孕妇取仰卧位数分钟后。除了头晕外，还同时伴有胸闷、恶心、呕吐等症状，检查可发现孕妇频频打哈欠、全身出冷汗、脉搏加快、血压下降，其中收缩压下降 30mmHg 或下降至 80mmHg 以下。当孕妇转为侧卧位后，上述症状即减轻或消失。

（三）问诊要点

1．头晕发生的诱因 问诊头晕发生的时间、环境、体位状态等，为分析头晕的原因提供依据。如妊娠早期体位突然变化或空气流通不良的环境可诱发一般性头晕的发生，妊娠晚期仰卧位可诱发仰卧位低血压综合征的发生。

2．头晕的表现 问诊头晕的时间长短、严重程度、伴随症状等。病理性头晕的持续时间长、程度重、伴随症状多。如贫血性头晕多伴皮肤、心血管、消化道等部位的缺血表现，仰卧位低血压性头晕多伴有休克的其他表现。

3．头晕对孕妇的影响 有无因为头晕影响到孕妇的日常活动或情绪状态，如孕妇因为头晕无法正常工作，或因为头晕心情烦躁、情绪易怒等。与头晕相关的疾病是否影响到孕妇及胎儿的健康状况，即使是轻度或中度贫血，都会增加孕妇妊娠和分娩的风险，重度贫血会影响胎儿的生长发育；仰卧位低血压综合征严重者会危及孕妇及其胎儿的生命。

4．针对头晕的应对措施 采取了哪些方法缓解头晕，效果如何，有无接受专业部门的指导，是否根据头晕的原因不同采取了针对性的处理方法。

八、便　秘

若孕妇排便间隔时间延长，排便次数减少，粪便干燥，引起排便困难即称为孕期便秘（pregnancy constipation）。这是妊娠期妇女常见的健康问题，不仅会导致孕妇体内毒素的蓄积，造成一系列毒血症症状，而且还会对胎儿的发育造成影响。因此，助产士应该尽早通过评估，做好孕妇便秘的防治工作。

（一）原因及机制

根据便秘发生的原因不同，可分为功能性和器质性两种，孕妇便秘以功能性为主，其发生原因和机制分为以下三个方面。

1. **激素水平的变化** 怀孕后，孕妇血中孕激素增加近80倍以上，而胃肠激素的含量却下降。致使胃酸分泌减少、胃肠道肌张力下降及蠕动能力减弱，导致食物在胃肠道停留的时间增长，使食物残渣中的水分又被肠壁细胞重新吸收，粪便变得干而硬，排出困难。

2. **生活方式的改变** 妊娠期运动减少也是孕妇容易发生便秘的原因之一。另外，妊娠期妇女的膳食结构发生改变，粗粮减少，缺少膳食纤维，粪便量减少，缺乏对肠壁刺激的推动作用。

3. **其他因素** 增大的子宫会对排便肌造成压迫，使粪便运转速度减慢；盆底肌肉群因以往妊娠或受胎头、子宫的压迫而功能弱化；痔核引起的疼痛等。

（二）临床表现

受便秘的影响，孕妇可出现一系列伴随症状和体征。

1. **一般表现** 孕妇发生便秘后，一直有便意却不能排出，可引起肠胀气，导致腹胀和食欲下降。经常排便用力，还可引发或加重原有的痔疮，发生便血。

2. **毒素蓄积的表现** 长期便秘可增加孕妇体内的毒素，导致机体新陈代谢紊乱、内分泌失调及微量元素的不均衡，从而出现皮肤色素沉着、瘙痒、面色暗沉、毛发干枯等。若毒素重新被回收至血液，会引起轻度毒血症症状，如食欲减退、精神萎靡、头晕乏力，久之可导致贫血和营养不良，影响胎儿的发育。

3. **分娩异常** 妊娠晚期严重便秘可导致肠梗阻，从而容易并发早产。便秘孕妇在分娩时，堆积在肠管中的粪便妨碍胎儿下降，易引起产程延长甚至难产。

（三）问诊要点

1. **便秘本身的特点** 包括便秘出现的时间及严重程度。

2. **便秘的伴随表现** 问诊有无痔疮发生，有无食欲减退、头晕乏力等自觉症状，孕期检查胎儿的发育有无迟缓等。

3. **与便秘相关的生活习惯** 问诊孕妇的饮食习惯、活动规律、睡眠质量、心理状况等，评估是否存在引起和加重便秘的不良生活方式。

4. **以往采取的应对方法** 问诊孕妇曾经采取过哪些方式缓解便秘，效果如何，尤其应该评估有无采取一些不恰当的方式。孕妇属于特殊群体，在治疗便秘时，不能口服润滑性的泻药，如蓖麻油、液体石蜡等，否则可影响肠道对营养成分的吸收。也不宜服用导泻剂或者强刺激作用的润肠剂，因其会使胃肠蠕动增强而引起子宫收缩，导致流产或早产。

九、胎　动

胎动（fetal movement，FM）是指胎儿在子宫内冲击子宫壁的躯体活动。一般情况下，在妊娠18周后B型超声检查可发现胎动，孕妇在妊娠20周后开始自觉有胎动。规律、有节奏、变化不大的胎动是胎儿宫内发育正常的信号，而如果胎动的次数、程度发生明显变化，多提示孕妇或胎儿异常情况的出现，需要助产士加强评估。

（一）原因及机制

胎儿逐渐发育长大后，会伸展屈曲的四肢，这些动作有助于胎儿肌肉的适当发育。胎儿约自第8周起即会开始运动，此时脊柱亦开始进行细微的小动作，此时的胎动孕妇还无法察知。自18周起，完全发育的四肢开始活跃地运动，少数孕妇在这时可以感觉到胎动，但大部分初孕妇可能还不能识别这种胎动的感觉，直到 20 周后才会有自觉胎动。

随着胎儿渐长，其拳打脚踢、转身等动作于 32 ~ 34 周之间最显著。此时胎儿处于活跃期，且子宫内可供活动的空间相对较大。自 38 周之后，子宫的空间逐渐被胎儿占据，其运动明显受到限制，且临近分娩时胎头的下降也会限制胎动。

另外，胎儿除了为锻炼及成长中肌肉的协调而运动外，更换位置和情绪反应也会产生胎动现象。

（二）分类

根据胎动出现的时间和胎儿动作的不同进行分类。

1．妊娠早期的胎动 主要为 B 型超声所见。①妊娠 7 ~ 8 周时：胚芽有轻微的波纹状运动。②妊娠 9 周左右：出现小的抽动，9 周后尤其明显，9 ~ 10 周之间有较强的抽动。③妊娠 10 周以后：出现飘动、浮动及跳动等较强的运动。

2．妊娠中期以后的胎动 呈多样性，如惊跳、全身运动、孤立的上肢或下肢运动、屈伸头部、转头、转身、伸展、张口、手触脸部及打嗝、打哈欠、吸吮、吞咽等。

3．足月后的胎动 接近足月后，尤其是 38 周以后，较大幅度的全身运动很少，仅能观察到张口、眼的运动、手的活动及呼吸运动等。

（三）临床表现

1．正常胎动 正常明显胎动为每小时 3 ~ 5 次，故 2 小时明显胎动次数 ≥ 6 次为胎动正常。在 1 天之中，胎动有两个活跃高峰，一次是在上午 7 ~ 9 点，一次是在晚上 11 点到第二天凌晨 1 点。其他时间，尤其是清晨，胎动相对较少。

正常胎动有一定的规律性，在妊娠的不同时期，胎动的部位、感觉都会有所差别，具体见表 4-3。

表 4-3　胎动的规律和变化

孕周	胎动位置	孕妇感觉	胎动运动量
18 ~ 20 周	下腹中部，靠近肚脐	不明显。像翅膀在舞动，与胃肠胀气、蠕动的感觉相似	运动量小，动作不激烈
21 ~ 34 周	靠近胃部，向两侧扩大	非常明显。可感到拳打脚踢、翻滚等大动作，甚至可看到肚皮上突出的手脚	运动量大，动作最激烈
临近分娩	遍布整个腹部，随着胎儿的升降而改变	明显。虽然次数明显减少，但偶尔会有被击打的感觉	运动量大，动作不太激烈

2．异常胎动 影响胎动的因素很多，个体差异也较大。对于每个孕妇来讲，一旦胎动的规律、特点发生变化，就属于异常胎动。异常胎动常见于胎儿宫内窘迫时，在窘迫早期可表现为胎动过频，如缺氧未纠正或加重，则胎动逐渐转弱且次数减少，进而消失。

Box4-2　学科前沿　阵列式胎动信号及子宫收缩信号监测腹带

该装置内部结构共分为 8 个部分，即腹带、开关、可充电锂电池、压电传感器阵列、信号处理电路、单片机、数码显示模块和电压转换电路。当阵列式压电传感器采集到信号时，通过模拟电路对信号进行前置放大、带通滤波和 A/D 转换，将信号输入到单片机中进行信号辨别、计数、显示等，最后通过数码显示模块显示胎动信号和子宫收缩信号的类型、次数、持续时长、信号发生位置。

该监测装置通过阵列式压电传感器检测胎动信号及子宫收缩信号，确定胎动信号及子宫收缩信号类型、胎动及子宫收缩的发生位置、一次胎动信号和子宫收缩信号的持续时间，以及在一段时间内胎动次数和子宫收缩次数。使妊娠妇女无论在家或是就诊等待期间均可便捷地进行胎动信号及子宫收缩信号监测，及时且形象地了解胎儿的健康状况，提高了胎动信号和子宫收缩信号监测的自动化和电子信息化程度，减少对妊娠妇女正常生活的影响。

►（来源：王薇薇，杨琳，白骏，等.一种阵列式胎动信号及子宫收缩信号监测腹带.北京生物医学工程，2012，31（5）：511-517.）

（四）问诊要点

1. 胎动的特点 问诊胎动出现的时间、频率、部位、幅度及性质。判断属于正常还是异常胎动。

2. 胎动的计数方法 问诊孕妇数胎动的方法，判断是否正确。

3. 影响胎动的因素 问诊孕妇有无体位、情绪方面的突然变化，有无发生感染、强烈撞击的事件，有无出现下腹部坠痛、肛门坠胀、阴道流血等现象。以此判断可能导致异常胎动的原因，为尽早干预提供依据。

十、瘙 痒

从妊娠到分娩后1个月左右，约有20%的孕产妇会经受皮肤瘙痒（cutaneous pruritus）的困扰，其中大部分不会影响妊娠结局，只有少数会对孕妇或胎儿造成影响。孕期瘙痒多出现在妊娠中晚期，且程度轻重不一，轻者皮肤稍有瘙痒，重者瘙痒难忍，坐立不安，夜不能寐，有的甚至抓破皮肤引发皮肤化脓性感染。因此，无论哪种原因导致的瘙痒，均应尽早接受专业人员的评估和诊治。

（一）原因及机制

1. 无影响类瘙痒 虽有皮肤瘙痒，但一般不会伤害到胎儿。

（1）妊娠多形性皮疹：妊娠多形性皮疹（polymorphic eruption of pregnancy，PE）为妊娠期间发生的一种良性皮肤疾病，其病因尚未明确，可能与孕妇对不明因素的变态反应有关。此症最常发生于第一胎，第二胎以后发生率较低。皮损及瘙痒可能与妊娠晚期腹部过度膨胀触发皮肤发生改变有关，多见于胎儿体重增长过快或多胎妊娠者。

（2）妊娠痒疹：妊娠痒疹（prurigo gestationis）是最常见的妊娠皮疹，多见于经产妇。其病因至今尚无定论，目前推测与变态反应有关，是孕妇对胎儿蛋白的一种过敏反应，可能与妊娠期间的内分泌改变有一定关系。瘙痒是皮肤敏感性增加的表现。

（3）妊娠瘙痒性毛囊炎：妊娠瘙痒性毛囊炎（pruritic folliculitis of pregnancy，PFP）的病因不明，病理表现为无菌性毛囊炎，许多学者认为PFP不是一个独立的疾病，也不是一种特有的妊娠皮炎，其发病机制有待进一步研究。

（4）妊娠皮肤症：致病原因一般认为与雌激素的增加有关。

2．有影响类瘙痒 引起瘙痒的疾病会导致死胎、流产、早产或胎儿低出生体重。

（1）妊娠期肝内胆汁淤积症：妊娠期肝内胆汁淤积症（intrahepatic cholestasis of pregnancy，ICP）的发病原因尚不明确，可能因为妊娠期激素水平变化、胆汁酸代谢障碍、家族遗传等因素，导致孕妇体内的胆汁不能正常排出体外而淤积在身体的某些部位，如果胆汁淤积在末梢血管可刺激神经末梢，致孕妇皮肤瘙痒。

（2）妊娠疱疹：妊娠疱疹（herpes gestationis，HG）的病因至今不十分清楚，已知因素包括：①此类疱疹与妊娠密切相关，但与疱疹病毒却无关联。②此病属于自身免疫性疾病，其依据包括：部分患病孕妇的血清中有滴度不高的抗基底膜带抗体；半数患病孕妇血清中含有妊娠疱疹因子，它能将补体 C_3 沉淀在正常表皮下基底膜带上；患妊娠疱疹产妇分娩的新生儿脐血清中，通常可检测出妊娠疱疹因子。

（3）妊娠丘疹性皮炎：妊娠丘疹性皮炎（papular dermatitis of pregnancy，PDP）的病因不明。但患病孕妇可有 hCG 显著增高、血浆皮质醇减少以及雌激素减少的检查结果，证明其发生妊娠期间的内分泌改变有关。

（二）临床表现

1．无影响类瘙痒 主要表现为不同时期、不同部位、不同程度的瘙痒和相应部位的皮损。

（1）妊娠多形性皮疹：瘙痒多在妊娠第 27 ~ 40 周发生，且极为明显，常常影响睡眠，但抓痕并不多见。瘙痒处皮损为细小的粒状或块状，类似荨麻疹或不规则的丘疹，开始多出现在腹部妊娠纹处，很快融合成大型斑块且以肚脐为中心向外扩散，数天后侵犯至臀部、股部，甚至波及手脚等其他部位。

（2）妊娠痒疹：瘙痒明显，夜间尤甚，搔抓使皮损局部在痂皮脱落后遗留色素沉着或色素脱失。根据皮疹出现的时间和特征不同分为两型：①早发型：多见于妊娠第 3 ~ 4 月。皮损为对称分布的丘疹，好发于四肢近端伸侧及躯干上部，初期白色，以后呈深红色、淡红色或正常肤色。②迟发型：常在妊娠最后 2 个月内发疹，尤多见于产前 2 周之内。皮损最初发生于腹壁妊娠纹上，后可迅速蔓延至全身。除有早发型皮疹外，还有丘疱疹及风团样皮疹，类似多形性红斑的皮疹。

（3）妊娠瘙痒性毛囊炎：在妊娠第 4 ~ 5 个月易发，瘙痒不甚明显。皮损多呈泛发性分布，主要见于上背部、胸腹部，也可发展至四肢，为瘙痒性、红斑性、毛囊性丘疹和荨麻疹样皮损，与应用孕激素后所见的单形性痤疮相似。

（4）妊娠皮肤症：一般发生于妊娠第 6 ~ 7 个月。全身都可能发痒，除了有痒感之外，皮肤没有任何变化。

2．有影响类瘙痒 除了瘙痒、皮损和对胎儿的影响，还可能伴随其他表现。

（1）妊娠期肝内胆汁淤积症：皮肤瘙痒为首发症状，约 80% 的孕妇在妊娠 30 周后局部皮肤莫名瘙痒。多始于手掌、脚掌，逐渐延及下肢、上肢、前胸及腹部，甚至颜面部。有的仅为轻度瘙痒，有的则奇痒难忍，瘙痒常呈持续性，夜间比白天剧烈。可伴有黄疸。

（2）妊娠疱疹：可发生于妊娠期任何阶段，以妊娠第 4 ~ 7 月发病多见，皮损常伴有严重的烧灼或瘙痒感，致使孕妇坐卧不安。皮损常出现在四肢，尤其是手足，也可累及躯干前面和颜面，黏膜损害极少。皮疹呈多形性，开始为荨麻疹样红斑，以后成为丘疱疹，直至形成疱壁紧张、排列呈环状的大疱，大疱破溃后结痂，愈后遗留色素沉着。

（3）妊娠丘疹性皮炎：可发生在妊娠的各个时期，皮损伴有剧烈瘙痒，常不断搔抓。皮疹为米粒大小的红色柔软丘疹，但其顶端尖锐，另有一小而硬的丘疹或血痂。皮疹散在分布，可泛发全身，分批出现，无群集分布倾向。皮疹消退后可留下色素沉着。

（三）问诊要点

1．**瘙痒的特点** 包括瘙痒出现的时间、部位、程度、是否伴有皮损等。以此判断瘙痒属于影响类还是无影响类。

2．**瘙痒的诱因** 除了考虑孕期的激素和免疫变化外，问诊有无天气过热或过冷、个人卫生不佳、接触各种过敏原（药物、食物、粉尘等）等情况。

3．**瘙痒对孕妇的影响** 瘙痒是否影响到孕妇的睡眠、饮食、情绪或精神状态。有无因为瘙痒导致夜不能寐、食之无味、焦躁不安、精神困扰等现象。

4．**针对瘙痒所采取的应对措施** 尤其应问诊孕妇是否存在错误的应对方法，如瘙痒剧烈时用力搔抓，冬季用较高水温频繁洗澡，因为担心用药对胎儿造成影响而隐忍，不明病因而自行到药店购买外用或口服药等。

十一、水　肿

孕期水肿（pregnancy edema）是指在妊娠期间因激素、体型、体位、生理、病理等原因而造成的孕妇不同部位发生浮肿的现象。这种现象的发生有早有晚，一般多发生于妊娠的中晚期。

（一）原因

1．**下肢静脉受压** 妊娠期间，随着子宫的逐渐增大，子宫对下肢的静脉造成压迫，从而引起下肢静脉血流不畅而产生水肿，这是孕期水肿发生的主要原因。

2．**激素分泌增多** 妊娠以后，孕妇体内醛固酮的分泌增多，使得机体对于钠和水的吸收作用增强，因而易引起水肿。

3．**血容量增加** 妊娠后孕妇的血容量增加，相应地，体内水分也增加。妊娠期增加的血液中，血浆所占的比例更大，血液相对变稀，血浆胶体渗透压降低，水分移向组织间隙而水肿。

4．**不健康生活方式** 包括摄取的盐过多、长时间站立、步行、久坐等。摄取盐分过多会加重水钠潴留。下肢长时间处于较低位置，因重力作用，下肢静脉血液回流困难加重下肢水肿。

5．**病理因素** 如果妊娠期伴有心脏、肾脏和肝脏等功能不良可引起水肿。此外，若伴有深静脉血栓、淋巴阻塞、营养不良或吸收不良等也会导致水肿。其中妊娠期导致水肿最常见的疾病为妊娠期高血压疾病。

（二）临床表现

1．**生理性水肿** 多出现于妊娠晚期。最早表现为一天活动后的双侧足部或手指肿胀，晨起后水肿消退或减轻。随着子宫的增大，压迫更加明显，水肿可扩散至两侧小腿。这种水肿产后不会立即消退，一般需要1周才能逐渐恢复。

2．**病理性水肿** 以最为常见的妊娠期高血压疾病为代表。其水肿出现于妊娠中晚期，最初表现为体重的异常增加（隐性水肿），每周体重增加超过0.5kg，或出现凹陷性水肿。水肿多由踝部开始，逐渐延至小腿、大腿、外阴、腹部、全身，按之凹陷。水肿可同时伴有血压升高和蛋白尿。

（三）问诊要点

1．**水肿的特点** 包括水肿发生的时间、首发部位、发展顺序、有无凹陷，加重或减轻的因素以及伴随症状等，以辨别水肿的原因是生理性还是病理性。

2．相关疾病史 有无心脏、肾脏、肝脏等脏器的疾病，有无导致深静脉血栓、淋巴回流受阻、营养不良等问题的疾病。通过问诊排除非妊娠原因所致的水肿。

3．水肿对孕妇的影响 体重有无明显增加，是否因为水肿影响日常活动或运动功能，有无因为水肿导致皮肤受损甚至继发感染。

4．针对水肿的应对措施 采取了哪些方法缓解水肿，效果如何。尤其需要辨别所使用的方法是否科学，如不能因为水肿，孕妇就不能运动，恰恰相反，适度的运动可减轻下肢静脉回流不畅，如散步、游泳、上下楼梯等。另外，按摩能促进血液循环，但要注意足部和小腿的按摩方向应从下至上才能有效减轻水肿。

（李　宁）

第四节　妊娠期妇女体格检查

体格检查是产前评估的重要内容，通过体格检查可初步获得孕妇的发育、营养程度、健康状况、功能水平等基本信息，这些信息为针对性地、合理地制定孕期营养和用药、尽早发现高危妊娠并及时治疗提供了基础指导；同时有利于对胎儿宫内情况的监护，保障孕妇和胎儿的安全、健康。在首次产前评估时，应进行系统的全身检查、产科检查，对异常或可疑的结果进行相应辅助检查，并在后期进行必要的复查。

一、妊娠期妇女全身检查

（一）一般状态检查

对孕妇进行体格检查的第一步是对其全身状态的概括性观察，以视诊为主，配合触诊、听诊、嗅诊进行检查。检查内容包括发育、营养状态、意识、面容、表情、步态、身高、体重、生命体征、皮肤、毛发与指甲等。

1．发育及意识状态 观察孕妇发育、营养及精神状态，意识是否清楚，表情是否自然，意识模糊、表情痛苦的孕妇提示存在急症，需密切关注；注意步态，是否行走自如，有无活动障碍，活动障碍提示关节或血管、神经病变。

2．身高与体重 测量身高、体重（包括增长速度），身材矮小（<145cm）者常伴有骨盆狭窄；计算体质指数（body mass index，BMI），评估营养状况和孕妇体重增长速度是否合理。

3．生命体征 包括体温、脉搏、呼吸、血压。

（1）体温：测量体温的方法有腋测法、口测法和肛测法，因腋测法使用方便、孕妇易于接受，一般采用腋测法。将体温计头端置于孕妇腋窝深处，嘱其用上臂夹紧体温计，10 分钟后读数，正常值为 36 ~ 37℃，妊娠期由于受到孕激素影响，体温升高 0.3 ~ 0.4℃。

（2）脉搏：主要通过触诊，也可使用脉搏计。妊娠早期、中期心率变化不大，安静、清醒状态下脉搏为 60 ~ 100 次 / 分，妊娠晚期休息时脉搏较妊娠前增加 10 ~ 15 次 / 分，各种生理、病理情况或药物影响也可能使脉搏增快或减慢。

（3）呼吸：通过观察获得孕妇每分钟的呼吸次数。呼吸次数于妊娠期变化不大，但呼吸较深大。正常孕妇平静状态下呼吸为 12 ~ 20 次 / 分，超过 20 次 / 分为呼吸过速，见于发热、疼痛、贫血、甲状腺功能亢进及心力衰竭；低于 12 次 / 分为呼吸过缓，见于颅内压增高、镇静剂使用后。

（4）血压：测量血压时孕妇可取坐位或平卧位，妊娠早期及中期血压偏低，妊娠 24 ~ 26 周后血压轻度升高，但正常情况下血压不超过 140/90mmHg。孕妇血压升高见于慢性高血压合并妊娠、妊娠期高血压、子痫前期及子痫，血压降低提示可能存在仰卧位低血压综合征、休克、心肌梗死、急性心脏压塞等。

4．皮肤及其附属物 观察皮肤、毛发和指（趾）甲，是否有腹白线、妊娠纹、黄褐斑、蜘蛛痣、手掌红斑等。妊娠期间皮肤色素沉着，尤其乳头、乳晕、腹中线、外阴等处明显，面部可见棕褐色的蝴蝶斑，为妊娠黄褐斑（图 4-3）；妊娠中晚期子宫及腹部明显增大后，下腹部和髂部皮肤出现淡蓝色或紫红色、粉红色条纹，为妊娠纹，下腹部以耻骨为中心略呈放射状，随孕周增长逐渐向上腹部延伸（图 4-4），多见于初产妇，产后颜色转变为银白色而长期存在。毛发和指（趾）甲变得细软，增长迅速，皮肤苍白提示可能贫血；检查有无水肿及其他异常，水肿严重、持续者需关注血压，血压升高提示妊娠期高血压疾病可能。

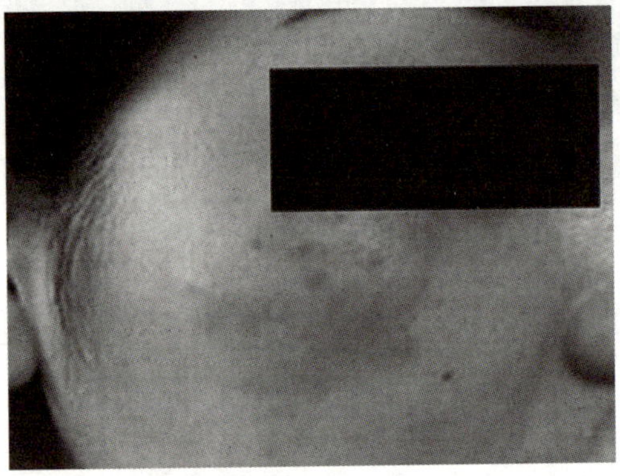

图 4-3 妊娠黄褐斑

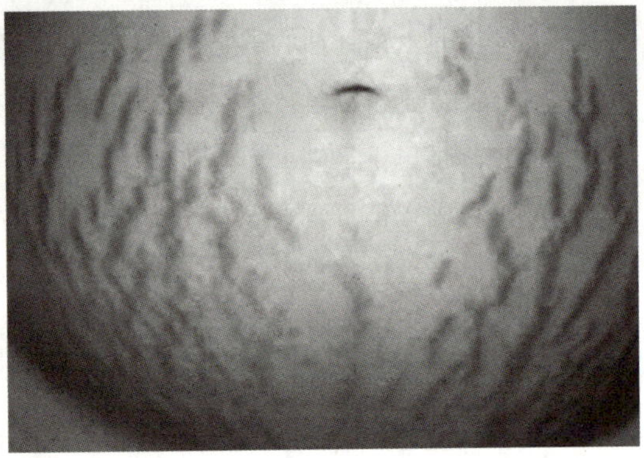

图 4-4 妊娠纹

（二）头颈部检查

1．头颅 通过视诊、触诊进行检查。正常孕妇头颅与孕前无明显变化。

2．面部器官 主要通过问诊、视诊进行检查。对于血压升高的孕妇，应注意检查其眼底，查看眼底动静脉比例（正常比例为 2∶3）、视网膜有无出血和渗出、动脉有无硬化等，协助评估高血压病史及高血压引起的血管病变，用于妊娠期高血压疾病的分类鉴别。

由于雌激素增长的影响，口腔黏膜常见红肿，部分孕妇可能发生牙龈出血和牙龈瘤，一般在分娩后会自行好转；喉部黏膜呈现粉红色，无红肿和分泌物。鼻腔脓液流出提示上呼吸道感染，扁桃体增大、溢脓提示感染，出现以上异常情况应进一步检查感染指标并行相应治疗。

3．颈部 正常孕妇颈部直立，伸屈、转动自如，可触及稍小、光滑、无触痛的颈部淋巴结群及轻微增大的甲状腺。出现硬度大、触痛、固定或突出的颈部淋巴结提示可能存在炎症或肿瘤，明显增大的甲状腺、甲状腺血管杂音提示甲状腺功能亢进，应进一步检查。

（三）胸部检查

视情况要求孕妇采取坐位或卧位，全面系统地按视、触、叩、听顺序进行检查。一般先检查前胸部及两侧胸部，再检查背部。

1．胸廓和呼吸系统

（1）视诊：从前至后视诊观察胸廓大小、形状、呼吸频率和形式。正常胸廓一般两侧大致对称、呈椭圆形，妊娠期肋膈角增宽、肋骨向外扩展，胸廓横径及前后径增宽。正常情况下呼吸运动稳定而有节律，以膈肌运动为主的呼吸为腹式呼吸，女性的呼吸以肋间肌运动为主，故形成胸式呼吸，该两种呼吸运动不同程度同时存在。妊娠晚期胸廓活动加大，以胸式呼吸为主。

（2）触诊：触诊胸廓对称性、扩张度等内容。妊娠晚期子宫增大，膈肌活动幅度减小，胸廓活动度加大，肺活量无明显改变。

（3）叩诊：采用直接叩诊或间接叩诊，依次叩诊肺上界、肺前界、肺下界及肺下界移动度，同时观察叩诊音强度、音调。妊娠早期胸部叩诊为清音，右侧腋下部因肝脏影响叩诊音稍浊，左侧腋前线下方因胃泡影响叩诊呈鼓音。妊娠晚期腹内压升高、膈肌上升后，肺下界上移。

（4）听诊：采用鼓形听诊器，从肺尖到肺底听诊并两侧比较，注意有无异常呼吸音（干啰音、湿啰音及胸膜摩擦音）。

2．心脏检查 心脏位于胸廓内部，部分被乳腺覆盖，妊娠期乳腺增大，可能影响心脏检查并引起孕妇不适感。孕妇尽可能采取卧位。

（1）视诊：检查者将视线与胸廓同高，视诊心前区有无隆起及异常搏动。心前区隆起，多提示心脏病造成心脏肥大。正常成人坐位时心尖搏动位于第5肋间，仰卧位时略上移。妊娠时心尖搏动可略有移位，但因乳房组织覆盖左前胸，心尖搏动区及移位程度以视诊观察通常不明显。

（2）触诊：触诊确定心尖搏动的位置，判断心尖区有无抬举性搏动、震颤及心包摩擦感。正常心尖搏动位置同视诊描述，妊娠期因子宫增大使膈肌升高，心脏可略向左、上、前方移位，心尖搏动左移1～2cm。心尖区抬举性搏动提示左心室肥大，震颤见于某些先天性心血管病或狭窄性瓣膜病变，凡触及震颤均可认为心脏有器质性病变。

（3）叩诊：采用间接叩诊法，以先左后右的顺序叩诊并描画出心浊音界，妊娠期心脏沿纵轴顺时针方向扭转，加之循环容量增加，心浊音界稍扩大。

（4）听诊：是心脏检查中最重要的部分，需注意心率、心律、心脏杂音等，部分孕妇可闻及心尖区Ⅰ～Ⅱ级柔和吹风样收缩期杂音，第一心音分裂及第三心音，产后逐渐消失。对可疑二尖瓣狭窄孕妇，嘱其左侧卧位，对可疑主动脉瓣关闭不全孕妇，嘱其取坐位并上半身前倾，可使病变听诊更清楚。发现异常情况，可进一步行心脏超声检查，因妊娠期循环容量增加，导致妊娠32～34周、分娩时、分娩后72小时内心脏负担重并容易发生心衰，有基础心脏病或心脏检查有异常发现者，有必要在这三个时期重复检查。

3．乳房检查 一般以视诊、触诊完成乳房的检查。正常女性乳房呈半球形，乳头呈圆柱形、凸起。妊娠期乳腺腺泡增生导致乳腺增大并出现结节，乳头增大变黑、易勃起。乳晕颜色加深，其外围的皮脂腺肥大形成散在的结节状隆起，即蒙氏结节。乳房明显增大时，乳房皮肤出现紫色或淡红色条纹，类似于腹壁妊娠纹外观。部分孕妇妊娠晚期出现乳头溢液，表现为乳白色、淡黄色液体者，考虑为乳汁；如为黄色、绿色或血性分泌物，考虑乳腺导管病变或乳癌。触诊按照四个象限、乳头、腋窝淋巴结顺序进行。部分女性存在副乳，副乳多位于腋下、正常乳房上下、腹部、腹股沟等部位，因妊娠期副乳腺泡增生，可能出现腋下或其他副乳部位的肿胀或隆起，少数可见发育完全的乳头。

（四）腹部检查

妊娠早期可在孕妇排空膀胱、屈膝平卧位下进行检查。妊娠中期以后由于子宫增大，使胃、肠管向上及两侧移位，这些部位发生病变时，体征往往有变异，如阑尾炎可表现为右侧腹部中段或上段的疼痛，故不能按常规方法进行腹部检查。

1．视诊 妊娠期间在脐耻之间的中线上常出现褐色素、黑色素沉着，持续至分娩后逐渐消退。妊娠中晚期腹部皮肤常出现妊娠纹。

2．触诊 触诊内容包括腹壁紧张度、压痛及反跳痛、腹腔脏器有无增大或局限性肿块。妊娠早期孕妇腹壁紧张度增加见于肠胀气、腹腔大量腹水、急性胃肠穿孔或脏器破裂导致的急性弥漫性腹膜炎，出现下腹压痛、反跳痛，提示异位妊娠可能。脐与右髂前上棘连线中外 1/3 交界处的麦氏点（McBurney 点）压痛提示阑尾病变，妊娠早期阑尾病变的体表投射点无明显变化，仍位于麦氏点，妊娠 24 周以后由于增大子宫的排挤，阑尾病变的体表投射点逐渐向外、上移位。妊娠晚期子宫明显增大、腹壁皮肤延伸扩展后也可能造成腹壁紧张度增加，特别是巨大胎儿、羊水过多、双胎及多胎孕妇。

3．叩诊 妊娠早期腹部叩诊与非孕期表现相同。如为异位妊娠且病灶出血较多时，叩诊出现移动性浊音。妊娠中期及晚期因子宫增大，向上方及两侧排挤胃、肠管，屈膝平卧位叩诊时实音范围随子宫增大而增大。

4．听诊 听诊内容包括肠鸣音、血管杂音、摩擦音，妊娠期胃肠道蠕动减弱，并被挤压至腹部上方及两侧，常规听诊处肠鸣音减弱。

（五）脊柱与四肢检查

一般以视诊、触诊、叩诊的顺序完成脊柱及四肢的检查，孕妇可站立或坐位。

1．视诊 妊娠早期较非妊娠期无明显变化，妊娠晚期孕妇重心向前移，为保持身体平衡将头、肩部向后仰，腰部向前挺，形成典型的孕妇姿势。

2．触诊与叩诊 脊柱与四肢包含多个关节、肌肉群，触诊出现压痛或叩诊出现叩击痛常提示该部位的病变。妊娠期血液呈高凝状态，下肢深静脉血栓发病率升高，应注意是否存在肢体肿胀、肌肉压痛等，一侧肢体突发肿胀、活动障碍提示该侧肢体血管病变。叩诊膝反射、跟腱反射可评估神经传导及肌肉收缩功能，先兆早产或子痫前期孕妇，临床上常使用硫酸镁进行胎儿脑保护或解痉治疗，可通过叩击膝反射协助判断硫酸镁使用是否过量，膝反射消失提示硫酸镁中毒。

二、妊娠期妇女生殖系统检查

妊娠期孕妇器官变化以生殖器变化最明显，在妊娠早期进行的生殖器检查与非妊娠期接近，可以直接视诊、阴道窥视及双合诊。随着子宫快速增大及会阴随着孕周增长出现的变化，妊娠中期可行阴道窥视，不再行双合诊。检查时要注意保护患者隐私，男性医务人员对孕妇进行检查时，需要有女性医务人员在场。

1．外阴 直接视诊观察外阴部有无色素沉着、充血、水肿、静脉曲张、赘生物等。孕期激素水平影响可能造成会阴部位色素沉着，产后多自行消失或减轻。充血见于炎症或静脉回流障碍。妊娠时由于增大的子宫压迫，盆腔及下肢静脉血回流障碍，部分孕妇可有外阴或下肢静脉曲张、痔静脉曲张。如发现赘生物，特别是迅速增大的赘生物，建议行活检，明确赘生物性质。如外阴、阴道散在多发的菜花样赘生物，伴配偶外生殖器类似病灶时，多考虑尖锐湿疣。

2．阴道 前庭大腺位于阴道口，若出现肿胀、充血、流液或疼痛提示前庭大腺感染。置入阴道窥器观察阴道壁，妊娠期阴道壁皱襞增多，因阴道脱落细胞增多，分泌物呈白色糊状。阴道脓性分泌物提示淋球菌感染。阴道黄绿色、稠厚豆渣样或乳酪样分泌物，提示假丝酵母菌感染。

阴道灰白色分泌物、腥臭味、线索细胞阳性提示细菌性阴道病。阴道分泌物呈稀薄、脓性、泡沫状，提示滴虫感染。阴道血性分泌物及出血提示阴道壁血管破裂或宫颈疾病、流产、异位妊娠可能。阴道后穹窿饱满提示盆腔积液。

3．子宫

（1）宫颈：宫颈自妊娠早期逐渐变软，正常情况下以闭合状态维持至足月，分娩期宫颈逐渐消退、宫口扩张，产褥期宫颈迅速复旧成管状。组织学上因激素水平影响，宫颈鳞柱状上皮交接部外移，宫颈表面出现糜烂面，称假性糜烂。宫颈口带蒂赘生物多见于宫颈息肉、子宫内膜息肉或子宫黏膜下肌瘤向外突出，宫颈菜花样或乳头样赘生物，尤其伴有宫颈形态破坏，多提示宫颈癌。将宫颈轻轻上抬、向左右摆动时引起剧烈疼痛，称为宫颈抬举痛、摇摆痛，多见于异位妊娠或急性盆腔炎。

（2）子宫峡部：妊娠后子宫峡部变软，妊娠 6 ~ 8 周时双合诊检查峡部极软，宫颈与宫体之间似不相连，称为黑加征（Hegar sign）。孕中晚期峡部逐渐拉伸，临产后形成子宫下段。

（3）子宫体：妊娠早期双合诊触摸子宫体略呈球形，若呈葫芦状或哑铃状，提示宫颈妊娠可能；触诊子宫大小正常、附件区包块，提示异位妊娠可能，需 B 型超声检查核实。妊娠 12 周后，增大子宫逐渐超出盆腔，在耻骨联合上方可触及。如子宫大小与停经孕周不符，应考虑到末次月经错误、子宫肌瘤、多胎妊娠、羊水过多、胎儿生长受限等可能性，必要时行 B 型超声检查核实孕龄。

4．子宫附件　包括双侧卵巢、输卵管，因位于盆腔内部，只能以双合诊进行检查。妊娠早期在附件区触及明显肿块提示异位妊娠或卵巢病变可能。对附件的检查尽量在妊娠准备期或妊娠早期完成，因孕周增加、子宫体积增大后可能掩盖附件病变，导致假阴性结果。

三、妊娠期妇女产科检查

包括对孕妇的腹部检查、骨盆测量（产道检查）、阴道检查、肛诊及对胎儿宫内情况（胎心率、胎位、胎儿大小）的监护，并绘制妊娠图。

（一）孕妇体格检查

1．腹部检查　腹部检查的目的主要是通过腹部视诊、触诊及听诊获得宫高、腹围、胎心等信息，判断胎儿生长发育情况是否与孕周相符、判断胎位、发现妊娠异常情况等。腹部检查前需孕妇排尿后取仰卧位，头部稍垫高，暴露腹部，双腿略屈曲稍分开，使腹肌放松。若孕妇感到紧张不适或腹部用力收缩，可能会影响触诊，应主动与孕妇交流缓解其紧张情绪、促进放松腹部。常规站在孕妇右侧检查。

（1）视诊：注意腹部形状和大小。腹部过大、宫底过高者，可能为多胎妊娠、巨大胎儿、羊水过多；腹部过小、宫底过低者，可能为胎儿生长受限、孕周推算错误等；腹部两侧向外膨出伴宫底位置较低者，胎儿可能是肩先露；尖腹（多见于初产妇）或悬垂腹（多见于经产妇），应想到可能伴有骨盆狭窄。

（2）触诊

1）子宫高度和腹围：用软尺测子宫高度及腹围，子宫高度是从宫底到耻骨联合上缘的距离，腹围是平脐绕腹一周的数值。正常单胎妊娠时子宫底与孕周存在比较固定的关系（图 4-5），妊娠 20 周以后，子宫高度也有比较固定的数值（表 4-4）。

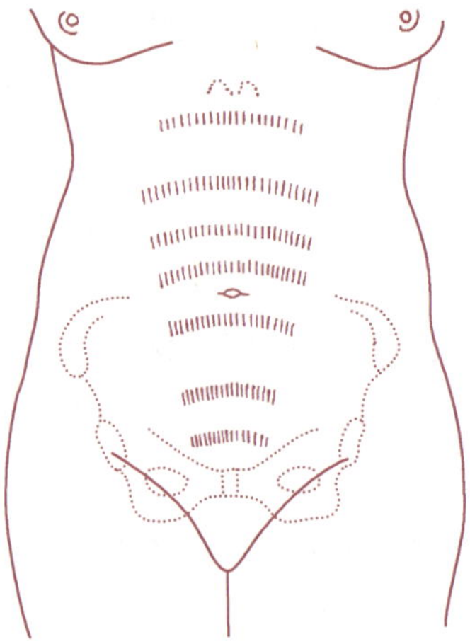

图 4-5　妊娠周数与宫底高度

表 4-4　不同孕周的子宫底高度和子宫长度

孕周	手测子宫底高度	尺测子宫长度（cm）
12 周末	耻骨联合上 2 ~ 3 横指	
16 周末	脐耻之间	
20 周末	脐下 1 横指	18（15.3 ~ 21.4）
24 周末	脐上 1 横指	24（22.0 ~ 25.1）
28 周末	脐上 3 横指	26（22.4 ~ 29.0）
32 周末	脐与剑突之间	29（25.3 ~ 32.0）
36 周末	剑突下 2 横指	32（29.8 ~ 34.5）
40 周末	脐与剑突之间或略高	33（30.0 ~ 35.3）

2）四步触诊法：通过四部触诊法检查子宫大小、胎产式、胎先露、胎方位及胎先露是否衔接（图 4-6）。在做前三步手法时，检查者面向孕妇脸部，做第四步手法时，检查者面向孕妇足端。

第一步：检查者两手置于宫底部，手测宫底高度，根据其高度估计胎儿大小与妊娠周数是否相符。然后以两手指腹相对交替轻推，判断在宫底部的胎儿部分，若为胎头则硬而圆且有浮球感，若为胎臀则柔软而宽且形态不规则。

第二步：检查者两手掌分别置于腹部左右侧，轻轻深按进行检查。触到平坦饱满部分为胎背，并确定胎背向前、向侧方或向后。触到可变形的高低不平部分为胎儿肢体，有时能感到胎儿肢体在活动。

第三步：检查者右手拇指与其他 4 指分开，置于耻骨联合上方握住胎先露部，进一步查清是胎头或胎臀，左右推动以确定是否衔接。若胎先露部仍可以左右移动，表示尚未衔接入盆；若不能被推动，则已衔接。

第四步：检查者左右手分别置于胎先露部的两侧，沿骨盆入口向下深按，进一步核实胎先露部的诊断是否正确，并确定胎先露部入盆程度。先露为胎头时，一手能顺利进入骨盆入口，另一

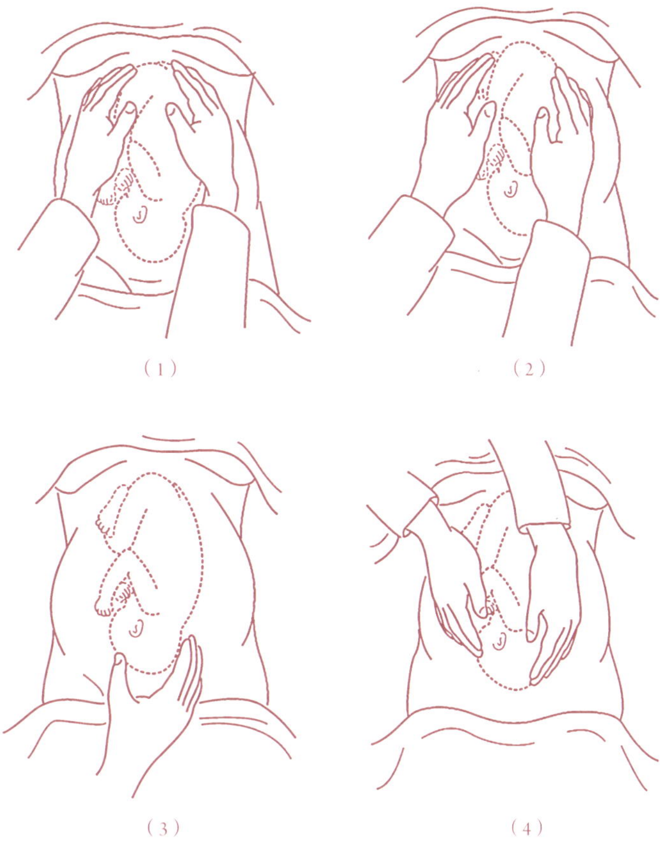

图 4-6 胎位检查的四步触诊法

手则被胎头隆起部阻挡，该隆起部称胎头隆突。枕先露时，胎头隆突为额骨，与胎儿肢体同侧；面先露时，胎头隆突为枕骨，与胎背同侧。

3）胎姿势、胎产式、胎先露、胎方位：妊娠 28 周以前胎儿小，羊水相对较多，胎儿在子宫内活动范围较大，胎儿位置不固定。妊娠 32 周后，胎儿生长迅速，羊水相对减少，胎儿与子宫壁贴近，胎儿的姿势和位置相对恒定，但亦有极少数胎儿的姿势和位置在妊娠晚期发生改变。胎方位甚至在分娩期仍可改变。

胎姿势（fetal attitude）指胎儿在子宫内的姿势。正常胎姿势为胎头俯屈，颏部贴近胸壁，脊柱略前弯，四肢屈曲交叉于胸腹前，其体积及体表面积均明显缩小，整个胎体成为头端小、臀端大的椭圆形。

胎产式（fetal lie）指胎体纵轴与母体纵轴的关系（图 4-7）。胎体纵轴与母体纵轴平行者，称为纵产式（longitudinal lie），占足月妊娠分娩总数的 99.75%；胎体纵轴与母体纵轴垂直者，称为横产式（transverse lie），仅占足月分娩总数的 0.25%；胎体纵轴与母体纵轴交叉者，称为斜产式。斜产式属暂时的，在分娩过程中多转为纵产式，偶尔转成横产式。

胎先露（fetal presentation）是指最先进入骨盆入口的胎儿部分。纵产式有头先露和臀先露，横产式为肩先露。根据胎头屈伸程度，头先露分为枕先露、前囟先露、额先露及面先露（图 4-8）。臀先露分为混合臀先露、单臀先露、单足先露、双足先露（图 4-9）。横产式时最先进入骨盆的是胎儿肩部，为肩先露。偶见胎儿头先露或臀先露与胎手或胎足同时入盆，称为复合先露（图 4-10）。

胎方位（fetal position）指胎儿先露部的指示点与母体骨盆的关系。枕先露以枕骨、面先露以颏部、臀先露以骶骨、肩先露以肩胛骨为指示点。每个指示点与母体骨盆入口左右前后横而有不同胎位。头先露、臀先露各有6种胎方位，肩先露有4种胎方位。如枕先露时，胎儿枕骨位于母体骨盆的左前方，应为枕左前位，余类推（表4-5）。

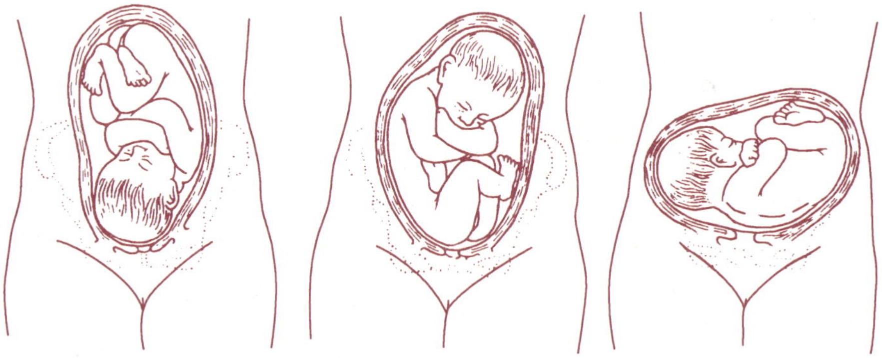

（1）纵产式－头先露　（2）纵产式－臀先露　（3）横产式－肩先露

图4-7　胎产式

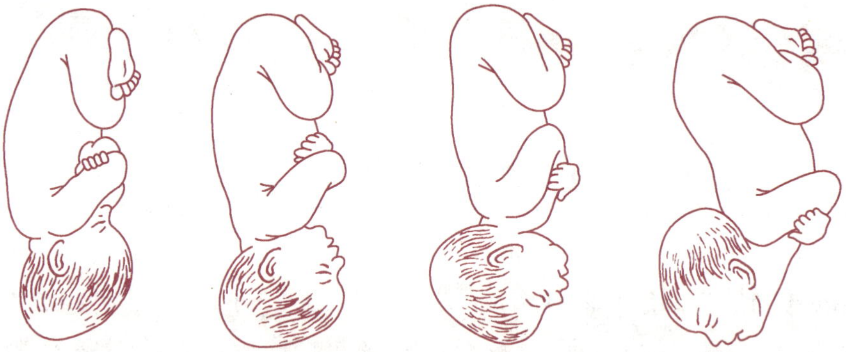

（1）枕先露　（2）前囟先露　（3）额先露　（4）面先露

图4-8　头先露的种类

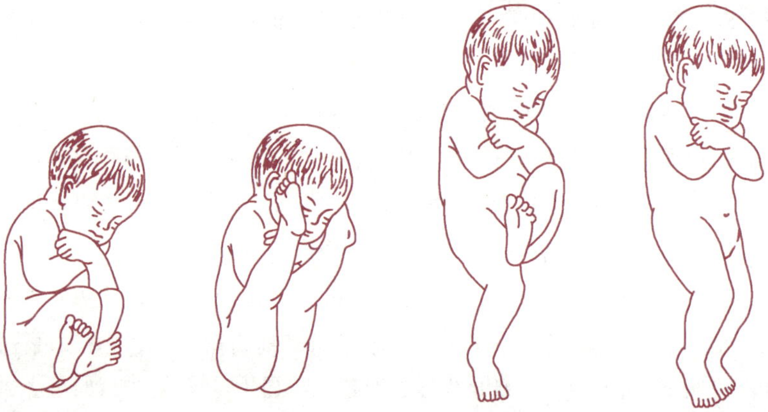

（1）混合臀先露　（2）单臀先露　（3）单足先露　（4）双足先露

图4-9　臀先露的种类

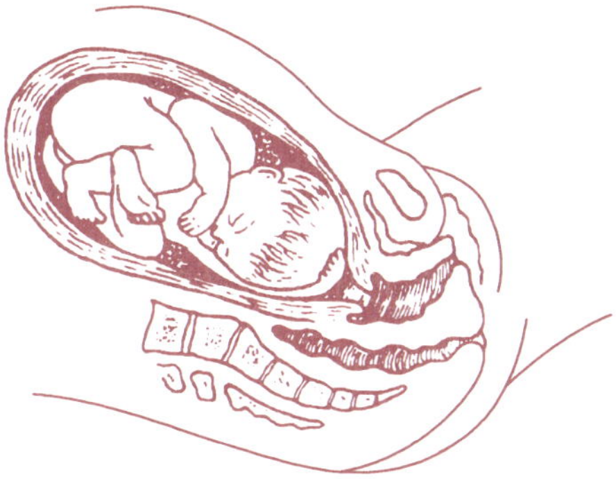

图 4-10　复合先露

表 4-5　胎产式、胎先露及胎方位的种类及对应关系

胎产式	胎先露		胎方位
纵产式	头先露	枕先露	枕左前、枕左横、枕左后 枕右前、枕右横、枕右后
		面先露	颏左前、颏左横、颏左后 颏右前、颏右横、颏右后
	臀先露		骶左前、骶左横、骶左后 骶右前、骶右横、骶右后
横产式	肩先露		肩左前、肩左后 肩右前、肩右后

（3）听诊：胎心在靠近胎背上方的孕妇腹壁上听得最清楚。枕先露时，胎心在脐右（左）下方；臀先露时，胎心在脐右（左）上方；肩先露时，胎心在靠近脐部下方听得最清楚。听诊部位取决于先露部及其下降程度。

2．骨盆测量（产道检查） 骨盆大小及其形状对分娩有直接影响，是决定胎儿能否顺利经阴道分娩的重要因素。中骨盆平面是骨盆腔内最狭窄的平面，其前后径为耻骨联合下缘中点通过两侧坐骨棘连线的中点、达骶骨处的距离，平均约为 11.5cm。横径为两侧坐骨棘之间的距离，又称坐骨棘间径。骨盆测量分外测量和内测量两种：

（1）骨盆外测量（external pelvimetry）：产前检查应常规行骨盆外测量，能间断判断骨盆大小及其形状。用骨盆测量器测量以下径线：

1）髂棘间径（interspinal diameter，IS）：孕妇取伸腿仰卧位。测量两髂前上棘外缘的距离（图 4-11），正常值为 23 ~ 26cm。

2）髂嵴间径（intercristal diameter，IC）：孕妇取伸腿仰卧位。测量两髂嵴外缘最宽的距离（图 4-12），正常值为 25 ~ 28cm。髂棘间径、髂嵴间径反映假骨盆的大小。

3）骶耻外径（external conjugate，EC）：孕妇取左侧卧位，右腿伸直，左腿屈曲，测量第 5 腰椎棘突下至耻骨联合上缘中点的距离（图 4-13），正常值为 18 ~ 20cm。第 5 腰椎棘突下相当于米氏菱形窝（Michaelis rhomboid）的上角。此径线可间接推测骨盆入口前后径长度，是骨盆外测量中最重要的径线。骶耻外径与骨质厚薄有关，骶耻外径值减去 1/2 尺桡周径（围绕右侧尺骨茎突测得的前臂下端周径）值，即相当于骨盆入口前后径值。

4）坐骨结节间径（intertuberous diameter，IT）或称出口横径（transverse outlet，TO）：孕妇取仰

卧位，两腿向腹部弯曲，双手抱双膝，测量两坐骨结节内侧缘的距离（图 4-14），正常值为 8.5 ~ 9.5cm。也可用检查者的手拳概测，能容纳成人横置手拳则属正常。此径线直接测出骨盆出口的横径长度。若此径线 <8cm，应加测出口后矢状径。

5）出口后矢状径（posterior sagittal diameter of outlet）：为坐骨结节间径中点至骶骨尖端的长度。检查者戴手套的右手示指伸入孕妇肛门向骶骨方向，拇指置于孕妇体外骶尾部，两指共同找到骶骨尖端，用骨盆出口测量器一端放在坐骨结节间径中点，另一端放在骶骨尖端处，即可测量出口后矢状径（图 4-15），正常值为 8 ~ 9cm。正常的出口后矢状径能弥补稍小的坐骨结节间径。出口后矢状径与坐骨结节间径值之和 >15cm，表示骨盆出口狭窄不明显。

6）耻骨弓角度（angle of pubic arch）：两手拇指指尖斜着对拢放置在耻骨联合下缘，左右两拇

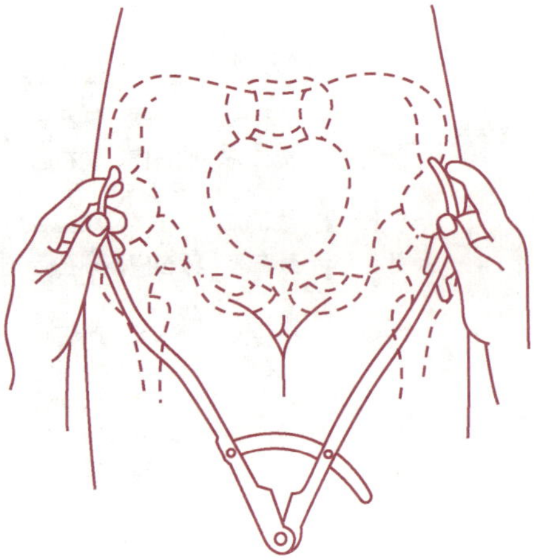

图 4-11　测量髂棘间径

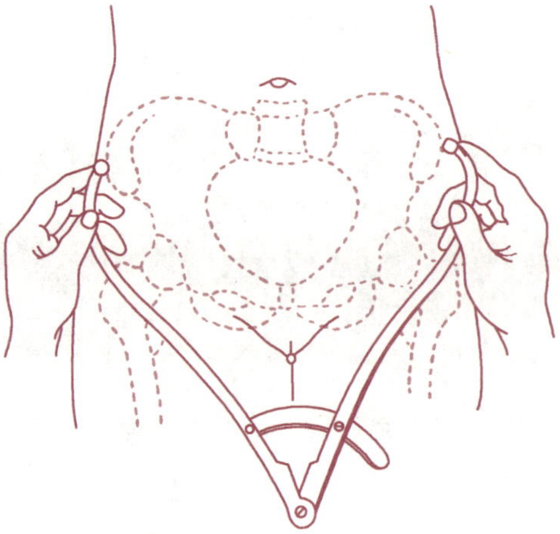

图 4-12　测量髂嵴间径

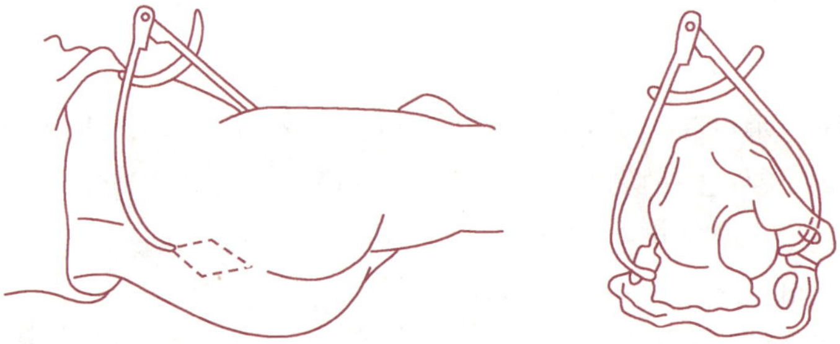

图 4-13　测量骶耻外径

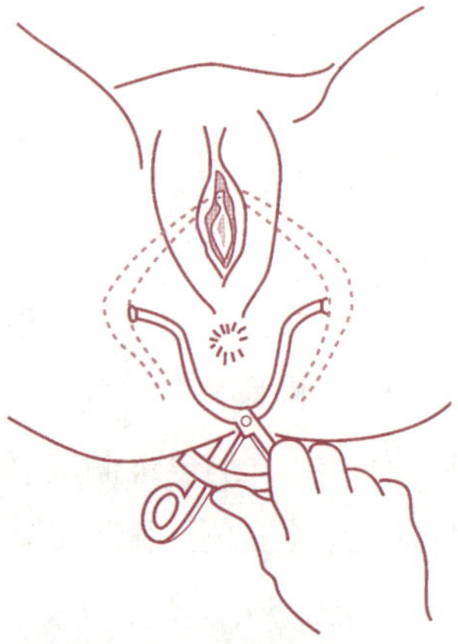

图 4-14　测量坐骨结节间径

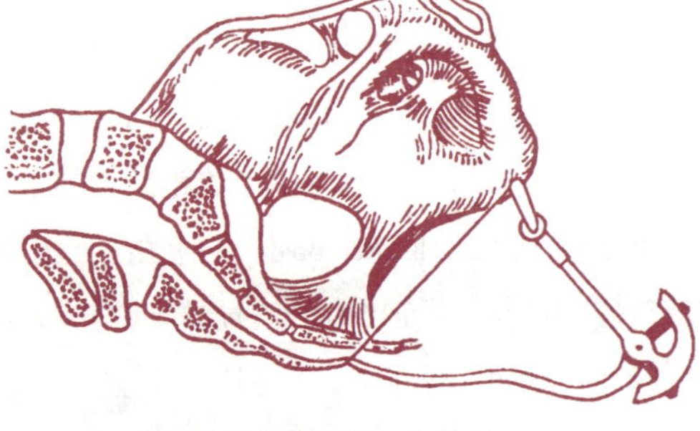

图 4-15　测量出口后矢状径

指平放在耻骨降支上，测量所得的两拇指间角度为耻骨弓角度（图 4-16），正常值为 90°，小于 80° 为不正常。此角度反映骨盆出口横径的宽度。

（2）骨盆内测量（internal pelvimetry）：测量时孕妇排空膀胱、取仰卧截石位。在妊娠 24 ~ 36 周、阴道松软时测量为宜，过早测量阴道较紧，近预产期测量容易引起感染。主要测量的径线有：

1）对角径（diagonal conjugate，DC）：为骶岬上缘中点到耻骨联合下缘的距离，正常值为 12.5 ~ 13cm，此值减去 1.5 ~ 2cm 为骨盆入口前后径的长度，称为真结合径（true conjugate），正常值为 11cm。检查者将一手示、中指伸入阴道，用中指指尖触到骶岬上缘中点，示指上缘紧贴耻骨联合下缘，另一手示指标记此接触点，抽出阴道内的手指，测量其中指尖到此接触点的距离，即为对角径（图 4-17）。测量时若中指指尖接触不到骶岬上缘，表示对角径值 >12.5cm。但骨盆入口最短前后径并不是对角径和真结合径，而是产科结合径（obstetrical conjugate），此值无法用手指直接测出，可通过对角径减去 2.5cm 左右间接得出，正常值为 10cm，该数值取决于耻骨联合高度和倾斜度。

2）坐骨棘间径（bi-ischial diameter）：测量两坐骨棘间的距离，正常值为 10cm。方法为一手示、中指放入阴道内，触及两侧坐骨棘，估计其间的距离（图 4-18）。也可用中骨盆测量器，所得数值较精确。坐骨棘间径是中骨盆最短的径线，此径线过小会影响分娩过程中胎头的下降。

3）坐骨切迹（incisura ischiadica）：代表中骨盆后矢状径，其宽度为坐骨棘与骶骨下部间的距离，即骶棘韧带宽度。将阴道内的示指置于韧带上移动（图 4-19），能容纳 3 横指（5.5 ~ 6cm）为正常，否则为中骨盆狭窄。

3．阴道检查 妊娠早期初诊时可作盆腔双合诊检查，但应注意动作轻柔。妊娠中期对有阴道流血或可疑阴道壁、宫颈病变的孕妇，可重复阴道窥视，明确病变位置。因妊娠中期子宫体已超出盆腔范围，可直接从腹部触及，一般不必再行双合诊检查。妊娠 24 周后可行阴道检查测量对角径。妊娠最后 1 个月应避免阴道检查。

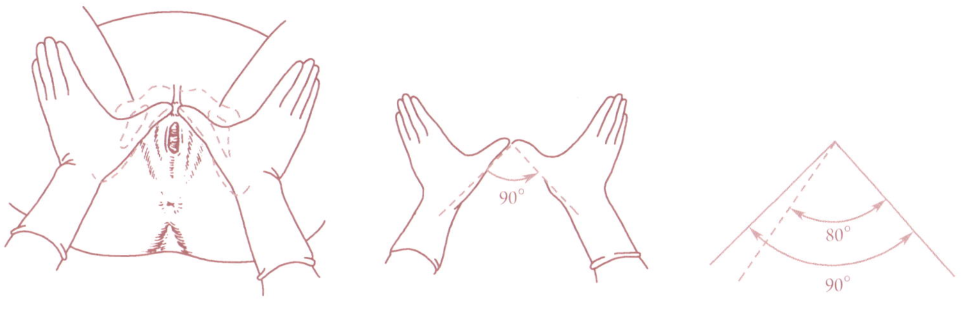

图 4-16 测量耻骨弓角度

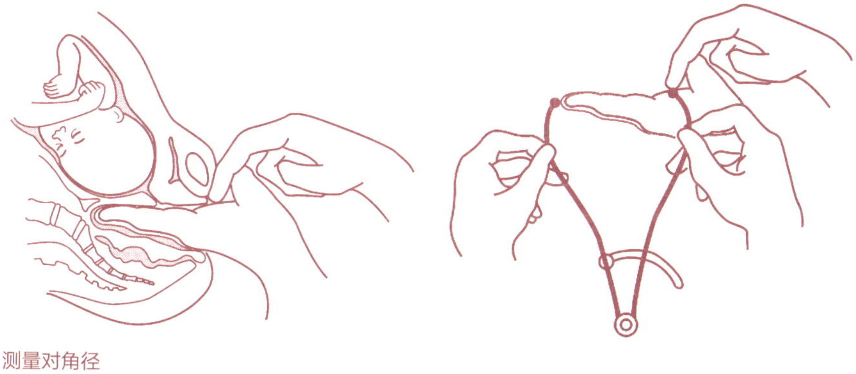
图 4-17 测量对角径

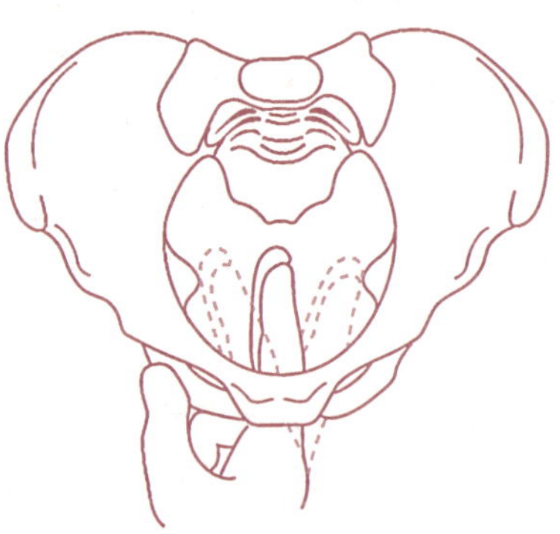

图 4-18　测量坐骨棘间径

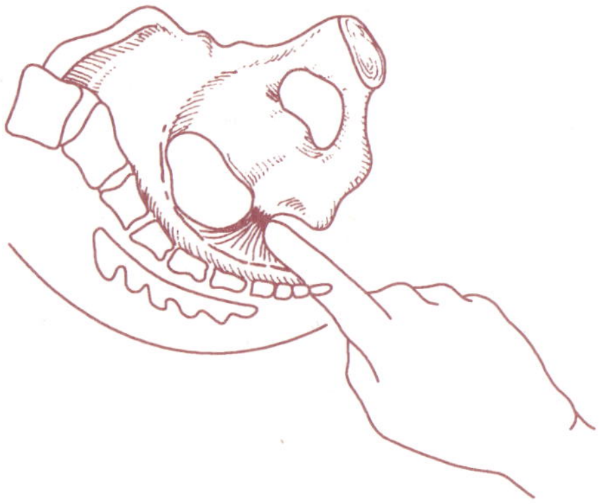

图 4-19　测量坐骨切迹宽度

4. 肛门指诊检查　简称肛诊，可以了解胎先露部、骶骨前面弯曲度、坐骨棘间径、坐骨切迹宽度以及骶尾关节活动度，并测量出口后矢状径。

（二）胎儿宫内状况的监护

1. 妊娠早期　行妇科检查可初步确定子宫大小是否符合孕周，并可依据B型超声检测胎芽、胎心确定是否活胎以及确切孕周、推算预产期。

2. 妊娠中期　尺测子宫长度、腹围，建议多普勒听诊胎心率，判断是否活胎、粗略估测胎儿是否符合孕周。

3. 妊娠晚期　应增加询问孕妇自觉症状、注意观察下肢浮肿及必要的再次全身检查，并尺测子宫长度、腹围及多普勒听胎心率，妊娠34周以后还可以行电子胎心监护，评估胎儿宫内安危情况。

4. 胎动计数　孕妇自行监测胎动是评价胎儿宫内情况最简便有效的方法之一。随着孕周的增加，胎动逐渐由弱变强，妊娠足月后因羊水量减少、宫腔空间减小胎动又逐渐减弱。一般认为胎动计数≥6次/2小时为正常，<6次/2小时或减少50%提示胎儿缺氧可能。

（三）绘制妊娠图

妊娠图就是定期测量子宫底高度和腹围大小，并将每次测得的数值绘在相应孕周的宫高、腹围线上，然后连成曲线，并与标准曲线上相对应孕周的宫高、腹围进行比较，得出胎儿生长发育是否正常的结论，这种曲线就称为“妊娠图”。为了简便明了，目前常用的妊娠图只测量子宫底高度，所以又称宫高图。妊娠图由纵坐标和横坐标构成，纵坐标上的刻度代表子宫底高度（cm），横坐标上的刻度代表孕周（图4-20）。图中有四条自左下向右上的伴行曲线，上下两条虚线分别是胎儿体重第80百分位、第20百分位，上下两条实线分别是胎儿体重第90百分位、第10百分位。宫高测量数据位于两条虚线之间提示正常，位于上下实线、虚线之间分别提示偏高、偏低；位于上实线之上提示过高、位于下实线之下提示过低，需进一步核实孕周、胎数、测量前是否排空膀胱，并可能需进一步B超检查胎儿大小、羊水量等。

1. 宫高增长曲线　自妊娠16周开始，产前检查测量宫高，测量时孕妇仰卧伸直双腿，紧贴腹壁测量子宫前壁耻骨联合上缘至子宫底间的长度，为减少偏差，各测量者手法力求一致。孕16～36周，宫高平均增长0.8～1.0cm/周，36周以后增长稍缓慢，36～40周增长0.4cm/周，孕40周的宫高平均为32cm。

通过每次检查描记的坐标点的连线，就可动态地观察胎儿在子宫内的生长发育情况。根据曲线的走势，大致有以下三种情况：

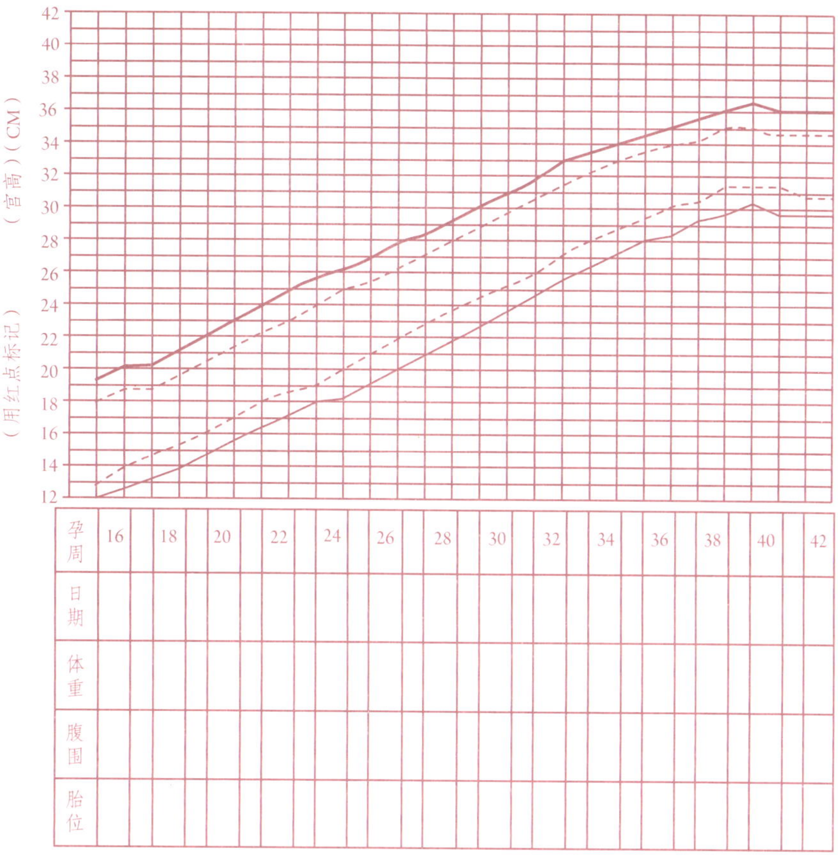

注明：虚线内为正常区，实线外为异常区，虚线与实线间为警戒区。

图 4-20　绘制妊娠图

（1）宫高曲线走势接近甚至低于图表上的低体重曲线，提示胎儿生长受限、体重较低。出现低体重曲线走势，大致有以下几种可能：①最常见的原因是胎儿生长受限。若从妊娠中期起，宫高曲线连续呈低体重曲线走势，但体重增长速率尚正常，多为内因性胎儿生长受限，有可能为遗传因素引起，有的还可能伴有胎儿出生缺陷。若妊娠中期的宫高曲线为正常体重曲线的走势，只是妊娠晚期的某段时间出现低体重曲线的走势，多为外因性胎儿生长受限，常为环境因素或营养因素所致，只要通过针对病因的治疗及静脉补充营养等措施，有可能促使胎儿体重增加，而且越早治疗效果越好。②患有妊娠期高血压疾病、自身免疫性疾病等并发症和合并症的孕妇，由于胎盘功能不全、供血不足，可发生胎儿生长受限，常发生于妊娠 32 周后（因此时正是胎儿快速发育阶段）。对这些原因引起的胎儿生长受限应及时治疗，以免胎儿在宫内发生意外。

（2）胎儿的宫高曲线呈正常体重曲线走势，提示胎儿发育正常。

（3）胎儿的宫高曲线的走势接近甚至超过高体重曲线。出现高体重曲线走势多见于巨大儿和多胎妊娠，有时也可见于妊娠期糖尿病孕妇血糖控制差、头盆不称及前置胎盘等。羊水过多和胎儿脑积水等畸形也是引起高体重曲线的重要原因。

2．腹围增长曲线　自妊娠 16 周始，每次产前检查时绕脐一周测量孕妇腹围。孕 16 ~ 42 周平均腹围增长 21cm，增长率为 0.8cm/ 周，孕 20 ~ 24 周，腹围增长最快，速率为 1.6cm/ 周，孕 24 ~ 36 周为 0.84cm/ 周，孕 36 周后增长明显减缓为 0.25cm/ 周。因腹围受孕妇腹壁及体型的影响，所以腹围增长速率的变化更为重要。临床上妊娠足月后常以简易公式计算胎儿体重，即腹围（cm）×

宫高（cm）= 胎儿体重（g），如果计算胎儿体重偏大或偏小，建议进一步做 B 超检查。

3．体重增长曲线 妊娠期体重增加主要来自母亲储存体液的增加。胎儿及其附属物只占 25% 左右。因此，体重的增减可作为观察孕妇水钠潴留程度和判定治疗效果的依据。正常妊娠 16 周以后，体重开始增加。孕 16 ~ 24 周增长较快，约为 0.41kg/ 周。母体体重增加过快提示体液过度潴留，体重不增加应警惕胎儿生长受限的发生，体重增加曲线可有效地监测妊娠期高血压疾病、妊娠期糖尿病、胎儿生长受限等高危妊娠。

由于宫高曲线、腹围曲线受腹壁脂肪厚薄及胎先露入盆与否等因素的影响，且腹围曲线个体差异大，故只能作为观察胎儿生长的一种筛查措施。当发现低值或高值的异常曲线走势后，应及时核实评估，必要时以 B 超测量胎儿径线，准确性较高，而且还有助于同时发现胎儿可能存在的畸形。

（钟　梅）

第五节　妊娠期妇女辅助检查

妊娠期的辅助检查不但可用于妊娠的早期诊断，而且对于确定孕妇以及胎儿的健康情况具有重要的意义。

一、妊娠试验

人绒毛膜促性腺激素（human chorionic gonadotropin，hCG）由合体滋养细胞分泌，其发生于胚泡着床后。妊娠试验是利用孕妇尿液及血清中含有 hCG 的生物学或免疫学特点，检测体内有无 hCG 的方法。

（一）hCG 的存在形式及变化趋势

血中 hCG 多数以完全的 hCG 形式存在，只有少数游离的 α 亚单位和 β 亚单位，而在尿液中起免疫作用的是 hCG 的代谢产物。受精后第 7 天开始，即可测出 hCG，大约 20 ~ 50U/L，排卵后 14 天为 100U/L，妊娠第 5 周可达 1000U/L 以上，至妊娠 8 ~ 10 周达高峰，约 2 万 ~ 20 万 U/L（平均 5 万 U/L），随后持续 1 ~ 2 周后逐渐下降，正常情况下产后 2 周内消失。

（二）妊娠试验常用方法

常用的妊娠试验有单克隆抗体酶标绒毛膜促性腺激素检测法、乳胶凝集抑制试验和放射免疫测定法等。

1．单克隆抗体酶标绒毛膜促性腺激素检测法 这是目前临床上应用最为广泛的早孕检测方法，也称单克隆抗体早孕检测、早早孕诊断试纸条法。其灵敏度高，在受精后 10 天左右即在停经之前就能诊断早期妊娠，而且操作简单，便于在家中使用。

（1）具体操作方法：许多厂家开发了适合家庭自我检测的试纸条。试纸条上端为对照线，下端为反应线，将标有 MAX 字样的一端插入待检尿液中，插入的深度不要超过 MAX 线，3 ~ 10 分钟观察结果。显示区上下两端出现两条红色线为 hCG 阳性；如仅在上端出现一条红色线为 hCG

阴性，上端无红色线出现提示检测无效。

（2）结果判断：检测结果为阳性，则说明尿绒毛膜促性腺激素最少在 25 U/L 以上。

（3）注意事项：①临床上一般在停经数天即可通过此试验检测出是否妊娠，但妊娠试纸只能确定有无妊娠而不能确定妊娠的部位，特别是对于有不规则阴道流血的育龄妇女，若自己用妊娠试纸检测为阳性的话，一定要考虑是否有异位妊娠，甚至还要考虑其他与妊娠有关的疾病，如滋养细胞疾病的可能。②虽然用敏感的早早孕诊断试纸条在妊娠后 6 ~ 7 天即可诊断妊娠，但对预期月经前的阴性结果仍应持慎重的态度，最好在 1 周后重复检测。如仍为阴性则妊娠机会很少。如月经过期 1 个月重复检测仍为阴性，可基本除外妊娠。③由于多种原因会导致假阳性结果的出现，因此本检测法不能作为唯一的确诊依据，需要结合其他检查的结果进行判断。

2．乳胶凝集抑制试验 也是目前较常用的妊娠试验，10 ~ 20 分钟即可报告结果，灵敏度较高。此法需在怀孕后 35 ~ 40 天才出现阳性反应。

3．放射免疫测定法 是进行 hCG 定量检测的常用方法，由于 hCG 的 α 亚单位与促黄体生成素（luteinizing hormone，LH）、促卵泡素（follicle stimulating hormone，FSH）、促甲状腺激素（thyroid stimulating hormone，TSH）等有交叉反应，现多检测 β-hCG。具有特异性强、灵敏度高的优点，用于极早期妊娠的诊断、异位妊娠、滋养细胞疾病的诊断和随访。

二、超声检查

（一）B 型超声

超声检查对于孕妇而言是一项非常重要的技术，在临床上有适应证时能应用于妊娠的任何阶段。B 型超声（B-mode ultrasonography）可清晰显示胎儿的解剖结构、羊水、胎盘和脐带等，而实时超声显像更能显示胎心、胎动、吞咽、呼吸样运动、排尿等胎儿的生理活动。

1．检查方法 B 型超声检查的途径分为经腹壁超声检查和经阴道超声检查两种，使用高分辨率的实时 B 型超声诊断仪。

（1）经腹壁超声检查：检查前孕妇需要适度充盈膀胱，取仰卧位，检查者根据孕妇病情需要作纵断、横断或斜断等多断层面扫描。

（2）经阴道超声检查：检查前孕妇不必充盈膀胱，取膀胱截石位，检查者将探头轻柔地放入其阴道内，调整角度以获得满意切面。此项检查分辨率高，特别适合对急诊孕妇、肥胖孕妇或盆腔深部器官的观察，检查效果更佳。

2．结果判断

（1）妊娠诊断：B 型超声是快速确诊早期妊娠最可靠的辅助检查方法，经阴道超声检查比经腹壁超声检查可提前 1 周诊断早孕。妊娠早期 B 型超声检查的目的主要是确定是否宫内妊娠、胎儿是否存活、胎儿数目；估计孕龄；排除异位妊娠、滋养细胞疾病、盆腔肿块或子宫附件异常；对于多胎妊娠，可根据胚囊的数目和形体判断绒毛膜性。

在停经 4 ~ 5 周时，超声检查可见宫腔内圆形或椭圆形妊娠囊。妊娠 6 周时，在妊娠囊内见到有节律的胎心搏动、胚芽，可确诊为早期妊娠、活胎。中晚期妊娠时，B 型超声检查能显示胎儿数目、胎产式、胎先露、胎方位、有无胎心搏动、胎盘位置及其与宫颈内口的关系、胎动和羊水量等。

（2）胎儿发育状况判断：除了用于妊娠诊断，超声检查还广泛应用于胎儿生长发育情况的评估，包括胎龄的预测、胎儿成熟度测定和胎儿生理功能的观察。胎龄的推测方法很多，临床上以末次月经和症状来检查、估算胎龄，如果配合超声测量将更加可靠。早孕以测量胎囊大小、头臀径为主要方法。中晚期妊娠主要可通过双顶径、股骨长、头围、腹围来测量胎龄。通过超声检查测定胎头双顶径、胎盘成熟度可以判断胎儿成熟度。在对胎儿生理功能的观察方面，利用超声技术检查胎儿的各种生理变量，是预测胎儿预后的一种重要方法。利用超声实时显像仪能够直接观察胎儿呼吸样运动、胎动、胎儿肌张力、羊水等四项指标进行评分，以判断胎儿在宫内的情况。

（3）病理产科诊断：超声检查在病理产科疾病如异位妊娠、胎盘异常、滋养细胞疾病以及羊水过多或过少、胎儿畸形等的诊断过程中也发挥了重要作用。

（二）超声多普勒法

彩色多普勒超声（Color Doppler Ultrasound）一般指把通过相关技术获得的血流多普勒信号经彩色编码后实时地叠加在二维图像上，即形成彩色多普勒超声血流图像。由此可见，彩色多普勒超声既具有二维超声结构图像的优点，又同时提供了血流动力学的丰富信息，在实际应用中受到了广泛的重视和欢迎。

1．应用 此项检查应用于妇产科专业领域的主要优点在于，特别适用于对良恶性肿瘤的鉴别及脐带疾病、胎儿先心病及胎盘功能的评估；对于滋养细胞疾病的辅助诊断价值较高；通过血流频谱观察，对不孕症、盆腔静脉曲张也较易做出诊断。经阴道超声检查比经腹壁超声检查具有一定的优越性，主要体现在：①对子宫动脉、卵巢血流的敏感性、显示率高。②缩短检查时间、获得准确的多普勒频谱。③检查前孕妇无需充盈膀胱。④结果不受体型肥胖、腹部瘢痕、肠腔充气的影响。⑤可利用探头寻找盆腔脏器触痛部位并判断有无粘连。特别是此项检查还具备频谱多普勒的功能，能为检查者提供常用于妇产科专业领域评估人体血流状态的参数，包括阻力指数、搏动指数和收缩期/舒张期血流速度比值。

2．检查方法 孕妇检查前准备、体位和方法与B型超声检查相同。

3．结果判断 在增大的子宫区内，用超声多普勒仪可听到有节律、单一高调的胎心音，胎心率为110～160次/分，可确诊为早期妊娠、活胎；彩色多普勒超声可见胎儿心脏区彩色血流，也可确诊。中晚期妊娠时，超声多普勒，尤其是彩色多普勒超声可探测子宫动脉、脐动脉和胎儿动脉的血流速度波形，以监护、预测胎儿情况。妊娠中期子宫动脉搏动指数和阻力指数可以用于子痫前期风险的评估，妊娠晚期脐动脉血流搏动指数和阻力指数可用于评估胎盘血流，胎儿大脑中动脉的收缩期峰值可以用于胎儿贫血程度的评估。

三、宫颈黏液检查

宫颈黏液（cervical mucus）是宫颈腺体的分泌物。卵巢功能正常的育龄妇女在卵巢性激素的作用下，宫颈黏液的物理、化学性状会发生周期性变化。临床上常借助宫颈黏液检查观察宫颈黏液结晶的多少及羊齿植物叶状的完整与否来了解妊娠情况。宫颈黏液中形成结晶的物质条件是无机盐与黏蛋白，排卵期黏液涂片，可见典型羊齿植物叶状结晶；排卵后或妊娠期由于孕激素作用，结晶断裂成小块，呈椭圆体。

（一）检查方法

被检查者取膀胱截石位，先用阴道窥器暴露子宫颈，以观察宫颈黏液性状。用棉球拭净宫颈口及阴道穹窿的分泌物。用干燥长钳伸入宫颈管内1cm左右钳取黏液，缓慢分开钳柄，观察其拉丝度，再将黏液置于玻片上，不必涂抹，待其干燥后，低倍光镜下观察。

（二）结果判断

宫颈黏液量少而且黏稠，涂片干燥后光镜下可见排列成行的珠豆状椭圆体，无羊齿植物叶状结晶，则早期妊娠的可能性较大。若黄体期宫颈黏液稀薄，涂片干燥后光镜下出现羊齿植物叶状结晶，则基本能排除早期妊娠。

四、胎儿心电图

胎儿心电图（fetal electrocardiography）监测是一种非侵入性的检查手段，是指通过置电极于母体腹壁或胎儿体表，记录胎儿心脏每一心动周期活动发生的电位变化及其在心脏传导过程中的图形，应用特制的胎儿心电图机记录而得。通过胎儿心脏活动的客观指标能够及早诊断胎儿宫内缺氧及先天性心脏病。

（一）检查方法

分为间接和直接检测法两种。常用间接法检测胎儿心电图，即置电极于孕妇体表而获得的胎儿心电图。主要应用三电极法进行描记，孕妇先排空膀胱，安静放松仰卧于检查床上，将正负两个电极分别置于孕妇子宫底部和耻骨联合上方的腹壁，无关电极置于孕妇大腿内侧。由于间接法记录到的心电信号要通过羊水、子宫肌层、腹肌和脂肪组织等，同时易受母体生物电和外界的干扰，所以胎儿的心电信号往往较弱，QRS 综合波振幅仅 20μV 左右。直接检测法指直接置电极于胎儿头皮、臀部等体表部位来获得胎儿心电图。需在孕妇破膜后才能使用此方法，而且有引起感染的危险，不宜连续多次检测。

（二）结果判断

一般妊娠 12 周后胎儿心电图可显示较规律的图形，于妊娠 20 周后检测成功率更高。正常胎儿心电图为胎心率 110 ~ 160 次 / 分，QRS 时限 0.02 ~ 0.05 秒，QRS 综合波振幅 10 ~ 30μV，ST 段无明显偏高等。胎儿心电图已能够较为可靠地对胎儿心动过速、心动过缓、早搏、心律不齐、传导阻滞等较为常见的胎儿心律失常做出判断。

五、超声多普勒胎心检查

超声多普勒胎心仪是准确度较高、使用范围较广的胎心监测方式。该仪器采用超声非聚焦连续波多普勒原理，由与母体腹部声耦合的超声换能器及电路部分组成，经信号处理能够将与胎心有关的低频信号分离出来，加以放大并进行监测。超声多普勒胎心仪可监测和记录胎儿心率、母体宫缩，主要用于妊娠后期对胎儿的监护。

六、一般化验检查

妊娠期孕妇需要进行的化验检查包括血常规、尿常规、血型（ABO 血型及 Rh 血型）、凝血功能、肝功能、乙型和丙型肝炎抗原及抗体检查、肾功能、妊娠糖尿病（GDM）筛查（空腹血糖、50g 葡萄糖筛查、75g 口服葡萄糖耐量试验）、甲状腺功能检测、血清铁蛋白测定、地中海贫血筛查、结核菌素（PPD）试验、抗 D 滴度检查（Rh 阴性者）、B 族链球菌（GBS）筛查以及人类免疫缺陷病毒（HIV）、梅毒螺旋体的筛查。

七、高危妊娠胎儿安危的监测

（一）电子胎儿监护

电子胎儿监护通过对胎心及其与胎动和宫缩之间关系的连续观察，来评估胎儿在宫内的安危情况。临床常用的电子胎儿监护包括无应激试验、缩宫素激惹试验和胎心率监测，用以了解胎儿储备能力。

1．无应激试验 无应激试验（non-stress test，NST）的目的是观察胎动时胎心率的变化，了解胎儿储备能力。

（1）适应证和禁忌证：本项检查适用于高危妊娠孕妇、妊娠晚期自觉胎动减少或异常躁动的孕妇。因为小于妊娠 28 周时，胎儿中枢神经系统和心血管系统发育尚不完善，易出现不准确的检查结果，所以孕妇妊娠不足 28 周是本项检查的相对禁忌证。

（2）检查方法

1）检查前准备：检查前孕妇情绪平稳，未饮酒、咖啡和茶，未服用镇静剂等药物。向孕妇解释试验目的以取得其配合，并嘱其排尿。孕妇取半卧位，为其测量血压 1 ~ 2 次，确认血压平稳后，开始试验。

2）检查操作：检查者应用四步触诊确定宫底高度和胎儿背部，将胎心多普勒探头涂耦合剂后置于胎心听诊区，于胎心音最清楚处用具有弹性的腹带固定于孕妇腹壁。将宫缩压力探头置于宫底下 3 横指处，并用另一条腹带固定于孕妇腹壁。监测时间一般为 20 ~ 40 分钟，若监测 20 分钟尚未有胎动出现，可能胎儿处于安静睡眠状态所致，可轻轻推动孕妇腹部，使胎儿觉醒，再监测 20 分钟。

3）检查中注意事项：孕妇在监护过程中可适时变换体位，但不能采取仰卧位，以防止仰卧位低血压综合征的发生，从而影响对监护结果的判断。

（3）结果判断：无应激试验的结果分为反应型和无反应型。一般认为 20 分钟内至少有 3 次以上胎动伴胎心率加速 >15 次 / 分，持续 >15 秒为正常，称为反应型。如果胎动数与胎心率加速数少于前述情况，或胎动时无胎心率加速，则称为无反应型。

2．缩宫素激惹试验 缩宫素激惹试验（oxytocin challenge test，OCT）是在妊娠期以缩宫素诱发宫缩，并用胎儿监护仪观察、记录宫缩发生时胎心率的变化，了解胎盘于宫缩时一过性缺氧的负荷变化，监测胎儿的储备能力。

（1）适应证和禁忌证：凡疑有胎盘功能不良的高危妊娠孕妇均可进行此项检查，但由于宫缩可能给已缺氧的胎儿造成更大的损害，故其临床应用受到一定的限制。本项检查的禁忌证包括既往剖宫产史、妊娠晚期出血、胎膜早破、羊水过多或过少、多胎妊娠、先兆早产及宫颈松弛症、怀疑胎儿已有严重宫内窘迫、软产道及胎位异常、妊娠合并严重的内科疾病。

（2）检查方法：进行此项检查时，孕妇必须住院，并做好急救胎儿窘迫的准备，备好氧气和宫缩抑制剂。有两种方法可以诱导孕妇产生宫缩，一种方法是静脉内滴注缩宫素，诱发宫缩 3 次 /10 分钟，持续 40 ~ 60 秒，然后开始此项试验。另一种方法是运用乳头刺激法，即透过衣服摩擦乳头 2 分钟直至产生宫缩。

用缩宫素诱发宫缩时，将缩宫素 2.5U 加入 5% 葡萄糖注射液 500ml 中静脉滴注，最初滴速为 8 滴 / 分，以后每 5 分钟增加 2 滴，至达有效宫缩强度，即每 10 分钟出现 3 次宫缩，每次持续 40 ~ 60 秒为止，不再增加滴数。其他步骤与无应激试验相同，进行该试验时以观察 10 次宫缩为宜，记录胎心和宫缩曲线。试验过程中一旦出现宫缩过强，应立刻减慢滴速或停药；若出现连续晚期减速，应停药。静脉内滴注缩宫素诱发宫缩者，应在试验结束后继续监护，直到宫缩消失。

（3）结果判断：此项检查阴性者，无晚期减速和明显的变异减速，提示胎盘功能良好；阳性者超过 50% 的宫缩有晚期减速，即使宫缩频率少于 10 分钟 3 次。

3．胎心率监测 胎心率（fetal heart rate，FHR）监测主要通过胎心电子监护实现对胎心率变化的连续记录，并可以观察胎心率与胎动、宫缩之间的关系，连续监测妊娠晚期胎心率的动态变化，因此成为筛选胎儿宫内窘迫、评判胎盘储备功能的首选方法。胎动异常、胎心异常或高危妊娠于妊娠末期及临产后均应进行胎心电子监护，以准确观察和记录胎心率的连续变化。

（1）检查方法：用电子胎儿监护仪监测并记录胎心率的两种基本变化，即胎心率基线及周期性胎心率。胎心率基线指在没有胎动及宫缩的情况下记录 10 分钟以上的胎心率平均值，它包括每分钟心搏次数及胎心率的基线变异。周期性胎心率，亦称胎心率一过性变化，指当受到胎动、宫缩、触诊、声响等刺激后，胎心率发生暂时性加快或减慢，随后又能恢复到基线水平。周期性胎心率也是判断胎儿安危的一个重要指标。

（2）结果判断：正常胎心率为 110 ~ 160 次 / 分，胎心率 >160 次 / 分，持续 10 分钟，称为心动过速；胎心率 <110 次 / 分，持续 10 分钟，称为心动过缓。胎心率的变异指胎心率有小的周期性波动。胎心率的基线摆动包括胎心率的摆动幅度及摆动频率两个指标（图 4-21）。摆动幅度指胎心率的波动范围，一般正常为 6 ~ 25 次 / 分；摆动频率指 1 分钟内胎心率波动的次数，正常为 ≥ 6 次。胎心率的基线变异是判断胎儿宫内安危的最重要指标之一。

周期性胎心率的变化分为加速和减速两种情况。加速是指宫缩时胎心率基线暂时增加，>15 次 / 分，并且持续时间 >15 秒，表明胎儿情况良好，可能是由于宫缩时胎儿躯干或脐静脉受压引起的反射性心率加速。减速指宫缩时胎心率出现暂时性的减慢，又可分为早期减速（图 4-22）、变异减速（图 4-23）和晚期减速（图 4-24）三种情况。周期性胎心率的变化是胎儿监护的重要指标。

（二）胎儿生物物理评分

1980 年 Manning 指出利用电子胎儿监护仪与 B 型超声联合监测胎儿宫内缺氧情况，一共包括 5 项指标：无应激试验（NST）、胎儿呼吸样运动（FBM）、胎动（fetal movement，FM）、胎儿肌张力（fetal tension，FT）及羊水容量（amniotic fluid volume，AFV），每项 2 分，满分 10 分（表 4-6）。根据 Manning 评分对胎儿安危进行预测和处理（表 4-7）。

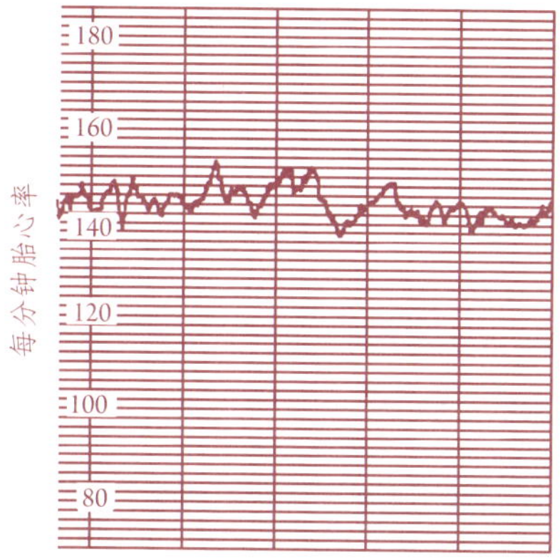

图 4-21 胎心率基线与摆动

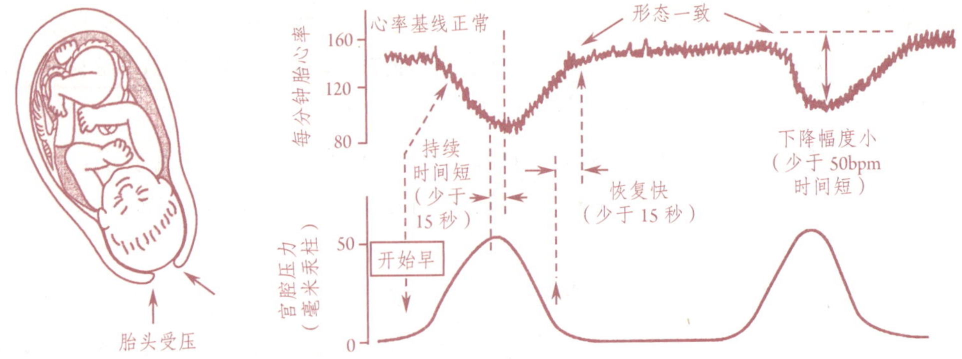

图 4-22　胎心率早期减速

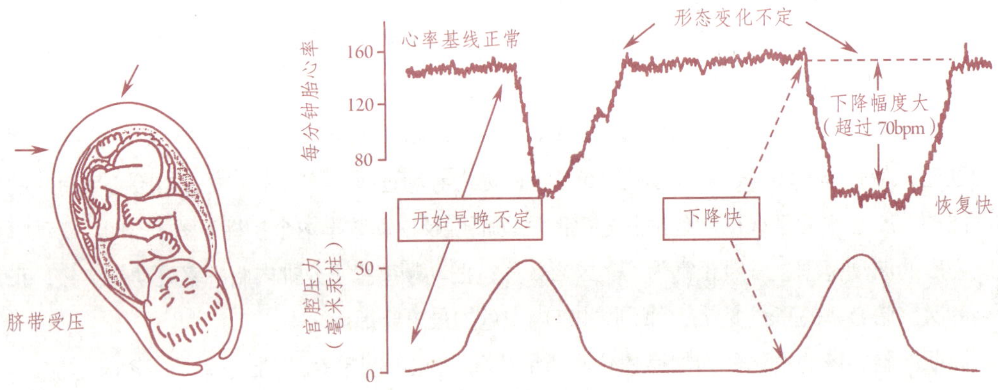

图 4-23　胎心率变异减速

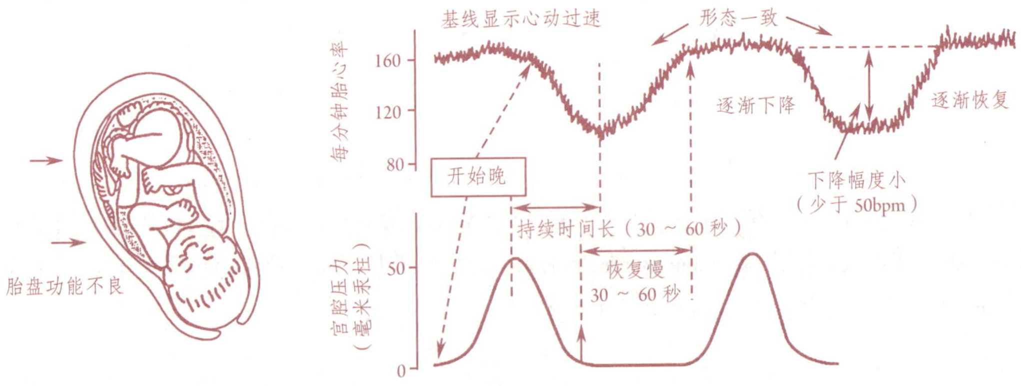

图 4-24　胎心率晚期减速

表 4-6　Manning 评分法

指标	2 分（正常）	0 分（异常）
NST（20 ~ 40 分钟）	≥ 2 次胎动，FHR 加速，振幅 ≥ 15bpm，持续 ≥ 15 秒	<2 次胎动，FHR 加速，振幅 <15bpm，持续时间 <15 秒
FBM（30 分钟）	≥ 1 次，持续 ≥ 30 秒	无或持续 <30 秒
FM（30 分钟）	≥ 3 次躯干和肢体活动（连续出现计 1 次）	≤ 2 次躯干和肢体活动
FT（30 分钟）	≥ 1 次躯干伸展后恢复到屈曲，手指摊开合拢	无活动，肢体完全伸展，伸展缓慢，部分恢复到屈曲
AFV	≥ 1 个羊水暗区，最大羊水池垂直直径 ≥ 2cm	无或最大羊水池垂直直径 <2cm

表 4-7　Manning 评分的预测和处理原则

评分	胎儿情况预测	处理原则
10 分	无急、慢性缺氧	每周复查 1 次，高危妊娠每周复查 2 次
8 分	急、慢性缺氧可能性小	每周复查 1 次，高危妊娠每周复查 2 次，羊水过少者可终止妊娠
6 分	可疑急、慢性缺氧	24 小时内复查，若仍≤ 6 分或羊水过少，可终止妊娠
4 分	可有急、慢性缺氧	24 小时内复查，若仍≤ 6 分或羊水过少，可终止妊娠
2 分	急性缺氧或伴慢性缺氧	若胎肺成熟，终止妊娠；若胎肺不成熟给予激素治疗 48 小时内终止妊娠
0 分	急、慢性缺氧	终止妊娠，胎肺不成熟，同时给予激素治疗

（三）胎儿脐血流检查

通过测定胎儿血循环的生理变化，了解胎儿在子宫内的安危。目前主要采用多普勒血流频谱分析的方法（图 4-25），检查的主要指标包括 S/D 值（收缩期最大血流速度 S 与舒张末期血流速度 D 的比值，systolic to diastolic ratio）、阻力指数（resistance index，RI）和搏动指数（pulsatility index，PI），用以判断胎儿有无宫内缺氧情况。妊娠晚期，当脐动脉血流 S/D>3，RI>0.7，PI>1.7 时，提示胎儿宫内窘迫。

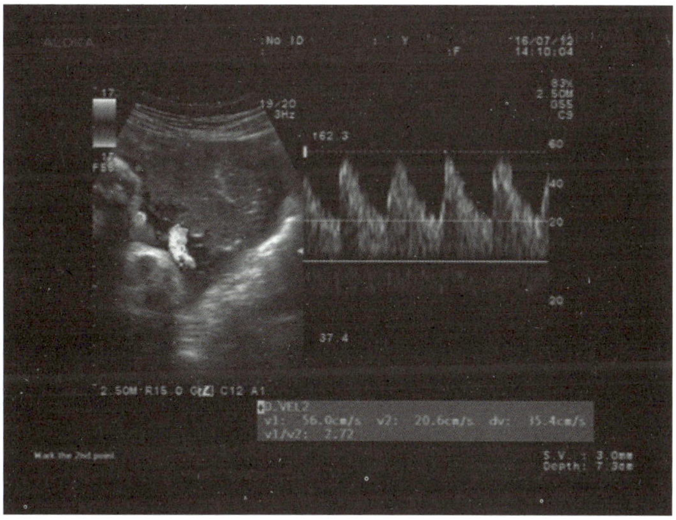

图 4-25　胎儿脐动脉多普勒血流频谱图

（四）羊膜镜检查

羊膜镜检查（amnioscopy）是应用羊膜镜观察妊娠期羊水情况，以判断胎儿安危的方法。孕妇取膀胱截石位，常规消毒外阴并铺无菌孔巾。用阴道窥器暴露宫颈，消毒宫颈及阴道，清除宫颈口及宫颈管内黏液后置入羊膜镜观察。根据羊水颜色结合其混浊度分为 3 度。

Ⅰ度：浅绿色，常见于胎儿慢性缺氧。

Ⅱ度：深绿色或黄绿色，提示胎儿急性缺氧。

Ⅲ度：呈棕黄色，稠厚，并常可见胎粪，提示胎儿缺氧严重。

八、高危妊娠胎盘功能的监测

胎盘是供给胎儿需要的氧气和营养物质、排泄胎儿的代谢产物和二氧化碳的器官。因此，通过监测胎盘功能，可以间接了解胎儿在宫内的安危情况。胎盘功能的检查方法较多，可根据条件选择应用。

（一）孕妇尿或血清雌三醇（E_3）

孕妇血及尿中所含雌激素总量随妊娠进展而增加，至妊娠晚期达高峰，其中 E_3 占雌激素的90%。因此，可通过检测孕妇尿或血清中 E_3 含量了解胎盘功能。

1．孕妇尿雌三醇测定 孕妇尿中雌三醇正常值为>15mg/24h，10～15mg/24h 为警戒值，<10mg/24h 为危险值。由于留取孕妇 24 小时尿液不方便，故也可采用孕妇随意尿测雌激素 / 肌酐（E/C）比值来估计胎盘功能，E/C 比值 >15 为正常值，11～15 为警戒值，<10 为危险值。

2．孕妇血清雌三醇测定 有条件者可测定孕妇血清中游离雌三醇值，正常足月妊娠时临界值为 40nmol/L，若低于此值则提示胎盘功能低下。过期妊娠时可出现雌三醇值逐渐下降，如果明显降低，提示胎盘功能损害，若急剧下降 10%～30%，提示胎儿有宫内死亡的危险。

（二）血清胎盘催乳素（HPL）

胎盘催乳素是胎盘合体滋养层合成和分泌的蛋白质激素，临床采用放射免疫法进行孕妇血清胎盘催乳素的测定，妊娠足月 HPL 值为 4～11mg/L。若该值在妊娠足月时 <4mg/L 或突然下降 50%，提示胎盘功能低下。

（三）血清妊娠特异性糖蛋白（$PS\beta_1G$）

妊娠特异性糖蛋白是胎盘合体滋养层细胞分泌的一种特异性蛋白，若该值于妊娠足月时 <170mg/L，提示胎盘功能低下。

（四）血清缩宫素酶

血清缩宫素酶由胎盘合体细胞产生，随着妊娠进展分泌增加，如孕妇血清中缩宫素酶持续低值提示胎盘功能不良，缩宫素酶急剧下降提示急性胎盘功能障碍。

（五）阴道脱落细胞检查

阴道脱落细胞检查是生殖道细胞学检查的重要内容之一，妊娠期对孕妇应用此项检查的主要目的是评估胎盘功能状况。可采用阴道涂片或宫颈刮片的方法取材、制片后在显微镜下观察。若表现为舟状细胞成堆，无表层细胞，嗜伊红细胞指数（eosinophilic index，EI）<10%，致密核少者，提示胎盘功能良好。若舟状细胞极少或消失，有外底层细胞出现，嗜伊红细胞指数（EI）>10%，致密核多者，提示胎盘功能减退。

九、高危妊娠胎儿成熟度监测

胎儿成熟度（fetal maturity）监测在高危妊娠的管理中非常重要，特别是胎肺成熟度的评估尤为关键，因为肺透明膜病是早产儿死亡的主要原因，因此了解胎肺成熟度是提高早产儿存活率的重要前提。临床上可以通过很多方法判断胎儿成熟度，其中主要的辅助检查方法包括 B 型超声（详见本节超声检查）和羊水穿刺。下面重点介绍羊水穿刺监测胎儿成熟度的方法。

（一）监测方法

可通过经腹壁羊膜腔穿刺术抽取羊水，进行羊水成熟度分析来测定胎儿成熟度。

1．检查前准备 一般选择在妊娠 16～22 周，此时子宫轮廓清晰、羊水量多易抽取，且不易损伤胎儿。穿刺前先用手法或B型超声定位穿刺点。

2．**检查操作** 孕妇排尿后取仰卧位，腹部皮肤进行常规消毒铺巾，穿刺点局麻后用腰穿针穿刺，通过腹壁、宫壁进入羊膜腔抽取所需羊水量。

3．**注意事项** 检查过程中要严格无菌操作，以防感染发生。穿刺前需明确胎盘位置，勿损伤胎盘，以免羊水经胎盘的穿刺孔进入孕妇血循环而导致羊水栓塞的发生。

（二）结果分析

羊水成熟度分析的指标较多，主要指标具体介绍如下。

1．**卵磷脂/鞘磷脂比值**（lecithin/sphingomyelin，L/S） 若L/S ≥ 2，提示胎儿肺成熟。

2．**磷脂酰甘油**（phosphatidyl glycerol，PG） 占羊水中总磷脂的16%，在孕35周时可测出，逐渐增加至足月，羊水中测出PG提示胎肺成熟。PG测定判断胎肺成熟的准确率高于L/S比值法。

3．**泡沫试验或震荡试验** 是一种快速、简便测定羊水中表面活性物质的方法，利用胎肺表面活性物质亲脂亲水的特性，在羊水试管内加入95%乙醇震荡，在接触空气的液体界面形成环状泡沫，如两管中均有完整泡沫环，提示胎肺已成熟。

4．**肌酐值** 羊水中所含肌酐来自胎儿尿液，故测定羊水肌酐含量可以了解胎儿肾成熟度，若肌酐值≥ 176.8μmol/L，提示胎儿肾已成熟。

5．**胆红素类物质** 羊水胆红素含量测定可以了解胎儿肝脏成熟度，随着孕周进展，胎肝逐渐成熟，羊水中胆红素因肝酶系统日趋完善而逐渐减少至消失。当用ΔOD_{450}测定羊水中胆红素类物质时，若该值 <0.02，提示胎儿肝脏成熟。

6．**淀粉酶值** 淀粉酶主要来自胎儿胰腺和唾液腺，前者在孕期变化不大，后者随着孕周增长而增多。碘显色法测定羊水中淀粉酶，若该值≥ 450U/L，提示胎儿唾液腺成熟。糖尿病、无脑儿、妊娠期高血压疾病、消化道畸形等情况存在时呈低值。

7．**含脂肪细胞出现率** 含脂肪细胞主要反映胎儿皮脂腺成熟情况，可脱落至羊水中。胎儿皮脂腺随着妊娠进展逐渐成熟，因此，测算羊水中含脂肪细胞的出现率可判断胎儿皮肤成熟程度。若该值达20%，提示胎儿皮肤已成熟。

十、遗传性和先天性疾病的产前筛查和诊断

（一）血清学筛查

对高龄孕妇、患遗传疾病的孕妇及有畸形胎儿史的孕妇可在妊娠早期及中期通过血清学筛查排除胎儿畸形、胎儿染色体异常。

1．**神经管缺陷的检查** 怀有神经管缺陷胎儿的孕妇中绝大部分人的血清及羊水中甲胎蛋白（AFP）水平升高，血清AFP可作为胎儿神经管缺陷的筛查指标。筛查应在妊娠14 ~ 22周进行，可检出90%以上的无脑儿、80%以上的开放性脊柱裂和几乎所有的腹裂畸形。

2．**唐氏综合征的检查** ①孕早期产前筛查：包括孕妇血清学检查，常用的血清生化标记物是妊娠相关血浆蛋白A（PAPP-A）和游离β-hCG。②孕中期产前筛查：通常采用三联法，即孕妇血清中甲胎蛋白（AFP）、人绒毛膜促性腺激素（hCG）与游离雌三醇（uE_3）的检测。怀有唐氏综合征胎儿的孕妇AFP降低、hCG升高、uE_3降低，根据上述异常变化、孕妇年龄、体重与孕周的数据，经过综合分析即可得出胎儿患唐氏综合征的危险度

（二）孕妇外周血分离胎儿细胞或DNA

现代单克隆抗体技术、细胞分离技术、聚合酶链反应（polymerase chain reaction，PCR）等科技

的发展，使得从孕妇外周血中分离纯化胎儿滋养细胞、淋巴细胞、粒细胞和有核红细胞等成为可能。主要用于鉴定胎儿性别，研究胎儿β-珠蛋白生成障碍性贫血，诊断21三体综合征、18三体综合征等染色体疾病。近年来兴起并广泛应用的无创DNA产前检测技术在预防先天性遗传性疾病的发生、降低出生缺陷的发生率方面取得了显著的效果。

Box4-3 知识拓展 无创DNA产前检测

针对发育中胎儿的染色体异常的检测方法有多种，无创DNA产前检测（Non-Invasive Prenatal Testing）是应用最广泛的一项技术。无创DNA产前检测仅需采取孕妇静脉血，利用新一代DNA测序技术对母体外周血浆中的游离DNA片段（包含胎儿游离DNA）进行测序，并将测序结果进行生物信息分析，可以从中得到胎儿的遗传信息，从而检测胎儿是否患有染色体疾病。

自2007年科学家应用无创DNA产前检测技术在检测胎儿是否患有21三体综合征方面取得突破以来，该技术已经能准确检测21三体综合征、18三体综合征、13三体综合征等三大染色体疾病，检出率均在90%以上。无创DNA产前检测的无创伤性可以避免因为侵入性诊断带来流产、感染风险；而DNA测序技术的成熟性能保证该检测的准确率。目前，国内外都已经有此项技术的开展和服务，可用于高龄孕妇（年龄≥35岁）、非整倍体高危人群的初筛检测。迄今为止，针对染色体疾病还没有有效的治疗手段。因此，降低生育患染色体疾病患儿风险的最好方法是尽早通过产前遗传咨询以及产前检测、诊断，发现并解决问题，无创DNA产前检测技术的发展和应用发挥了重要的作用。

►（来源：方玉莹，吕时铭. 无创性产前基因检测的临床应用. 中华妇产科杂志，2016，51:74-76.）

（三）超声筛查

1．B型超声 B型超声检查可用于确定胎儿是否存活、估算胎儿体重以排除胎儿宫内发育迟缓；还可用于诊断胎儿的某些先天畸形，如多囊肾、脐疝、唇裂、腭裂、肢体畸形、消化道闭锁等。99%神经管畸形可通过妊娠中期的超声检查获得诊断。超声检查也是孕早、中期唐氏综合征的重要产前筛查方法，其指标为胎儿颈项后透明带（nuchal translucency，NT）宽度。

2．超声心动图检查 对有先天性心脏病分娩史的孕妇，妊娠20～22周及妊娠晚期应进行胎儿超声心动图检查，以筛查胎儿先天性心脏病的发生。

（四）羊膜腔穿刺检查

羊膜腔穿刺（amniocentesis）检查抽取羊水进行检测可广泛应用于胎儿染色体疾病以及先天性代谢病的产前诊断。其中甲胎蛋白（AFP）测定可用于诊断有无开放性神经管缺陷，羊水细胞培养染色体核型分析可用于诊断由于染色体异常引起的疾病，羊水细胞酶测定主要用于诊断先天性代谢缺陷，而羊水细胞性染色体检查则可用于控制与性别有关的严重遗传性疾病患儿的出生。

（五）经腹脐静脉穿刺取胎血检查

对高龄、患遗传疾病及有畸形胎儿史的孕妇可在妊娠早期及中期通过经腹脐静脉穿刺取胎血检查以排除胎儿畸形、胎儿染色体异常等。B超引导下经母腹壁进行脐静脉穿刺取胎血，可用于胎儿血液系统疾病的产前诊断以及快速核型分析，特别是在确诊脆性X染色体综合征方面具有更好的效果。通过胎儿血清特异性抗体的测定还可对TORCH病原体感染进行宫内诊断。

（六）绒毛细胞染色体检查

位于胚囊之外的绒毛组织具有和胚胎同样的遗传性，因此经宫颈或经腹对绒毛细胞采样，进行细胞培养染色体分析，可用于诊断胎儿遗传性疾病。

（七）胎儿镜检查

在B超引导下将胎儿镜插入羊膜腔，不仅可以直接观察胎儿体表各个部位，如四肢、五官、外生殖器等是否存在畸形，而且可以采集胎儿血液和皮肤、肌肉组织、羊水，诊断胎儿血液系统疾病、鉴定血型、进行染色体核型分析，是产前诊断的重要辅助检查手段。除了进行检查以外，胎儿镜手术还可以用于治疗胎儿下尿路梗阻、先天性膈疝、羊膜带综合征、单绒毛膜双胎合并症等。

（王　跃）

第六节　妊娠期妇女心理社会评估

妊娠对妇女来讲是非常重要的人生阶段，从确认妊娠到临产，随着孕妇身体发生一系列的变化，其心理和社会状况也会发生相应的改变。通过对孕妇心理社会的评估，有助于助产士了解其妊娠不同阶段的心理状况，以便及时做好孕妇的心理调适，促使其顺利度过妊娠期。

一、妊娠期常见心理社会变化

妊娠是两性结合孕育新生命的过程，这个过程对孕妇自身来讲，是一种独特的体验，同时也会对孕妇的整个家庭带来许多前所未有的经历。孕妇及其家庭成员将会经历心理成长和变化的历程。

（一）孕妇常见心理社会变化

虽然妊娠是一种自然的生理现象，但对女性而言是一种挑战，也是家庭生活的转折点，因此在不同的阶段会伴随有不同的压力和情绪反应。妊娠期是孕妇需要心理调适并关注其自身情绪健康的时期。

Box4-4　知识拓展　孕期母性心理发展任务

美国妇产科护理学专家鲁宾（Rubin，1984年）提出妊娠期妇女为接受新生命的诞生，维持个人及家庭的功能完整，必须完成4项孕期母性心理发展任务：①确保自己及胎儿能安全顺利地度过妊娠和分娩期：为了确保自己和胎儿的安全，孕妇的注意力集中于胎儿和自己的身体健康。②促使家庭重要成员接受新生儿：最初是孕妇自己不能接受胎儿，随着妊娠的进展，尤其是胎动的出现，孕妇不但自己接受了孩子，而且开始寻求家庭重要成员对孩子的接受和认可。③学习为孩子贡献自己：孕妇必须发展自制的能力，学习延迟自己的需要以迎合孩子的需要。④情绪上与胎儿连为一体：随着妊娠的进展，孕妇和胎儿建立起亲密的感情。

► （来源：郑修霞. 妇产科护理学.5版. 北京：人民卫生出版社，2012.）

1．妊娠早期 无论是否是计划妊娠，孕妇在怀孕初期一般都会感到惊讶和震惊。在最初获知妊娠时，她们通常会认为自己尚未做好准备，加之妊娠后生活、角色、人际关系的重新调整，很多孕妇可能会出现喜忧参半的矛盾心理，既有孕育和迎接新生命的喜悦之情，又有焦虑不安的心理变化。此期最主要的情绪变化为焦虑（anxiety）。

（1）焦虑的原因：焦虑包括对自身的担心，和对能否正常顺利地度过妊娠过程的担心两个方面。究其原因，可能是因为第一次妊娠，孕妇对恶心、呕吐等生理性变化无法适应；可能是因为初为人母，缺乏养育子女的知识、能力或可利用的社会支持；可能是因为经济负担过重；也可能是因为工作、学习或家庭条件不允许而暂时不想要孩子。

（2）焦虑的表现：多表现为情感脆弱，易激动，日常生活中的小事都会引起她们的烦恼。依赖性增强，消极被动，易出现焦虑不安，对自己的身体和胎儿的关注明显增强。

孕前有情绪异常史、手术产史、居住条件差、对孕产期保健服务不满、患有某些妊娠并发症、为胎儿性别烦恼或对本次妊娠无精神准备者，更容易发生焦虑等心理状态的波动。由于妊娠期情绪变化较大，大多数孕妇希望得到家人的理解、关心和照顾。

在早孕期，通过自身调整和家庭支持，使自己能够面对并接受已经妊娠的事实，减轻并消除焦虑情绪，是孕妇需要完成的最重要的心理任务。

2．妊娠中期

（1）接受：妊娠中期时孕妇的妊娠反应基本结束，开始自己真正感觉到胎儿在腹中的活动，从而真实地感受到孩子的存在，此时多数孕妇对妊娠的态度会和当初有所不同，表现出接受妊娠事实的心理状态，开始穿着孕妇服装，并出现“筑巢反应”。孕妇会积极计划为孩子购买准备衣服、睡床，关心并努力学习关于婴儿喂养和生活护理等知识，给未出生的孩子起名，甚至计划孩子的未来职业，期望对孩子有更多的了解。

（2）自省：除了一些孕妇担心孩子的性别能否被家人接受以外，大部分人焦虑、担心的情绪减退，进入到了一个相对稳定的时期。孕妇常表现为内省，即以自我为中心，比较关注自己的身体、衣着、饮食和体重，注意休息，喜欢独处，使得自己能够有时间调节自我。孕妇对正常妊娠的生理过程从不适应转变到适应，心理状态稳定，对未来生活充满希望。表现为友善、宽容、富有同情心、主动关心他人。

3．妊娠晚期 相对于平静的妊娠中期而言，孕妇在妊娠晚期的心理变化比较活跃。子宫明显增大、孕妇行动更加不便，甚至出现睡眠障碍、腰背部疼痛。

（1）焦虑和恐惧：随着分娩期的临近，这一阶段仍充满了焦虑和恐惧，可表现为哭泣和明显的情绪波动，为一些小事而生气，常使配偶不知所措，甚至会影响夫妻感情。她们担心孩子可能存在智力或身体方面的问题，同时也害怕难产、害怕手术、害怕疼痛和损伤，关心产程是否顺利，担心分娩后遗症，担心产后母子无人照顾，担心经济费用等。

（2）为人母的责任感：妊娠晚期是等待的时期，同样也是将为人母、充满希望的时期，孕妇期待胎儿的健康生长和孩子的顺利出生，为此努力承担起新的责任。她们积极寻求有关妊娠和分娩的知识和信息，以保证安全度过妊娠和分娩；寻求他人特别是丈夫对孩子的接受；寻求他人对孕妇本身即将成为母亲角色的认可；并且学习优先满足孩子的各种需要或需求。

（二）其他家庭成员常见心理社会变化

妊娠对整个家庭都是一个重要的应激事件，从确诊妊娠到新生命来到这个家庭，所有家庭成员特别是准父亲、其他子女、祖父母等都会经历复杂的心理变化。

1．准父亲常见心理社会变化

（1）妊娠确诊阶段：得知妊娠后，通常准父亲对妊娠的接受过程比孕妇缓慢，他们对计划内妊娠可表现为非常兴奋和骄傲，因为妊娠证实了其男性特质，而对计划外妊娠则会表现为震惊。

（2）妊娠早中期：在妊娠早期，当孕妇外观改变不大时，准父亲对妊娠和为人父的感受并不强烈。当妊娠中期孕妇感觉到“胎动”出现后，准父亲开始了自己的定位，会逐渐接受即将成为父亲的角色，对妊娠的进展感到骄傲，对妻子表现出关心、关怀，并担负起保护孕妇和胎儿的责任。

（3）妊娠晚期：在临近分娩的阶段，准父亲会担心分娩时孕妇及胎儿的安全，期待母子平安顺利。至此，准父亲已经能够确定自己的父亲角色，甚至能够实际参与到孕妇的分娩过程中，夫妻共同迎接新的家庭成员的诞生。

2．其他子女常见心理社会变化　新生命的到来可以给一个家庭带来很多改变。母亲再次生育前，长子女会经历一段时间独生子女式的生活，成为家庭生活的中心，这使得他们容易产生特殊的心理，养成独断专行、自私等不良性格。绝大多数长子女不能接受母亲怀第二胎，担心弟弟或妹妹是来代替他们的，害怕自己不再成为家中唯一的孩子，害怕遭到不公平的对待，可能会出现不同程度的烦躁、易怒、恐惧和焦虑等情绪障碍。

父母在怀孕期间花费了大量的精力关注胎儿的健康成长，很多家庭的注意力都转移到满足孕妇的需求上，因此第二个孩子的来临对长子女来说具有巨大的冲击力。因为从出生开始，长子女一直感受到自己是家庭的核心，已经习惯独享父母的爱与关注。而母亲再次怀孕会导致母亲不能像以前那样长时间地陪伴自己，甚至不能抱自己，母亲分娩会导致他与母亲短暂的分离。这一切都会使长子女觉得新出生的弟弟或妹妹抢走了父母对自己的爱，在父母眼中自己变得不再重要，父母不再爱他了，自己不再成为众人瞩目呵护的中心，其权利遭到了侵犯，地位受到了挑战。因此，孩子会缺乏安全感和归属感，产生反抗和不满，表现为愤怒、自卑、闷闷不乐，从而产生了消极心理。特别是学龄期儿童，由于自我中心地位的急剧下降，会产生巨大的失落感和极不稳定的焦灼感，并出现嫉妒、抵触和攻击性行为。

3．祖父母常见心理社会变化　妊娠期，祖父母的心理活动会随着妊娠的进展而有不同的变化。因为妊娠对于他们来说，也是家庭生活的转折点，原有的生活状态也会或多或少地发生转变，因此祖父母也会承受不同程度的压力，产生焦虑等情绪反应，需要重新适应和调整。

得知妊娠后，祖父母可能会因为即将升级为祖父母而感到高兴，但也可能会因为面临的责任和生活状态的改变而感到焦虑。多数祖父母会对孕妇表现出关心，经常看望孕妇或打电话联系，关注妊娠进展，积极给予建议，并承担起照顾孕妇的责任。随着分娩日期的临近，祖父母更加确定自己的角色，会越来越担心分娩时孕妇及胎儿的安全，并期待孙子 / 孙女的降临，准备新生儿需要的各种物品，更加紧密地融入到孕妇的生活中。

二、妊娠期心理社会评估

在评估孕妇及其家庭成员的心理社会状态时，需要考虑到孕妇和家庭两个方面。

（一）孕妇心理社会评估

对孕妇的心理社会评估具体包括孕妇的健康观念与健康管理、营养与代谢、排泄、活动与运动、睡眠与休息、认知与感知、自我概念、角色与关系、性与生殖、压力与应对、价值与信念等，评估方法具体介绍如下。

1．健康观念与健康管理

（1）问诊要点：自己觉得目前健康状况如何？是主动地进行产前检查还是发现异常时才去看医生？有无烟酒嗜好？孕期是否戒烟、戒酒？在家中、社区或工作场所是否吸二手烟？是否食用含咖啡因的饮料和食品？

（2）意义／重要性：了解孕妇对定期产前检查和推荐健康行为的认知情况，可以有针对性地帮助孕妇提高自我保健意识，对于保证母婴健康和优生优育有着十分重要的意义。孕妇饮酒可引起胎盘血管痉挛，影响胎儿发育，产生低体重或畸形胎儿；酒精还可损伤脑细胞，引发出生后儿童的智力低下、性格异常。香烟中所含的尼古丁、一氧化碳等有害物质会对胎儿的生长发育造成危害，增加自然流产率、胎儿死亡率，甚至导致日后儿童的行为异常。被动吸烟对胚胎发育有严重的不良影响，创造良好的生活空间非常重要，因此需要评估家属的吸烟习惯。咖啡、可可、茶叶、巧克力和碳酸性饮料等含有的咖啡因会通过胎盘直接影响胎儿大脑、心脏和肝脏等器官的正常发育，使致畸率提高。孕妇摄入过多的咖啡因，还容易增加妊娠合并症和流产的危险。

2．营养与代谢

（1）问诊要点：怀孕后饮食习惯有何改变？早孕反应对饮食有何影响？在孕期是否补充维生素和其他营养补充剂？怀孕以来体重有何变化？

（2）意义／重要性：母体是胎儿成长的环境，孕妇必须保持良好的营养状态以满足自身和胎儿健康的双重需要。体重减轻通常发生在孕早期的早孕反应阶段，如果孕中期和孕晚期体重增加不足可能发生胎儿生长受限，而过快、过多的体重增加可能发生妊娠期高血压疾病、糖尿病等。

3．排泄

（1）问诊要点：怀孕后每日排尿和排便的次数、量、颜色等情况有何改变？有无排尿次数增多、便秘发生？可能是什么原因造成的？是否应用药物？

（2）意义／重要性：尿频常发生在妊娠初3个月及末3个月，多因妊娠子宫压迫膀胱所致，此现象产后可逐渐消失。孕妇容易发生尿路感染，也可导致尿频发生。妊娠期激素水平的变化和生活方式的改变都可以使肠蠕动及肠张力减弱，排空时间延长，水分被肠壁吸收，容易导致便秘，加之增大的子宫压迫排便肌，孕妇常会感到排便困难。助产士应指导孕妇采取有针对性的措施缓解排尿排便的改变。

4．活动与运动

（1）问诊要点：每天进行哪些日常活动？妊娠对日常活动有哪些影响？每天进行何种运动？运动几次？从事每项运动的时间有多久？是否在家中饲养宠物？饲养何种宠物？是否已给宠物接种弓形体疫苗？在周围环境中是否接触有毒有害物质？

（2）意义／重要性：孕妇从事适宜的日常活动，包括孕妇日常的生活起居、体力活动、休闲或娱乐活动等，对于其身心健康及胎儿的正常发育成长都是十分有利的，因此她们应尽量避免从事不利于母婴健康的日常活动，如造成孕妇过度劳累的体力活动。孕妇在妊娠期坚持规律的、适当的运动可促进血液循环，增进食欲和睡眠，强化肌肉为分娩做准备。询问孕妇是否进行散步等运动、运动强度和运动时间，是否避免有可能造成腹部受伤、跌倒、关节张力过大及高度紧张的运动。

弓形体病是一种人畜共患寄生虫病，尤其对妇女、儿童危害很大。孕妇感染弓形体后可通过垂直传播影响胎儿和（或）新生儿发育，导致早产、流产、胎儿发育畸形、死胎、先天性弓形体病。犬、猫是弓形体的宿主，是人类感染弓形体的主要来源。随着饲养犬、猫作为宠物的人越来越多，孕妇和宠物之间的亲密接触增加了感染弓形体病的机会。应询问孕妇饲养和接触犬、猫等宠物的情况，评估感染弓形体病的可能性或其所采取的预防措施。

评估孕妇是否接触环境中对胎儿有毒有害的物质也很重要，如果孕妇的工作中需接触有毒有害的重金属、有机溶剂等，需在妊娠期远离它们。同时还要评估孕妇对电脑、手机、打印机等产生的电磁波辐射的防护意识和防护措施。

5．睡眠与休息

（1）问诊要点：是否保证每天 8 小时的睡眠，午休 1～2 小时？睡眠和休息时保持何种姿势？

（2）意义 / 重要性：休息时，孕妇应适当抬高下肢，利于静脉回流，特别是在妊娠后期常有踝部及小腿下半部轻度水肿，故不应长时间取坐位姿势。孕妇睡眠时宜取左侧卧位，以解除右旋增大的子宫对下腔静脉的压迫，增加回流和胎盘供血。睡眠时下肢应稍垫高，改善下肢静脉血液回流，减轻下肢水肿。

6．认知与感知

（1）问诊要点：有无记忆力、注意力的改变或异常？有无疼痛及其部位、性质、程度和持续时间？

（2）意义 / 重要性：大部分孕妇在整个孕期都会经受各种不同类型的疼痛，生理性的疼痛主要有妊娠早期的乳房痛、中期的腿痛和晚期的腰痛，而少数的病理性疼痛则与妊娠期并发症或合并症有关。除此以外，部分孕妇还会在孕期出现记忆力减退、注意力下降等现象。了解孕妇在认知、感知方面的变化有利于缓解这些变化对妊娠的不利影响。

7．自我概念

（1）问诊要点：孕妇对妊娠的态度是积极的还是消极的？接受妊娠的程度如何？对妊娠有何看法或感受？有无不良的情绪反应，如焦虑、恐惧等？

（2）意义 / 重要性：孕妇的情感、态度均可能影响她的健康状况，通过询问了解孕妇是否具有积极的自我概念、自我感觉和认同，对尽早发现和解决孕妇的精神和心理问题，进而避免对胎儿及其家庭产生负面影响具有重要意义。

8．角色与关系

（1）问诊要点：是否适应准妈妈的角色？是否具有即将为人母的责任感？是否仍坚持工作以保证经济来源？是否在妊娠 28 周后适当减轻工作量？是否在工作中避免长时间站立或重体力劳动？除了工作收入以外，有其他何种方式的生活来源？社会交往和人际关系情况如何？与朋友关系是否密切？

（2）意义 / 重要性：孕妇的角色适应情况、人际关系、工作是否顺利、经济收入能否满足个人生活所需等都会影响其健康状况。例如，孕妇的经济状况可能影响妊娠的进展。孕妇或其家庭经济贫困拮据、收入低下、生活条件困难、居住拥挤简陋等，均会增加妊娠的风险。担心经济费用是妊娠期间的突出心理应激因素之一，经济状况差及相应的住房拥挤与孕妇不良心理状况密切相关。

9. 性与生殖

（1）问诊要点：有技巧地询问孕妇性生活的状况，是否满意？

（2）意义 / 重要性：妊娠前 3 个月及末 3 个月，均应避免性生活，以防流产、早产及感染。妊娠中期要酌情减少性生活的次数，避免采用对孕妇腹部造成压力的姿势，避免粗暴行为并注意性器官的清洁。妊娠后自身形象的变化、性能力的改变均可以对孕妇的性生活造成一定的影响。助产士获得关于孕妇性与生殖方面的信息有助于对其做好孕期性生活指导。

10. 压力与应对

（1）问诊要点：是否经常感到紧张？用什么方法解决或克服？目前让你感到有压力或紧张的事情是什么？是否因怀孕而感到压力？用什么方式来缓解压力？能否有效地应对怀孕带来的改变？

（2）意义 / 重要性：孕妇生活中所面临的压力及其应对策略可影响其健康，尤其是妊娠会增加孕妇的压力和焦虑情绪。如果通过评估发现孕妇应对不良，助产士应制定措施帮助孕妇有效地应对压力，保持身心健康。

11. 价值与信念

（1）问诊要点：有无宗教信仰？有无特殊风俗习惯？是否因宗教信仰而禁食某种食物等？

（2）意义 / 重要性：孕妇的饮食要同时供给自身和胎儿的营养需要，如果出于宗教信仰或饮食习俗的关系，孕妇需要在妊娠期吃素，那么就可能会影响自身健康和胎儿正常的生长发育，造成不良后果。宗教信仰还可能影响孕妇在妊娠期间的健康信念和行为，因此应评估其宗教信仰是否对孕妇及胎儿的健康造成损害。

（二）家庭心理社会评估

在评估孕妇家庭的心理和社会状态时，需考虑家庭外部压力和内部压力两个方面。内部压力可以包括家庭经济收入低下、家庭成员关系或角色变化、家庭成员的行为违背家庭期望、家庭成员生病残障等。外部压力包括家庭成长性压力和情境性压力。内外部压力同时作用于家庭，对角色的转换造成阻碍，影响家庭角色之间的关系。家庭在发展中不可避免地会受到干扰，进而打破了家庭原有的稳定。妊娠是家庭压力源的一个重要的领域，家庭面临着如何接纳新成员的压力，孕妇可能同时会受到退出职场、失去同事友谊的冲击。

1. 家庭结构评估 可通过分析家庭人口结构、角色结构对家庭关系做出判断。包括家庭人口组成、家庭成员的年龄、相互之间的关系、相互影响的程度、在情感方面是否亲近、与社区的关系、是否参加社区活动、社区的支持组织如何等。在分析家庭成员的组成和基本信息时，可使用表格清楚地表示（表 4-8）。

表 4-8 家庭人员组成及资料

称谓	姓名	性别	年龄	教育程度	职业
户主	王 ××	男			
妻子	李 ××	女			
儿子	王 ×	男			
儿媳	郭 ××	女			

家庭结构是否完整、家庭成员之间关系的好坏、家庭功能运转是否正常等，对家庭成员的健康可产生不同的影响。因此，健康的家庭可以促进妊娠母体的健康，有利于优生，而有缺陷的家

庭则会影响孕妇健康和优生。家庭结构越简单，矛盾越少，夫妻关系越和谐和稳定，则越有利于孕妇和胎儿的健康，帮助孕妇顺利度过妊娠期。

妊娠期家庭成员角色的改变，如初为人母和初为人父，也是家庭压力的主要来源。应主要评估下列问题：准父母如何看待新生命带来的角色变化？家庭成员希望看到怎样的角色变化？准父母对即将为人父或为人母感觉如何？准父母对于承担全新的父母角色有压力吗？

2．家庭功能评估

（1）妊娠期家庭功能评估的意义：家庭对人类社会的生存发展起着重要的作用，其功能主要包括心理支持功能、社会化功能、繁衍和养育功能、经济功能和健康照顾功能 5 个方面。与妊娠期关系较大的主要是心理支持功能、经济功能和健康照顾功能。

1）心理支持功能：心理支持功能良好的家庭能够满足孕妇的感情需求，维持家庭内部的稳定和完整性，使孕妇得到爱与归属感，并维护其健康与安全。

2）经济功能：指家庭所具有的维持生存所必需的消费能力。家庭成员主要通过参加社会化劳动、以不断工作的形式增加家庭的收入，如家庭提供和分配物质资源以满足孕妇衣食住行和妊娠期卫生保健等方面的基本需求，以保证孕妇身心健康和胎儿的正常生长发育。

3）健康照顾功能：家庭成员为孕妇提供健康照顾与支持也是家庭的重要功能之一。

（2）评估注意事项：评估中要注意询问孕妇的家庭关系情况。妊娠期很多因素可以影响孕妇与家人特别是丈夫的动态关系。当孕妇感觉到胎动时，可以通过与丈夫共享怀孕的欢乐而使夫妻关系得到巩固和增强；妊娠期妇女比平时更加脆弱和疲惫，需要得到丈夫额外的支持，意味着丈夫要承担更多的家务，占用自己更多的空余时间和精力，他可能会感到很辛苦；孕妇还可能因为担心孩子的未来、性需求的变化和对自身体形改变的困扰，情绪容易出现波动，而更加需要丈夫的理解。通过评估孕妇的家庭关系状况，找到主要的影响因素，尤其是丈夫对此次妊娠的态度、感受、承担的角色和对孕妇的支持，可以帮助促进家庭关系的改善，使得妊娠期成为一个积极的人生经历。

（3）评估方法：家庭功能健全与否与孕妇的身心健康状况密切相关，是家庭评估的一个重要组成部分。可以采用量表对孕妇的家庭功能进行评估，常用的有 Smilkstein 的家庭功能量表（表 4-9）。

3．家庭资源与应对 妊娠期在家庭成员角色发生改变的状态下，家庭为了维持其基本功能、应对压力所需的物质、精神和信息等方面的支持，即为家庭资源。分内部资源和外部资源。内部

表 4-9 Smilkstein 的家庭功能量表

	经常 有时 很少
1. 当我遇到困难时，可从家人得到满意帮助	
2. 我很满意家人与我讨论与分担问题的方式	
3. 当我从事新的活动或希望发展时，家人能接受并给我支持	
4. 我很满意家人对我表达感情的方式以及对我情绪（如愤怒、悲伤、爱）的反应	
5. 我很满意家人与我共度时光的方式	

评分方法：经常 =2 分，有时 =1 分，很少 =0 分
评价标准：总分在 8 ~ 10 分表示家庭功能良好；4 ~ 7 分表示家庭功能中度障碍；0 ~ 3 分表示家庭功能严重障碍

资源包括财力支持，分担孕妇所需的各种医疗费用；心理支持，如对孕妇的关心、爱护、鼓励和安慰；信息支持，如向孕妇提供医疗服务信息和保健知识；结构支持，如改变家中环境、装修以方便孕妇生活。外部资源包括社会资源，如亲朋好友的支持；文化资源，如愉悦心情的文艺欣赏活动；医疗资源，如提供良好孕期服务的医疗保健机构；宗教资源，使孕妇从信仰中得到精神支持。应主要评估或询问下列问题：

（1）家庭资源（物质和感情资源）

1）家庭环境是否有利于孕妇和新生儿？

2）孕妇医疗费用的支付和保健机构的选择？

3）准父母各自的主要情感支持者是谁？

4）当准父母面对妊娠期的各种压力时，其家庭成员如何提供支持？

（2）应对方式

1）本次妊娠有无出现特殊问题？

2）准父母认为现存问题的解决方法是什么？

3）为人父母有无计划，计划是什么？

4）准父母有无应对新生儿出生的计划？

5）准父母有无应对孩子出生后经济压力方面的计划？

6）准父母有无应对照顾孩子方面的计划？

（王 跃）

第七节 妊娠期妇女常见健康问题

一、妊娠期妇女现存健康问题

1．**知识缺乏：**缺乏妊娠期保健、分娩的相关知识。

2．**营养失调：低于机体需要量** 与恶心、呕吐等早孕反应有关。

3．**焦虑** 与妊娠、担心胎儿有危险、担心不能胜任母亲角色、担心胎儿宫内窘迫状态、担心胎儿可能有畸形的结果有关。

4．**恐惧** 与妊娠、担心分娩不适、手术失败、胎儿畸形有关。

5．**疲乏** 与早期妊娠躯体不适、睡眠不足、恶心呕吐有关。

6．**情景性低自尊** 与分娩的愿望及对孩子的期望得不到满足有关。

7．**悲伤** 与胎儿可能死亡、可能切除子宫有关。

8．**抉择冲突** 与妊娠合并症或并发症需要决定是否终止妊娠有关。

9．**急性疼痛** 与先兆流产、输卵管妊娠破裂、胎盘早剥有关。

10．**慢性疼痛** 与妊娠期激素变化及妊娠晚期增大的子宫影响下肢血液回流等引起不同部位的生理性疼痛有关。

11．**体液过多** 与下腔静脉受增大子宫压迫使血液回流受阻或低蛋白血症有关。

12. **舒适度减弱** 与多型性妊娠症、妊娠痒疹等引起的瘙痒有关。

13. **便秘** 与妊娠引起肠蠕动减弱有关。

14. **恶心** 与孕妇体内绒毛膜促性腺激素（hCG）增多、胃酸分泌减少及胃排空时间延长、精神压力有关。

15. **排尿障碍** 与尿量增加、膀胱受压、激素改变、尿路感染所致的尿频有关。

16. **活动无耐力** 与贫血引起的疲倦有关。

17. **气体交换障碍（胎儿）** 与胎盘子宫的血流改变、血流中断（脐带受压）或血流速度减慢（子宫－胎盘功能不良）有关。

二、妊娠期妇女潜在健康问题

1. **潜在并发症：** 失血性休克、弥散性血管内凝血、胎盘早期剥离。

2. **有受伤的危险（胎儿）** 与遗传、感染、中毒、胎盘功能障碍有关。

3. **有受伤的危险（孕妇）** 与贫血引起的头晕、眼花等症状有关。

4. **有感染的危险** 与阴道流血时间过长、宫腔内有残留组织、前置胎盘剥离面靠近子宫颈口等因素有关。

5. **有母体与胎儿双方受干扰的危险** 与妊娠期可能发生各种并发症和合并症有关。

（王 跃）

第八节 妊娠期妇女评估实践

➤ 案例导入

李女士，25 岁，停经 50 天，疲乏、恶心、食欲下降 1 周，偶尔呕吐，同时感尿频。已自购尿妊娠试纸在家测试尿液显示两条红线。丈夫陪同前来就诊。

一、健康史评估

1. **社会人口学资料**

项目	孕妇信息	项目	孕妇信息
姓名	李 ××	年龄	25 岁
国籍	中国	民族	汉族
学历	大学本科	职业	公务员
婚姻状况	已婚	联系人（关系）	王 ××（丈夫）
工作单位	×× 市劳动局	户口所在地	×× 区 ×× 街道 58 号
家庭住址	×× 区 ×× 街道 2 号	保险类型	省医保

2. **目前健康状况** 平时月经规律，末次月经2016年4月1日，至就诊时停经50天。停经37天时自购尿妊娠试纸检测，结果显示阳性。一周前开始感疲乏、恶心、食欲下降，偶尔晨起呕吐，呕吐少量胃液，无呕血及咖啡样物质，同时感尿频，不伴有尿急、尿痛，尿量正常。近期无感冒、流涕，无腹痛、阴道流血等不适，无化学药物、毒物、放射线接触史。家养宠物狗，已送走半年，偶有探望宠物狗，但无亲密接触。自停经以来，孕妇食欲下降，仍能少量多次进食，进食后无呕吐，大便通畅，体重减少2kg。

3. **既往健康史** 儿童时期经常生病，多为感冒、支气管炎等疾病，生病时检验、检查未发现特殊疾病。因计划妊娠，半年前开始每天服用善存（复合维生素，含叶酸）。工作单位每年组织体检，未发现异常。否认肝炎、结核、疟疾等传染病病史；否认高血压、心脏病史；否认糖尿病、脑血管疾病、精神病史；否认手术、外伤、输血史；否认食物、药物过敏史。预防接种史：按国家计划进行。

4. **个人及婚育史** 出生并久居本地。无血吸虫、疟疾等传染病疫区、疫情、疫水接触史；无吸毒史，无吸烟、饮酒史。初潮12岁，3～5天/26～32天，月经量中等，无血块、无痛经；23岁结婚，配偶健康；生育史0-0-0-0。

5. **家族史** 外婆56岁时诊断高血压病，至今12年，一直规律服用降压药治疗。其他直系亲属健在、健康。母亲妊娠和分娩期间无合并症、并发症。家族中无人患肺结核、恶性肿瘤，无重大遗传性、传染性疾病史。

6. **系统回顾**（表4-10）

表4-10 系统回顾结果

项目	评估结果
一般健康问题 • 您感觉怎样?	孕妇诉：自检测尿妊娠试验阳性后有时紧张、担忧。 解答：妊娠期出现情绪波动是正常现象。 **注意事项：若出现排斥胎儿情绪、抑郁、自残等征象需要就诊，建议家属一起参与观察、安抚孕妇。**
体重 • 您孕前体重是多少、现在体重是多少?	孕妇诉：孕前体重50kg，现在48kg，为什么怀孕了体重不增反降呢? 解答：早孕期因妊娠反应体重轻微下降属正常现象，很多孕妇是孕16周才出现体重增长的。 **注意事项：孕前BMI指数正常的孕妇建议孕期结束时体重增长12.5kg。孕期体重增长过低可能导致胎儿生长受限、低出生体重儿，增长过多可能导致妊娠期糖尿病、巨大儿，故建议孕期控制体重增长速度。**
呼吸系统 • 请问有无头晕、头痛、鼻塞、流涕、发热、咳嗽、气喘等?	孕妇诉：无上述症状。 **注意事项：妊娠期上呼吸道黏膜充血、水肿，易发生鼻塞、上呼吸道感染，注意休息，预防上呼吸道感染。**
血液循环系统 • 有无心悸、胸闷、心前区疼痛?行走或爬楼后有无气促、端坐呼吸?	孕妇诉：无上述症状。 **注意事项：整个孕期孕妇血容量增加30%～45%，并有生理性贫血，心脏负荷重，避免孕期重体力劳动。若出现心悸、明显活动障碍或检测血红蛋白降至100g/L，应进行心脏超声检查和纠正贫血的治疗。**
消化系统 • 有无恶心、呕吐?呕吐的频次及呕吐内容物如何?是否完全不能进食? • 有无腹痛、腹胀、胃灼热感等不适症状?	孕妇诉：恶心、食欲下降，偶尔晨起呕吐，呕吐少量胃液，无腹痛、胃灼热感，无呕血及咖啡样物质，还是可以进食，一次只能吃少量东西，吃了以后总是不会感觉饿。这种反应什么时候会消失呢? 解答：妊娠期胃肠道平滑肌张力降低，蠕动变慢，胃排空时间延长，所以导致进食后长时间"饱腹感"及恶心。一般而言妊娠反应在孕12周后逐渐缓解。 **注意事项：目前仍处于早孕期，妊娠反应可能会加重，如呕吐逐渐频繁、不能进食，注意复诊检查，明确是否妊娠剧吐，及时治疗。**

续表

项目	评估结果
神经及内分泌系统 • 有无嗜睡、头晕、头痛等症状？有无甲状腺肿大？	**孕妇诉：**无上诉症状。 **注意事项：妊娠期妇女的自主神经功能不稳定，易有嗜睡、头晕等症状。内分泌系统如甲状腺、脑垂体、肾上腺在妊娠以后均有不同程度的增大，功能也增强，按照产前检查常规进行甲状腺功能检测，发现异常需进行专科治疗。**
泌尿系统 • 除尿频以外，有无尿急、尿痛、尿量增加、尿不尽感或尿道灼热感、血尿等？	**孕妇诉：**无尿急、尿痛、血尿等症状。 **解答：**孕早期子宫推移膀胱，使膀胱的容量减小，容易出现尿频，待子宫增大、超出盆腔范围后，尿频症状可缓解。子宫继续增大，孕晚期后再次压迫膀胱，可能会再出现尿频及尿失禁。 **注意事项：检测尿常规，鉴别各种泌尿系统感染和疾病等。**
运动系统及皮肤 • 请问身体哪个关节会有疼痛、活动障碍？面部及腹壁有无斑纹？	**孕妇诉：**目前没有疼痛、活动障碍和长斑纹。是不是怀孕后都会长斑和妊娠纹，有无预防办法？ **解答：**妊娠期由于骨盆关节及椎骨间关节松弛，特别是在孕晚期孕妇可能会感觉腰骶部及肢体疼痛不适。若摄入钙不足，妊娠中晚期可能出现肌肉抽搐，建议妊娠 16 周开始补钙。妊娠后受激素水平影响，导致皮肤色素沉着增加，以乳头、乳晕、外阴、腹中线及脐周较为明显。面部也有棕色斑，即妊娠黄褐斑，多在产后减轻或消失。腹壁因局部皮肤弹性纤维断裂，出现条纹，即妊娠纹，产前呈紫色，产后呈白色，主要与皮肤伸展性有关，可以通过抚摸、涂抹润滑油进行预防。 **注意事项：若反复某个关节或肢体疼痛、活动障碍，注意与骨骼疾病、血栓等进行鉴别。**
生殖系统 • 有无外阴瘙痒？ • 阴道分泌物是否增多？有无臭味？ • 有无尿失禁？	**孕妇诉：**白带似有增多，但没有觉得瘙痒和臭味。以前曾患外阴阴道假丝酵母菌病，现在白带多会不会是复发了？ **解答：**妊娠期间阴道脱落细胞增多，分泌物随之增多，并不说明阴道炎，但外阴阴道假丝酵母菌病较易复发，建议行阴道分泌物检查排除是否阴道炎。 **注意事项：如出现外阴瘙痒、阴道分泌物异味，应及时检测，若证实为阴道炎症及时治疗。孕晚期增大的子宫压迫膀胱，可能导致压力性尿失禁，一般于分娩后症状减轻或消失，但需注意与胎膜早破进行鉴别。**

系统回顾结束后，进一步询问孕妇有无其他疑问。孕妇提出：

（1）宠物狗接触史是否对妊娠造成影响？

（2）预产期是哪天？

（3）有没有什么办法让恶心、呕吐的反应消失？

解答：

（1）如果不直接接触家养宠物粪便，一般不会造成弓形体感染，可以检测优生五项进一步排除。

（2）根据孕妇规律的月经周期、明确的末次月经考虑，初步推算预产期为 2017 年 1 月 8 日。但即使月经周期规律，排卵时间、受孕时间的偏差也可能影响胚胎的实际大小，预产期需要根据胚胎实际大小计算，需要 B 超检测胎芽长度后进一步确定。

（3）目前恶心程度轻，偶有晨吐，继续服用多种维生素有助于减轻妊娠反应，一般妊娠反应孕 12 周后可自行消失，不强求妊娠反应现在就消失。若确实呕吐频繁、无法进食，可以静脉营养支持治疗。

二、体格检查

1．**一般情况** 身高 160cm，体重 48kg，体温（腋温）36.9℃，P86 次 / 分，R20 次 / 分。嘱

孕妇端坐、休息5分钟后，放松上臂，血压计与心脏水平一致，测两次后记录低值，血压118/69mmHg。

2．全身状况

（1）发育及意识状态：发育正常，营养中等，面容正常，神志清楚，查体合作。

（2）皮肤及其附属器官：全身皮肤红润，无黄染，未见皮疹、出血点，无肝掌、蜘蛛痣，全身浅表淋巴结未触及肿大。

（3）头颈部：头颅无畸形、压痛、包块，无颜面及眼睑浮肿，睑结膜无苍白，巩膜无黄染，双侧瞳孔等大等圆，直径约4mm，对光反射灵敏，眼球运动自如，无震颤。耳廓无畸形，外耳道无异常分泌物，乳突无压痛，听力正常，鼻翼无扇动，鼻中隔无偏曲，鼻腔无异常分泌物，鼻通气良好。口唇无紫绀，口腔黏膜无充血、糜烂、溃疡，舌苔正常，伸舌居中，咽不红，扁桃体无肿大。颈软，无抵抗，颈静脉无怒张，气管居中，肝颈静脉反流征阴性。甲状腺无肿大，未闻及明显血管杂音。

（4）呼吸系统：胸部无畸形，胸骨无压痛。呼吸运动未闻及明显异常，肋间隙未见增宽和变窄。双侧呼吸动度一致，语颤无增强及减弱，双肺叩诊呈清音，双肺呼吸音清晰，未闻及干、湿啰音及胸膜摩擦音。

（5）心血管系统：心前区无隆起，心尖搏动位于左侧第5肋间锁骨中线内0.5cm处，未触及细震颤，心界叩诊不大，无心包摩擦音。心率：86次/分，律齐，A2>P2，未闻及心音分裂及额外心音。心尖部和肺动脉瓣区可听到柔和的吹风样收缩期杂音，其余瓣膜区听诊未闻及杂音，未闻及心包杂音。脉搏86次/分，双侧桡动脉搏动一致、有力、节律规则，无脉搏短绌，无奇脉、交替脉及水冲脉。毛细血管搏动征阴性，未闻及枪击音。双侧足背动脉搏动一致。

（6）乳房：双侧乳房对称，无压痛、无肿块，乳头凸起，无溢液，乳晕处见散在数个蒙氏结节。

（7）消化系统：腹部无明显膨隆，脐耻之间正中可见纵行条状黑色素沉着，无腹壁静脉曲张，腹部柔软，无压痛及反跳痛，无包块。肝脾肋下未触及，Murphy征阴性，肾脏无叩击音，移动性浊音阴性。肠鸣音未见异常。肛门无异常。

（8）运动系统：脊柱呈生理弯曲，四肢无畸形，无下肢静脉曲张、杵状指（趾），关节活动自如，双下肢无水肿。四肢肌力、肌张力无异常，双侧膝、跟腱反射无亢进、减弱。

3．生殖系统 孕妇排尿后取膀胱截石位，外阴发育正常，无静脉曲张，阴毛呈倒三角式分布，大小阴唇对称，无局部隆起、破溃、充血等，置入窥器，见阴道壁完整，中等量乳白色分泌物，宫颈着色，光滑，宫口闭合。留取阴道分泌物备检。双合诊：子宫前位，呈球形增大，质软，宫体、宫颈连接处质软尤为明显，无压痛，双侧附件区未扪及包块，无压痛。

4．产科检查 因目前为早孕期，子宫仍处于盆腔内，无法行腹部触诊法检查子宫及胎儿。告知孕妇，早孕期有赖于B型超声检查子宫及胎儿，自妊娠中期开始，再行腹部检查子宫及胎儿。

目前的产科检查仅测量骨盆，嘱孕妇排空膀胱，取半卧位，两腿稍分开，髋、膝两关节呈屈曲状态。孕妇腹部袒露，检查者立于孕妇右侧进行骨盆外测量，依次测得：髂棘间径24cm，髂嵴间径26cm，骶耻外径19cm，坐骨结节间径（出口横径）9.0cm，出口后矢状径9cm，耻骨弓角度90°。

体格检查结束后，询问孕妇有无其他疑问。孕妇提出：

（1）我能自然分娩吗？

（2）我需要什么时候再来做产科检查？

解答：

（1）能否自然分娩需要考虑产道、胎儿大小、产力、精神心理因素，骨盆外测量数据都是正常值，可以推断产道正常，初步具备了阴道试产的条件，但能否成功自然分娩还要考虑其他三个方面的因素，所以需要足月时甚至是临产后再次综合评估，孕期控制体重增长可以避免形成巨大胎儿、难产。

（2）妊娠 11 ~ 13^{+6} 周完善胎儿 NT 检查、早孕唐氏筛查。妊娠 20 ~ 36 周每 4 周检查 1 次，妊娠 36 周后每周检查 1 次，共行产前检查 9 ~ 11 次。若产检过程中发现高危因素，还需酌情增加产检次数。

三、辅助检查

1．**妊娠试验**　尿妊娠试验（+）；血 hCG：21306mIU/ml。

2．**血液检查**　血常规、甲状腺功能、肝功能、肾功能、凝血功能、输血四项检查结果均正常，血型 A 型、Rh（+）。

3．**小便检查**　尿常规正常。酮体阴性，未见白细胞、细菌、管型。

4．**优生五项**　阴性。

5．**阴道分泌物**　正常，未查见假丝酵母菌、滴虫等。

6．**B 超**　子宫长径：85mm，前后径：70mm，横径：77mm，宫颈长 32mm。左卵巢：34mm × 26mm × 16mm，右卵巢：30mm × 25mm × 17mm。子宫前位，宫腔内可探及孕囊大小为 36mm × 32mm × 20mm，卵黄囊可见，胎芽 8mm，胎心可见。结论为宫内早孕，存活。

辅助检查结束后，询问孕妇有无其他疑问。孕妇提出：检查结果的意义是什么？有没有什么异常？

解答：目前停经 50 天，B 超提示宫内胚胎存活、胎芽长径为 8mm，符合孕周，故预产期确定为 2017 年 1 月 8 日。其他检验结果均为正常。

四、心理社会评估

1．**健康感知与健康管理**　孕前身体健康，工作单位每年组织健康查体，结果均为正常。除此之外偶有不适，自己关注并及时就诊。本次为计划怀孕后半年以内顺利受孕，认为夫妻双方生殖功能正常。目前仍正常上班，愿意按时进行孕期检查、参加孕妇学校课程培训、遵从医护人员的健康指导，认为分娩是正常现象，生理过程，自己的身体也很健康，相信自己可以平安度过孕期，渴望通过自己的努力完成自然分娩过程。无吸烟、饮酒、熬夜等不良嗜好。

2．**营养与代谢**　孕前饮食规律，每天吃早餐，包括牛奶、鸡蛋、面包等。怀孕后因食欲减退、有时晨吐，多数早餐仅喝白粥、吃咸菜。愿意尝试少食多餐改善营养，目前仍在口服善存片（含叶酸）。

3．**排泄**　孕前及怀孕后均为每 1 ~ 2 天一次大便，大便通畅。怀孕后感尿频，约每 2 小时小便一次，但无尿急、尿痛、尿不尽感、血尿等不适。

4．**活动与运动**　每天 7：00 起床，开车 5 公里上班，每天工作 8 小时，每周工作 5 天。除正常上班以外，也适当作轻体力的家务劳动及活动。业余时间喜欢看电影、看书，主要运动为散步，每日晚饭后散步 1 小时，回家后读书或看电视，晚上 10：00 睡觉。

5．**睡眠与休息**　孕期睡眠规律，无失眠现象，每天睡眠 8 小时以上。

6．**认知与感知**　视觉、听觉、注意力、记忆力等正常，无疼痛感等不适。

7．**自我概念**　自我感觉良好，认为自身很正常，迄今未发现可引起焦虑、恐惧的事件。偶尔有点担心，担心怀孕过程出现自己处理不了的问题，担心自然分娩过程不顺利会转为剖宫产分娩，曾听朋友说起这样“两头受罪”的例子，所有仍然有点疑虑——是直接选择剖宫产呢，还是先进行阴道试产？怕万一两头受罪。

8．**角色与关系**　自身为公职人员，工作体面、无精神压力，不涉及重体力劳动，收入足够满足生活开支。未参加社会团体，但有自己的朋友圈，有时聚会聊天，不会感到孤独。夫妻双方均为独生子女，家住三室一厅，丈夫在政府机关工作，父母、公婆居住于同一个城市，皆为知识分子。

9．**性与生殖**　月经规律，婚后性生活满意，本次为第一次受孕，受孕过程顺利。

10．**压力与应对**　目前无工作及生活压力，预测分娩后父母、公婆未退休，不能长期请假，自己无经验照顾新生儿，经家庭商议准备产后移住月子会所，随后聘请保姆协助照顾产妇及新生儿。

11．**价值与信念**　无宗教信仰。

询问孕妇是否面临来自双方父母的胎儿性别压力、生育的经济准备、家庭准备及应对方式，孕妇表示本次为计划内妊娠，已经有经济方面的准备，丈夫及双方父母均表示支持，无性别偏好，也将协同处理妊娠期间的问题及分娩后的母儿护理。

心理社会评估结束后，询问孕妇有无其他疑问。孕妇提出：

（1）哪些生活方式有利于妊娠和分娩？

（2）哪些情况不利于分娩？

解答：

（1）李女士对本次妊娠的态度积极，情绪大体稳定，生活作息规律，饮食安全，愿意保留胎儿，对胎儿的性别不关注，在怀孕后偶尔有紧张、担忧等不良情绪，并保持一定的运动量。此外，孕妇的家人支持这次生育，孕妇家庭的经济状况良好，孕妇及丈夫对生育的心理准备充分，主动了解有关知识，这些都有利于李女士的妊娠和分娩。

（2）不利的心理社会状况是对一些未知情况的担忧，“两头受罪”来自于朋友的少数病例情况的描述及夸大。阴道试产失败、转为剖宫产的情况确实存在，但比较少见，这种少见的病例不是放弃阴道试产的理由，剖宫产是解决难产及妊娠合并症、并发症的手段，也存在对母体造成手术创伤的副作用，建议综合考虑、控制孕期体重，尽量创造条件自然分娩。

五、健康问题

1．现存健康问题

（1）知识缺乏：缺乏妊娠、分娩、产褥过程的健康知识。

建议后期规范、定期产检，并参加孕妇课程班获取相关知识。若亲戚朋友提供的信息引起担忧、恐慌（如顺产转剖宫产两头受罪等），建议向医务人员求证，消除恐慌、自然对待。

（2）营养失调：低于机体需要量　与早孕反应致食欲下降、呕吐有关。

尿酮体阴性说明目前的能量摄入基本达到机体需要量，但早餐进食白粥及咸菜，营养元素单一，建议改变饮食结构、丰富营养成分，如进食新鲜蔬菜、蛋白质等。

（3）疲乏　与早期妊娠、早孕反应有关。

注意观察早孕反应，如继续加重，需复测尿酮体，必要时静脉营养治疗。

（4）恶心　与孕妇体内绒毛膜促性腺激素（hCG）增多、胃酸分泌减少及胃排空时间延长导致早孕反应有关。

早孕反应一般在孕12周后逐渐缓解。

（5）排尿障碍　与子宫增大、膀胱受压、激素改变导致尿频有关。

妊娠12周后子宫超出盆腔范围，对膀胱压迫解除，尿频将会缓解。

2．潜在健康问题

（1）有电解质失衡的危险　与早孕反应所致的呕吐有关。

（2）有流产的危险　与胚胎形成过程中染色体突变及孕妇本身疾病有关。

李女士平时身体健康，夫妻双方年龄合适，目前未发现流产的高危因素，但需妊娠过程中继续观察。

（3）有母体与胎儿双方受干扰的危险　与早孕反应和营养失调有关。

目前李女士自觉恶心，偶有晨吐，尿常规提示酮体阴性，B超提示胚胎大小正常，暂时判定胎儿安全。后续需要观察妊娠反应的变化，若明显加重、呕吐频繁、不能进食，致孕妇肝肾功能受损，可能危及胎儿安全。

☆ 章后小结

通过对妊娠期妇女完整的健康评估，可以为助产士提供与孕期健康相关的重要而宝贵的信息。妊娠会影响孕妇机体的每个系统，在进行健康评估前，应首先熟悉妊娠期妇女正常的解剖和生理变化，在此基础上通过对妊娠期妇女全面健康史（包括常见症状）的问诊、完整而有重点的体格检查、全面而有针对性的辅助检查以及心理社会资料的评估，获取妊娠期妇女与健康相关的全面信息。在对所有信息进行综合分析后可以更好地识别妊娠异常情况、发现妊娠期妇女现存或潜在的健康问题。在完成对妊娠期妇女系统的健康评估之后，需要及时记录评估结果，从而为制定个性化的照护计划、实施针对性的健康教育、满足孕妇的安全分娩提供依据。

（钟　梅）

✧ 学而思

1. 孕妇，32岁，因“停经33周，下肢水肿1个月余，血压升高1周”入院。既往身体健康，未进行产前检查。入院后检查发现血压高，尿蛋白阳性，胎儿宫内生长受限。

（1）作为接诊此孕妇的助产士，如何对此孕妇进行健康史评估？

（2）胎儿宫内生长受限主要通过什么辅助检查手段获知？

2. 孕妇，29岁，初孕，现停经30周，无不适，胎动正常，前来例行产前检查。查体：身高155cm，体重60kg，宫高27cm，腹围82cm，骨盆外测量：髂棘间径23cm，髂嵴间径25cm，骶耻外径

18cm，坐骨结节间径 7.5cm，耻骨弓角度 90°。

（1）根据目前的检查数据，判断该孕妇存在何种骨盆异常？

（2）该孕妇是否可以阴道分娩？还需要进行哪些骨盆检查？

3. 孕妇，38 岁，$G_4P_0^{+3}$，孕 32 周，阴道少许流血 4 天，无腹痛。查体：血压 110/70mmHg，心率 80 次 / 分，子宫软，无压痛，胎头高浮，胎心 140 次 / 分，耻骨联合上方可闻及胎盘杂音，诊断为前置胎盘。目前精神紧张，情绪焦虑，进食和睡眠均不佳。

（1）如何对此孕妇进行健康史评估？

（2）如何对此孕妇进行有关阴道流血症状的问诊？

（3）如何对此孕妇进行心理社会方面的评估？

5

第五章 分娩期妇女的评估

学习目标

识记

1. 能列出分娩期妇女健康史评估的基本项目。
2. 能描述分娩期妇女的常见症状及其具体表现。
3. 能陈述分娩期常用的心理社会评估方法。

理解

1. 能解释分娩期妇女在解剖和生理方面的变化特点。
2. 能解释分娩期妇女体格检查的方法，各种检查结果的临床意义。
3. 能举例说出分娩期妇女常见症状的评估要点。
4. 能简单概述分娩期妇女常见症状的发生原因和机制。

运用

能针对分娩期妇女进行全面的评估，准确记录评估结果，并提出相应的健康问题。

章前导言

本章在介绍分娩期妇女基本解剖和生理变化的基础上，系统阐述了分娩期妇女健康史评估、症状问诊、体格检查、辅助检查、心理社会评估等方面的理论和方法，列出了分娩期妇女常见的健康问题，并结合案例对以上相关理论和方法进行了实际运用。使学生不仅能够明确分娩期妇女系统评估的基本理论和方法，而且能够学会如何将所学知识应用于临床实践。

05章

分娩（delivery）是指妊娠满28周（196日）及以上，胎儿及其附属物从临产开始到全部从母体娩出的过程。妊娠28周至不满37足周（196～258日）之间分娩者，称为早产（premature delivery）；妊娠满37周至不满42足周（259～293日）之间分娩者，称为足月产（term delivery）；42周及其以后（294日及294日以上）分娩者，称为过期产（postterm delivery）。临床上通常将足月妊娠经阴道自然分娩、母儿健康者称为正常分娩（normal delivery），即顺产。分娩期妇女的生理和心理变化很大，也可因各种原因而导致某些病理变化，从而表现出各种症状和体征。因此，为了明确孕产妇和胎儿的健康状况，及早发现异常情况，确保分娩安全、顺利，分娩期妇女的评估至关重要，也是助产士必须掌握的内容。

第一节　分娩期妇女解剖生理回顾

分娩期，因子宫肌细胞间隙连接增多、子宫肌细胞内钙离子浓度增加、母体内分泌的调节（前列腺素、雌激素、孕激素、缩宫素、内皮素的作用）发生功能性改变，加上胎儿成熟后的内分泌调节致分娩发动。分娩发动后，在强烈的子宫收缩力作用下，子宫颈管逐渐展平、宫口扩张，同时伴随着胎先露的下降，最后迫使胎儿通过产道娩出。为适应分娩的需要，分娩期母体和胎儿的各个系统都将发生变化，其中最重要的是生殖系统的变化。

一、分娩期母体的变化

（一）生命体征变化

1．**体温**　分娩期妇女体温略有上升，但不超过0.3℃，否则有感染的可能性。

2．**脉搏**　临产后，子宫收缩时脉搏会增快，宫缩间歇期恢复正常；胎儿娩出后恢复到平常水平。

3．**呼吸**　分娩末期呼吸频率增快，约为每分钟24次。

4．**血压**　分娩期血压会上升。子宫收缩时收缩压约上升5～10mmHg，但很少超过150mmHg。

（二）生殖系统变化

1．**子宫体的变化**　分娩期子宫由未孕时7cm×5cm×3cm增大至35cm×22cm×25cm；重量由非孕时50g可增至妊娠足月时的1000g；宫腔容量从非孕时的5ml增至妊娠足月时的5000ml。子宫肌细胞肥大，由未孕时长20μm、宽2μm，增加至长500μm、宽10μm；胞质内充满具有收缩活性的肌动蛋白（actin）及肌浆球蛋白（myosin）；子宫肌细胞间出现间歇连接（gap junction）；子宫内膜（蜕膜）缩宫素受体增加；通过旁分泌、自分泌及内分泌方式，子宫对前列腺素、缩宫素等一些引起子宫收缩的物质产生反应，促进子宫下段形成。子宫动脉也由非孕时的屈曲状态至妊娠足月时变直，子宫的血流量约为每分钟500～700ml，其中80%～85%供应胎盘，10%～15%供应子宫蜕膜层，5%供应肌层。当子宫收缩时子宫血流量明显减少，宫缩间歇期恢复。

分娩期子宫体变化的一个显著特点是出现规律性子宫收缩，贯穿于整个分娩过程中，是最主要的产力。分娩期子宫平滑肌收缩的调节与钙离子和激素的作用有关，子宫收缩具有节律性、对称性和极性、缩复作用等特点。

（1）分娩期子宫平滑肌收缩的调节

1）钙离子的调节作用：子宫平滑肌内含有肌球蛋白和肌动蛋白，两者相互作用促使子宫平滑肌收缩，这种作用必须是在钙离子的调节作用下完成的，所以胞质内游离钙的水平对调节子宫收缩起决定性的作用，肌细胞静止时钙离子并不进入细胞内，当细胞膜有冲动传来时钙离子即迅速释放。前列腺素、缩宫素以及内皮素对钙的释放和抑制摄取均有调节作用。

2）激素的作用：主要包括孕激素、缩宫素、前列腺素、内皮素等激素的作用。①孕激素：哺乳类动物被发现在临产前有孕激素撤退的现象，而在人类未被发现，但过期妊娠因素中有孕酮阻滞学说。②缩宫素：产妇的子宫、胎盘、蜕膜及羊水中均可合成缩宫素，子宫肌层对缩宫素的敏感性与子宫肌层缩宫素受体含量有关。在妊娠晚期和临产后，子宫肌层缩宫素受体含量大量增加。③前列腺素：子宫、胎盘、蜕膜及羊水均能合成前列腺素，雌激素能促进前列腺素的合成，缩宫素也能刺激蜕膜细胞释放前列腺素，前列腺素又可以使子宫肌层缩宫素受体增加，因此，子宫收缩需要缩宫素和前列腺素协同作用。④内皮素：可以使子宫平滑肌产生强有力的收缩，并促进前列腺素的合成和释放。

（2）子宫收缩的特点

1）节律性：是临产的标志。每次宫缩都是由弱到强（进行期），维持一定时间（极期，一般30～40秒），随后从强逐渐减弱（退行期），直至消失进入间歇期，如此反复直至分娩结束。临产开始时，宫缩持续时间约30秒，间歇期约5～6分钟。随产程进展宫缩持续时间逐渐延长，间歇期逐渐缩短。当宫口开全（10cm）时，间歇期仅1～2分钟，宫缩可持续60秒。

2）对称性和极性：正常宫缩起自两侧子宫角部，迅速向子宫底中线集中，左右对称，再以2cm/秒的速度迅速向子宫下段扩散，约在15秒内均匀、协调地遍及整个子宫，此为宫缩的对称性。宫缩以子宫底部最强、最持久，向下逐渐减弱，此为子宫收缩的极性，子宫底部收缩力的强度是子宫下段的2倍。

3）缩复作用：每当宫缩时，子宫体部肌纤维短缩变宽，间歇期肌纤维虽然松弛变长变窄，但不能恢复到原来的长度，经反复收缩，肌纤维越来越短，这种现象称为缩复作用。子宫体肌纤维的缩复作用可使宫腔容积逐渐缩小，迫使胎先露部下降，宫颈管消失及宫口扩张。

2．子宫下段的形成 由非妊娠时约1cm的子宫峡部伸展形成。在妊娠12周后子宫峡部已扩展成宫腔的一部分，至妊娠末期被拉长形成子宫下段。临产后规律宫缩进一步使其拉长至7～10cm，肌壁变薄成为软产道的一部分。

3．宫颈的变化 宫颈包含宫颈平滑肌、胶原蛋白和结缔组织三种主要成分，其中宫颈平滑肌含量从上至下为25%～6%，宫颈平滑肌对宫颈成熟作用不大；胶原蛋白及结缔组织与宫颈成熟有关，当胶原蛋白分解或胶原蛋白纤维重组及不同氨基糖含量改变时，宫颈伸展性增加，宫颈成熟。

（1）宫颈管消失：临产前宫颈管长2～3cm，初产妇较经产妇稍长。临产后的规律宫缩牵拉宫颈内口的子宫肌纤维及周围韧带，加之胎先露部支撑前羊水囊呈楔状，致使宫颈内口水平的肌纤维向上牵拉，使宫颈管形成漏斗状，此时宫颈外口变化不大，随后宫颈管逐渐短缩直至消失。初产妇一般宫颈管先消失后宫口扩张，经产妇则宫颈管消失与宫口扩张同时进行。

（2）宫口扩张：临产前，初产妇的宫颈外口仅容一指尖，经产妇能容一指。临产后，宫口扩张主要是子宫收缩及缩复向上牵拉的结果。由于子宫下段的蜕膜发育不良，胎膜容易与该处蜕膜分离而向宫颈管突出形成前羊膜囊，加之胎先露部衔接使前羊水滞留于前羊膜囊，协同扩张宫口。胎膜多在宫口近开全时自然破裂，胎膜破裂后，胎先露直接压迫宫颈，使宫口扩张的作用更明显。产程不断进展，当宫口开全（10cm）时，妊娠足月胎头方能通过。

在分娩发动前24～48小时内，因宫颈内口附近的胎膜与该处的子宫壁分离，毛细血管破裂经阴道排出少量血液，称为见红，是分娩即将开始的一个比较可靠的征象。若阴道流血量较多，超出平时月经量，不应认为是先兆临产，而应想到妊娠晚期出血，如前置胎盘等。

4．骨盆底、阴道及会阴的变化 前羊水囊及胎先露部将阴道上部撑开，破膜后胎先露部下降直接压迫骨盆底，使软产道下段形成一个向前弯的长筒，前壁短后壁长，阴道外口开向前上方，阴道黏膜皱襞展平使阴道扩张。肛提肌向下及两侧扩展，肌束分开，肌纤维拉长，使5cm厚的会阴体变成2～4mm，以利胎儿通过。此外，当胎先露下降压迫盆底时，可反射性引起肛提肌收缩，帮助胎儿先露部在骨盆腔进行内旋转。当胎头枕部位于耻骨弓下时，肛提肌收缩力可协助使胎头仰伸和胎儿娩出。胎儿娩出后，有助于已剥离的胎盘娩出。

（三）其他系统变化

1．呼吸系统 分娩发动之前，因胎儿下降入盆，产妇有明显胎儿下降感，呼吸较轻快。临产后，随着子宫收缩的频发，产妇呼吸会加快。分娩期末呼吸频率加快，约为每分钟呼吸24次。此外，分娩时的疼痛可因副交感神经反射使呼吸加深加快，过度通气，可导致呼吸性碱中毒，母体血红蛋白释氧量下降，胎儿缺氧。宫口开全后，每当宫缩时，前羊水囊或胎先露部压迫骨盆底组织及直肠，反射性地引起排便动作，产妇会出现主动屏气，喉头紧闭向下用力，腹壁肌及膈肌收缩使腹内压增高，促使胎儿娩出。

2．循环系统

（1）第一产程：临产后，每次宫缩时约有500ml血液被挤入周围循环，使回心血量增加，心排血量也阵发性增加20%～30%，血压轻度升高，平均动脉压上升10mmHg。宫缩间歇期，心率、心输出量及血压逐渐恢复至收缩前水平。

（2）第二产程：进入第二产程后，除子宫收缩外，还有腹肌及骨骼肌的收缩，使周围循环阻力明显增大，加之产妇用力屏气，肺内压升高，肺循环阻力增大，腹内压增加，回心血量增多，血压可升高25～30mmHg。宫缩间歇期血压下降。由于反复出现上述波动，产妇的心脏负荷加重。分娩时，由于宫缩时屏气用力，头颈部静脉血管充盈，部分产妇可出现眼球结膜下出血或颜面部水肿。

（3）第三产程：胎儿娩出后，子宫容积突然明显缩小，腹腔内压骤减，血液重新分布，淤积于内脏血管床，回心血量减少；而胎盘娩出后，子宫收缩时大量血液从子宫进入血液循环，使回心血量急剧增加，这两种血流动力学的激烈变化使心脏负担加重。有器质性心脏病的产妇可在此时因心脏负担加重而诱发心力衰竭。

3．消化系统 分娩发动之前，因胎儿下降入盆，初产妇有明显胎儿下降感，多有轻松感，感到上腹部较前舒适，进食量增多。但是，由于分娩期受大量雌激素影响，牙龈组织充血、水肿，严重时牙齿可松动及脱落。第二产程时，因屏气增加腹压，牙齿紧闭，易损伤牙齿，引起齿龈出血。由于激素及机械性作用，胃肠平滑肌张力降低，贲门括约肌松弛，胃肠蠕动功能减弱，胃排空时间延长，酸性食物反流，在食管下段引起胃烧灼感，宫缩强烈时易引起反射性恶心呕吐；同时胃排空缓慢，影响食物或药物的吸收。如果产妇紧张、恐惧，可致食欲不振，摄入热量及水分不足，发生电解质紊乱、酸中毒，产妇出现腹胀及子宫收缩乏力。

4．泌尿系统 胎头入盆后，膀胱受压，膀胱压力从孕早期的8cmH_2O上升至妊娠足月的20cmH_2O，尿道压力从70cmH_2O增加至93cmH_2O，产妇常出现尿频及尿失禁症状。在分娩初期，产妇的尿量因肾血浆流量及肾小球滤过率增加而增加，后期因出汗及水分丧失而尿量减少。分娩过程中，因膀胱变形，尿道延长，加之胎儿压迫，产妇排尿困难，易出现尿潴留。分娩时初产妇比经产妇更易出现蛋白尿。另外，尿中可见少量红细胞或（和）白细胞，无病理学意义，但若出现血尿和病理性缩复环、子宫压痛，则提示有子宫破裂的可能。

5．血液系统 分娩期，骨髓中红细胞呈现增生状态，网织红细胞增加，红细胞生成素增加2倍。由于分娩劳累及应激性反应，骨髓的白细胞系统也增生活跃，白细胞显著增加，偶可达25×10^9/L，其中以中性粒细胞增多为主，淋巴细胞增加不多，单核细胞及嗜酸性粒细胞几乎无改变；血小板亦无变化；血红蛋白、血液比重及血液凝固功能均增高。

6．酸碱平衡与物质代谢 由于分娩期肌肉活动过强，加上分娩疼痛时副交感神经反射致大量出汗、恶心、呕吐，进食减少，乳酸、丙酮酸和酮体累积，可出现进行性代谢性酸中毒现象。第一产程pH改变很少，第二产程pH下降0.1，碱剩余值下降4～6mmol，动脉血二氧化碳分压基本稳定。在产程延长、异常分娩产妇中更易发生代谢性酸中毒，同时伴有血糖值的降低，在产程的观察中应注意及时纠正处理。

7．骨骼关节 受雌激素、孕激素和松弛素的影响，妊娠期骨盆关节、韧带松弛，耻骨联合及骶髂关节也略有松动。分娩期加之胎先露的压迫，耻骨联合可增宽5mm，骶髂关节轻微增宽，骨盆入口横径可增宽近1cm，这些变化有利于分娩。若产妇髋关节及膝关节屈曲并使膝部尽量靠近腹壁，可使骨盆入口前后径及横径均增大约1.5～2cm，临床上常采用此体位处理肩难产。

（四）精神心理状态引起的生理变化

分娩对于产妇是一种持久而强烈的应激源，产妇会出现一系列特征性的心理情绪反应，如焦虑、不安和恐惧。现已证实，产妇的心理情绪反应会使机体产生一系列变化并影响分娩的顺利进展，如心率加快、呼吸急促致使子宫缺氧而发生宫缩乏力、宫口扩张缓慢、胎先露部下降受阻。同时，交感神经兴奋使血压升高，导致胎儿缺血缺氧而出现胎儿窘迫。

二、分娩期胎儿的变化

1．胎儿的动态变化 分娩过程中，胎儿的先露部随着骨盆各平面的不同形态，被动地进行一系列适应性转动，以其最小径线通过产道。整个过程包括衔接、下降、俯屈、内旋转、仰伸、复位及外旋转、胎肩及胎儿娩出七个步骤。其中，下降动作始终贯穿于整个分娩过程中。

2．胎头的变化 胎儿在分娩时需要通过狭长的产道，由于颅缝与囟门之间有软组织遮盖使骨板有一定的活动余地，使胎头具有一定的可塑性。在分娩过程中，通过颅缝及颅骨轻度重叠使头颅变形，缩小头颅体积，以利胎头娩出。胎头变形可使双顶径和枕下前囟径缩小0.5～1.0cm，当产程延长时变形程度更大，这种变形一般在产后1周内消失。过熟儿胎头较大，颅骨较硬，胎头不易变形，有时可导致难产。

3．产瘤（caput succedaneum） 产瘤即头皮水肿。枕先露分娩过程中，若在宫颈完全扩张前出现产程延长，胎头下降过程遇阻，紧靠宫颈的胎儿头部血浆渗出淤积于胎儿头皮与骨膜之间，出现产瘤，通常产瘤只有数毫米厚。产瘤不受骨缝限制，为凹陷性水肿，较大的产瘤可限制骨缝与囟门的分离。产瘤一般于分娩后数小时缩小，约2～3天完全消失。胎儿娩出后，通过了解产瘤位置可协助明确胎方位。枕左前位产瘤常出现在右顶骨，而枕右前位产瘤出现在左顶骨。

4．胎儿酸碱平衡的变化 第一产程中，胎儿血pH、氧分压、二氧化碳分压保持稳定，无胎心率异常时即使在宫缩中血氧分压也保持相对恒定。第二产程时，胎儿血中乳酸含量逐渐增加，母体血中乳酸量也增加，母体乳酸量增加可影响胎儿乳酸向母体排泄，使胎儿有可能发生酸中毒，血 pH 下降。

5. **胎心率的改变** 胎心率的调节受中枢神经系统和自主神经系统的控制。中枢兴奋胎心基线变异增加，中枢抑制如胎儿睡眠状态时则基线变异减少。当心脏压力感受器和主动脉弓化学感受器接收缺氧信息后，通过自主神经系统调节心率。此外，心肌本身具有自主节律性，心率可受局部血流动力学的影响而改变。宫缩时胎头受压，胎儿脑血流量一时性减少，可出现早期减速，对胎儿无影响。如果胎儿脐带受压会发生变异减速，系迷走神经兴奋所致，轻度变异减速对胎儿无病理影响；如果脐带持续受压，将导致胎儿发生低氧血症，出现晚期减速，提示胎儿在宫内有生命危险，应立即采取措施结束分娩。

（周昔红）

第二节　分娩期妇女健康史评估

接诊时需要详细询问与分娩相关的健康史资料。主要包括产妇的基线资料、孕产史、此次妊娠过程、产前检查情况、妊娠期是否有并发症或合并症及处理情况、分娩发动时间等。在评估产妇健康史时应注意以下问题：

- 重点评估产妇分娩发动时间、临产征象等。
- 尤其应注意胎位、胎心、胎儿大小及产道有无异常。
- 通过评估产前检查资料，了解产妇有无妊娠合并症、并发症及处理情况。
- 注意评估既往妊娠史、分娩史等，了解既往有无流产、死胎、头盆不称、难产、急产、死产等，及其具体情况。
- 注意评估产妇心理状态，了解产妇对分娩疼痛的耐受情况。
- 评估结束后，应主动询问产妇是否还有需要进一步讨论的问题。

一、分娩期妇女全面健康史评估

（一）社会人口学资料

主要包括产妇的姓名、年龄、身高、体重、职业、文化背景、宗教信仰、受教育程度、家庭经济状况、医疗费用支付形式、家庭住址、联系人、电话等资料，以及配偶的社会人口学资料。

1. **产妇一般资料**

（1）年龄：年龄过小者容易发生难产；年龄过大，尤其是 35 岁以上的高龄初产妇，容易并发产力异常和产道异常。

（2）身高：产妇身高 <145cm 应警惕均小骨盆。均小骨盆者多由于产妇发育不良，体力较差，容易并发宫缩乏力，产程延长；如胎儿稍大或胎位不正则难产机会更大，常以剖宫产结束分娩。还应观察产妇体型，步态有无跛足，有无脊柱及髋关节畸形等。

（3）职业：主要为明确有无毒物或射线接触史。妊娠早期接触放射线或有铅、汞、苯及有机磷农药接触史等，均可能导致胎儿畸形。

（4）受教育程度及宗教信仰：有助于理解和预测产妇对分娩知识的掌握和对分娩的反应，宗教信仰不同的产妇可能有不同的分娩期照顾需求。

（5）医疗费用支付方式等：医疗费用负担过重将影响产妇接受治疗的依从性。还需了解产妇的住址、联系人及联系方式等，以便出院后随访。

2．配偶的一般资料 包括配偶的年龄、文化程度、个人嗜好、健康状况等。配偶的年龄和文化程度会影响其对分娩的认知；烟酒嗜好可能影响胎儿的健康状况；配偶健康状况不良，特别是患有遗传性疾病时，可能对产妇和胎儿造成不良影响。

（二）目前健康状况

包括询问本次妊娠经过和查看产前检查资料，以了解妊娠期有无并发症或合并症及处理情况；同时评估临产相关征象等。

1．本次妊娠经过 询问本次妊娠经过，了解有无高危因素；查看产前检查资料，了解有无妊娠合并症、并发症及处理情况；根据末次月经日期推算预产期。

（1）妊娠早期：了解停经的时间和早孕反应出现的时间；有无感冒、毒物、药物、放射线接触史；早期是否有阴道流血、腹痛等及治疗处理情况。

（2）妊娠中期：了解胎动开始时间；有无定期产前检查；血压、胎位、胎心及各项检查、检验指标是否正常；妊娠过程中有无阴道流血、头痛、心悸、气短、下肢水肿等及处理情况。

（3）妊娠晚期：了解有无高血压、阴道流血、腹痛腹胀等；查看产前检查资料评估胎儿宫内情况、胎盘功能、胎儿成熟度等；了解胎位、胎儿大小、骨盆情况等。

2．临产征象 询问产妇分娩发动前，是否出现假临产、胎儿下降感、见红等先兆临产的征象；询问规律宫缩开始时间，子宫收缩频率、强度及持续时间；评估胎膜是否破裂、有无阴道流血等。

（三）月经史

包括初潮年龄、月经周期及经期持续时间、经量、经期伴随症状。月经周期的长短因人而异，了解月经周期有助于准确推算预产期。

（四）婚育史

结婚次数及每次结婚年龄，是否近亲结婚（直系血亲及三代旁系血亲）、男方健康状况等。生育史包括足月产、早产、流产次数以及现存子女数，以阿拉伯数字顺序表示。如，足月产1次，早产1次，无流产，现存子女1人，可记录为1-1-0-1，或用孕2产1（G_2P_1）表示。了解有无流产、死胎、死产及具体情况。了解既往的分娩方式，既往有无头盆不称、难产史、急产史，以及新生儿出生情况。

（五）既往健康史

收集既往健康史资料的目的主要是了解可能影响产妇健康和胎儿生长发育的疾病或高危因素，包括产妇既往健康状况及既往患病或住院史。既往患病或住院史则涉及产妇曾经患过的疾病史（含传染病）、手术或外伤史、预防免疫史、输血史以及与之相关的具体情况。重点询问产妇是否患有高血压、心脏病、糖尿病、肾病、传染性疾病、甲状腺疾病等病史，并评估治疗方法、治疗效果及目前的健康状况。此外，还应注意询问有可能影响骨产道的疾病，如有无佝偻病、脊髓灰质炎、脊柱和髋关节结核以及外伤史等。

（六）个人史

了解产妇日常饮食、排泄及睡眠情况是否正常；询问产妇生活和居住情况，了解产妇居住地和曾居住过的地区的主要传染病和地方病史。了解有无烟酒嗜好、接触有害物质、毒品使用史、药物及食物过敏史等。

（七）家族史

收集家族史资料的目的是发现可能潜在的生理或心理疾病。主要了解产妇的双亲与兄弟、姐妹的健康与患病情况，注意询问产妇及其丈夫家族有无近亲结婚，双方家族中三代有无遗传性疾病史，询问产妇母亲和姐妹有无分娩难产史、巨大儿、妊娠期高血压、糖尿病等。

为了保证信息的完整性，助产士可参照以下的问题进行评估：① 您的家族中有人患高血压、糖尿病、心脏病吗？② 您的家族中有出生缺陷、遗传性疾病、血液系统疾病、精神性疾病吗？③ 您的母亲或姐妹有分娩巨大儿、畸形儿吗？④ 您的母亲或姐妹有难产史吗？⑤ 您的母亲或姐妹分娩时有无发生产后大出血？

（八）系统回顾

有的产妇可能同时存在多种症状而且主诉不清，因为临产后子宫收缩疼痛无法长时间地配合问诊，因此，系统回顾（ROS）可以帮助评估每一项可能出现的临床症状和体征，并帮助判断在正常生理变化的同时是否存在异常情况（详见表 5-1）。

表 5-1　分娩期妇女系统回顾的主要内容

项目	原因
一般健康状况 • 您感觉怎样？能否耐受疼痛？ • 您有无疲乏无力？	• 分娩时子宫肌纤维拉长或撕裂，胎儿对产道压迫、致痛物质释放都可导致分娩疼痛。这种疼痛使得产妇对分娩产生巨大的恐惧，而恐惧、紧张的心理又可以使其对疼痛的感受加重，形成害怕 – 紧张 – 疼痛综合征 **注意：害怕 – 紧张 – 疼痛综合征可使神经介质分泌增加，从而引起子宫收缩乏力、产程延长、产后出血等。**
体重 • 自妊娠以来，您的体重增加或减轻了多少？ • 有无巨大儿或羊水过多？	• 孕期体重增长过多、肥胖可能与妊娠期糖尿病相关，需警惕巨大儿、难产、产后出血的发生 • 孕期体重增长过少可能导致胎儿宫内生长受限和低出生体重儿，分娩时注意胎儿窘迫、新生儿窒息等 • 巨大儿、羊水过多或多胎使子宫壁过度伸展，影响子宫收缩，可引起宫缩乏力、产后出血等
生殖系统 • 您什么时候出现的见红？	• 在分娩发动前 24 ~ 48 小时内，因宫颈内口附近的胎膜与该处的子宫壁分离，毛细血管破裂经阴道排出少量血液，称为见红，是分娩即将开始的一个比较可靠的征象
• 您感觉腹部疼痛吗？什么时候出现规律宫缩？间隔和持续时间是多久？	• 临产后的正常宫缩具有以下特点：节律性、对称性和极性、缩复作用 **注意：在分娩过程中，子宫收缩的节律性、对称性、极性不正常或强度、频率有改变，会发生子宫收缩乏力（协调性子宫收缩乏力、不协调性子宫收缩乏力）、子宫收缩过强（协调性子宫收缩过强、不协调性子宫收缩过强）等征象，需要关注。**
• 您有无阴道流液？什么时候开始出现的？	• 胎膜多在宫口近开全时破裂，前羊水流出。正常羊水颜色为清亮。若羊水颜色为草绿色或羊水有胎粪污染，且胎心出现异常提示胎儿宫内窘迫
• 您有无子宫疾病（如子宫肌瘤、子宫发育不良、子宫畸形等）？有无瘢痕子宫（肌瘤剔除术、剖宫产史）？	• 子宫肌瘤、子宫发育不良、子宫畸形等均能影响子宫收缩导致子宫收缩乏力、产后出血等；瘢痕子宫是子宫破裂、产后出血的高危因素
• 您外阴、阴道及宫颈有无异常（如外阴瘢痕、阴道纵隔、宫颈瘢痕、宫颈坚韧等）？	• 外阴瘢痕可影响胎头娩出或造成严重的撕裂伤；阴道纵隔可阻碍胎先露下降；宫颈瘢痕、宫颈坚韧等可造成宫颈性难产

续表

项目	原因
头颈部 – 眼睛 • 您有无视力方面的问题？ • 眼结膜有无充血？	• 视物模糊、眼底小动脉痉挛者应考虑妊娠期高血压疾病 • 由于宫缩时屏气用力，部分产妇可出现结膜下出血
头颈部 – 耳朵 • 您有无听力方面的问题？	• 鼓膜供血增加所致的肿胀，可引起听力下降、耳痛、耳胀等感觉
头颈部 – 鼻腔 • 您有无鼻塞、鼻流血方面的问题？	• 雌激素增加所致的血管充血，可引起鼻黏膜水肿
头颈部 – 颈部 • 您妊娠期颈部有无包块？有无甲状腺功能亢进？	• 甲状腺若明显肿大可引起甲状腺功能亢进，患此病的产妇分娩时应注意甲亢危象的预防
乳房 • 您妊娠以后乳房是否明显长大？	• 妊娠以后乳房长大，为分娩后哺乳做好准备 • 随着胎盘娩出，雌、孕激素水平迅速下降，新生儿吸吮乳头，乳汁开始分泌
呼吸系统 • 您有无气促、呼吸困难？	• 分娩时的疼痛可因副交感神经反射使呼吸加深加快，而导致过度通气 • 以活动耐力下降为主要表现的呼吸困难提示有心血管疾病的可能 • 突然发生的呼吸困难、面色发绀等需警惕羊水栓塞等分娩并发症
心血管系统 • 您有无心血管疾病史？有无胸闷、心悸等不适？	• 分娩期血流动力学的剧烈变化常使心脏负担加重，有器质性心脏病的产妇常在此时因心脏负担加重，易诱发心力衰竭
消化系统 • 您进食怎样？有无恶心、呕吐的表现？ • 您有没有肛门坠胀及排便感？	• 分娩时产妇胃肠功能减弱，宫缩强烈时易引起反射性恶心呕吐；同时胃排空缓慢，影响食物的吸收 **注意：临产后产妇因呕吐、进食量少可引起能量不足，水、电解质紊乱，可导致子宫收缩乏力。** • 产妇过早出现肛门坠胀及排便感，应警惕发生持续性枕后位或持续性枕横位
泌尿系统 • 您有无尿频？ • 您有无排尿困难？	• 胎头入盆后，膀胱受压，产妇常出现尿频及尿失禁 • 分娩过程中，因膀胱变形，尿道延长，加之胎儿压迫，产妇排尿困难，易出现尿潴留 **注意：产妇出现血尿，同时出现病理性缩复环、子宫压痛，则提示有先兆子宫破裂。**
肌肉骨骼系统 • 您有无腰骶部及肢体疼痛不适？ • 您耻骨联合处有无明显疼痛？ • 您骨盆有无异常？	• 可能与胎盘分泌的松弛素使骨盆韧带及椎骨间的关节、韧带松弛有关 • 部分产妇耻骨联合松弛、分离导致明显疼痛、活动受限，产后往往自行消失 • 骨盆狭窄、头盆不称可使胎先露部下降受阻，导致梗阻性难产 **注意：评估骨盆有无异常，有无头盆不称，及早作出诊断，决定适当的分娩方式。**
神经系统 • 您有无焦虑、睡眠障碍病史？ • 你有无头痛、头昏或晕厥？	• 分娩对于产妇是一种压力源，会引起一系列特征性的心理情绪反应，常见的情绪反应是焦虑、恐惧 **注意：有精神困扰史的产妇需持续做好相关症状和体征的管理。** • 晕厥提示可能有贫血；头痛、头昏者注意血压有无升高，尤其是妊娠期高血压疾病者

续表

项目	原因
内分泌系统 • 您有无糖尿病史或妊娠期糖尿病?	• 分娩过程中，子宫收缩消耗大量糖原，产妇进食量减少，易发生低血糖 **注意：糖尿病产妇手术产率以及巨大儿、产伤、产后出血、新生儿呼吸窘迫综合征等发生率均明显增高。**
免疫系统 / 血液系统 • 您有无贫血史或其他血液系统疾病?	• 有贫血史或其他血液系统疾病者分娩时注意预防产后出血

二、分娩期妇女重点健康史评估

如果已经确诊临产，且产妇因为子宫收缩疼痛无法长时间地配合问诊，可以参照以下问题简要地进行健康史问诊。这些问题围绕当前临产状况、妊娠经过、高危因素等展开。

1. 您的姓名？年龄？职业？文化程度？宗教信仰？
2. 您是第几次怀孕？有无分娩史？末次月经是什么时候？
3. 您什么时候开始出现宫缩？每次宫缩持续多久？间隔多长时间？
4. 您什么时候开始出现早孕反应？早孕期间有无感冒？有无毒物、药物、放射线接触史？什么时候开始感觉到胎动？有无阴道流血或流液？
5. 以往是否患高血压、糖尿病等疾病？有无外伤、手术史？有无药物过敏史？
6. 家人有无糖尿病、高血压、心脏病、肺结核等？家族中有无遗传病史？母亲或姐妹有无分娩巨大儿、畸形儿和难产史等？

（周昔红）

第三节　分娩期妇女主要症状问诊

分娩是临产妇女正常的生理现象，大多数产妇属于正常健康人群，能够顺利完成分娩过程。但分娩期妇女会发生一系列生理、心理方面的复杂变化，出现分娩疼痛、阴道流血、阴道流液等症状。助产士需学会鉴别分娩期的正常与异常症状，及时处理，使分娩过程顺利进行。

一、见　红

在临产前 24 ~ 48 小时内，大多数产妇可见有少量阴道流血并与宫颈管内黏液栓相混，经阴道排出，称为见红（show）。见红是分娩即将开始的比较可靠的征象。

（一）原因

临产前，由于成熟的子宫下段及宫颈不能承受宫腔内压力而被迫扩张，使宫颈内口附着处的胎膜与该处的子宫壁分离，毛细血管破裂而少量出血；另一方面宫颈管内黏液栓脱落。两者相混后经阴道排出。

（二）临床表现

1. **性状与伴随症状** 多表现为粉红色血丝状或暗红色块状分泌物，常伴有不规律子宫收缩。

2. **血性分泌物的量** 因人而异，一般不超过月经量。如果出血量超过平时月经量或有持续性阴道流血，应考虑为异常状况如前置胎盘、胎盘早剥等，需及时就诊。

（三）问诊要点

1. **血性分泌物情况** 询问产妇有无阴道流血，有流血时，要详细询问发生的时间、颜色、性状及量的大小，由此判断是见红，还是异常问题。尤其要询问流血量有无超过平时月经量，是一过性流血，还是持续性流血不止。

2. **伴随症状** 询问见红时有无伴随腹部疼痛，若伴有疼痛，应询问疼痛的部位、强度、持续时间、间隔时间等。

3. **可能的其他病因** 询问产妇是否合并宫颈糜烂、宫颈息肉、前置胎盘等引起阴道流血的合并症或并发症。

二、假临产

假临产（false labor）又称“假阵缩”，是指分娩发动前的不规律宫缩。假阵缩是正常的生理现象，有助于宫颈成熟，并为分娩发动做准备，但不能使宫颈口扩张。

（一）原因与机制

临产前 2 ~ 3 周，由于宫腔内压力增大、子宫肌层的敏感性增强等原因，子宫出现不规律收缩。

（二）临床表现

1. **自觉症状** 产妇常自觉腹部发紧或胀痛，疼痛的持续时间短、间隔时间长、程度轻，无规律性，常局限于下腹部。

2. **出现的时间** 疼痛常在夜间出现，清晨消失；给予镇静剂能抑制假临产。

（三）问诊要点

1. **宫缩的性质** 询问产妇疼痛程度、部位、持续时间、间隔时间以及昼夜变化情况等。

2. **伴随症状** 询问产妇阴道分泌物、小便、食欲等是否有改变。

3. **应对方式** 询问产妇在疼痛时采取了哪些方式应对疼痛，效果如何。

三、分娩疼痛

按国际疼痛研究学会定义，疼痛是机体组织遭受损伤或潜在损伤后伴发的一种不愉快的情绪感受。是一种复杂的生理和心理过程，是个体的主观感受。分娩疼痛是一种正常的生理现象，是每个产妇都会经历的不适，大部分产妇认为分娩疼痛程度为中－重度，临床上可应用非药物和药物的方法减轻分娩疼痛。

（一）分娩疼痛产生的机制

分娩疼痛主要由宫缩引起，但宫口扩张、先露下降、会阴切开、产妇的精神心理因素等均可导致或加重疼痛。

1. **子宫肌阵发性收缩** 宫缩时子宫肌纤维拉长或撕裂，子宫血管受压，导致组织缺血缺氧，刺激神经末梢，产生电冲动沿腰骶神经丛传递到脊髓，再上传到大脑痛觉中枢，引起疼痛。

2．**宫颈扩张** 宫颈的生理性扩张刺激了盆壁神经，引起后背下部疼痛。

3．**胎儿对产道的压迫** 胎儿通过产道时压迫产道，尤其是子宫下段、宫颈、阴道及会阴，造成软产道被动牵拉、损伤而致疼痛。

4．**会阴损伤** 会阴组织受压、裂伤或切开，以及伤口缝合，均会引起疼痛。

5．**精神心理因素** 分娩时的紧张、焦虑、恐惧可使体内肾上腺皮质激素、皮质醇、儿茶酚胺类等物质分泌增加，导致害怕－紧张－疼痛综合征。

6．**致痛物质释放** 组织的缺血、损伤可释放组织胺、5-羟色胺、缓激肽、P物质和前列腺素等物质，诱发并加重疼痛。

（二）影响分娩疼痛的因素

1．**身体因素** 产妇的年龄、产次、难产、既往痛经史等诸多因素交互影响分娩疼痛。年龄太小或高龄产妇通常对疼痛更为敏感；经产妇通常在分娩发动前，宫颈管已经变软且能容一指，疼痛感较轻；难产时，因产程停滞、头盆不称等，常导致更为剧烈的疼痛；既往有痛经者血液中分泌更多的前列腺素，会引起强烈的子宫收缩，产生剧烈疼痛。

2．**心理因素** 产妇分娩时的情绪、情感、态度等可影响分娩疼痛。产妇害怕疼痛、出血、难产、胎儿畸形等，易产生焦虑和恐惧心理，增加对疼痛的敏感性。

3．**社会因素** 分娩的环境、对分娩过程的认知、其他产妇的表现、家人的态度等均可影响产妇对分娩疼痛的耐受性和反应行为。

4．**文化因素** 产妇的文化背景、信仰、风俗以及产妇受教育的程度等可影响其对疼痛的反应行为。

（三）临床表现

1．**分娩疼痛的特点** ①分娩疼痛源于宫缩，疼痛部位不仅限于下腹部，可放射至腰骶部、盆腔及大腿根部。②疼痛多为痉挛性、压榨性、撕裂样疼痛；③疼痛具有规律性（间隔5～6分钟，持续≥30秒），且逐渐增强、加密，应用镇静剂后不影响宫缩和产程进展。

2．**第一、二产程疼痛的区别**

（1）第一产程：子宫收缩、宫颈管短缩、下段拉长、宫口扩张、圆韧带强烈牵拉等可形成强刺激信号，沿子宫及阴道痛觉感受器，经盆底内脏神经传入大脑，形成“内脏痛”。疼痛的特点为范围弥散、部位不明确。

（2）第二产程：疼痛主要来自产道皮肤、筋膜、肌肉的伸展、牵拉和撕裂，刺激信号沿阴道神经传入S2～S4脊髓段，再上传到大脑，形成“躯体痛”。疼痛特点为部位明确，且集中在阴道、直肠、会阴，性质如刀割样锐痛。

3．**分娩疼痛的伴随症状** 分娩疼痛时，部分产妇可伴有肌肉紧张、心率增快、呼吸急促、恶心、呕吐等不适以及焦虑和恐惧情绪。

（四）问诊要点

1．**分娩疼痛的特点** 询问产妇疼痛的部位、性质、规律，由此判断产程的进程，分析导致疼痛的原因，以便给予针对性的干预。

2．**分娩疼痛的程度** 询问产妇对疼痛的感受，观察产妇疼痛时的面部表情等可评估产妇的疼痛程度；也可通过视觉模拟评分法、数字分级法等进行疼痛评分，或根据世界卫生组织对疼痛的分级方法，了解分娩疼痛的程度。对重度疼痛的产妇要加强监测。

（1）视觉模拟评分法（Visual Analogue Scale/Score，VAS）：在纸上划一条10cm的横线，横线的

一端为0，表示无痛；另一端为10，表示剧痛；中间部分表示不同程度的疼痛。让产妇根据自我感觉在横线上划一记号，表示疼痛的程度。

（2）数字分级法（Numerical Rating Scale，NRS）：将疼痛的程度用0至10共11个数字表示，0表示无痛，10代表最痛，产妇根据自身疼痛程度在这11个数字中挑选一个数字代表其疼痛程度。

（3）世界卫生组织（WHO）对疼痛的分级：0级（无痛）：无疼痛感觉或稍感不安；Ⅰ级（轻度）：腰腹部轻微酸胀感，不影响休息；Ⅱ级（中度）：腰腹部明显疼痛，但仍能忍受，常伴有出汗、气促、睡眠受扰；Ⅲ级（重度）：强烈腰腹部疼痛，不能忍受，多伴有喊叫、辗转不安，甚至哭闹。

3．分娩疼痛的伴随症状　分娩疼痛时是否伴随生理、心理方面的不适。①生理不适：询问和观察产妇是否伴有心率增快、呼吸急促、恶心、呕吐、尿潴留及肠胀气，甚至出现脱水、酸中毒、电解质紊乱等；②心理情绪反应：主要表现为焦虑和恐惧。

4．影响分娩疼痛的因素　详细询问产妇的年龄、产次、文化程度、家庭背景、社会支持系统以及对分娩的认知等，尤其要问及有无痛经史、难产史，以进一步了解影响分娩疼痛的身体、心理、社会及文化等因素，以便更全面地分析分娩疼痛的原因。

5．疼痛的应对方法　询问产妇采取了哪些方法缓解分娩疼痛，效果如何，对于正确的方法要充分肯定和鼓励，而对于一些错误的处理方法要及时指导和纠正。

Box5-1　知识拓展　分娩镇痛方法的选择

1. 理想的分娩镇痛标准　①对产妇及胎儿副作用小；②药物起效快，作用可靠，便于给药；③避免运动阻滞，不影响宫缩和产妇运动；④产妇清醒，能配合分娩过程；⑤能满足整个产程镇痛要求。

2. 分娩镇痛方法

（1）非药物镇痛方法：最常用的是呼吸技术（breathing techniques）、改变体位（position changes）、精神疗法（mental strategies）以及按摩（massage）。镇痛效果不如麻醉镇痛完全，产妇仍然感到一定程度的疼痛，但无副作用，对母子健康无不良影响。非药物镇痛方法是正常分娩过程中的必要元素，是自然分娩的组成部分，非药物的方法不属于医疗干涉措施。

（2）药物镇痛方法：吸入麻醉（inhalation anesthesia）和硬膜外麻醉（epidural anesthesia）是最常用的药物镇痛方法。镇痛效果最强的是硬膜外麻醉，镇痛完全，缺点是限制产妇活动，可能导致产妇发热、低血压、尿潴留，增加阴道助产率，增加因胎儿缺氧而行的剖宫产率，增加缩宫素的应用、麻醉操作损伤等风险。如果剂量过大有可能导致新生儿呼吸抑制，需要严密监护。

（来源：谢幸，苟文丽．妇产科学．8版．北京：人民卫生出版社，2013．张宏玉．助产学．北京：中国医药科技出版社，2012．）

四、阴道流血

阴道流血是产妇最常见的就诊原因之一。临产后，大多数产妇有较多的血性分泌物从阴道流出，但如果超过平时月经量或有持续性阴道流血，应视为异常情况，需及时鉴别和处理。

（一）阴道流血的原因及临床表现

1．胎儿娩出前阴道流血

（1）前置胎盘：前置胎盘的产妇阴道流血是由于子宫下段逐渐伸展，宫颈管消失，宫颈扩张，但附着于子宫下段或宫颈内口的胎盘不能相应地伸展，从而导致前置部分的胎盘自附着处剥离，血窦破裂而出血。典型的临床表现为无诱因、无痛性阴道流血。产妇可出现贫血征象，贫血程度与出血量成正比，出血严重者可发生休克、胎儿窘迫甚至死亡；子宫大小与停经月份一致，胎方位清楚，胎先露高浮，胎心可以正常，也可因产妇失血过多致胎心异常或消失。边缘性前置胎盘时，初次出血可在分娩期，如果阴道流血不多、无头盆不称和胎位异常等情况，可经阴道试产。但产程中，助产士应严密观察，一旦发现出血严重，影响母儿安全时应立即阴道助产或剖宫产结束分娩。在分娩期才确诊为中央性前置胎盘者，应在抗休克的同时行紧急剖宫产结束分娩。

（2）胎盘早剥：胎盘早剥时，底蜕膜出血，形成血肿，使胎盘自附着处剥离。如果剥离面小，血液很快凝固，临床可无明显症状；如果剥离面大，继续出血，形成胎盘后血肿。胎盘后血肿可使胎盘剥离面不断扩大，出血越来越多，当血液冲开了胎盘边缘及胎膜，沿胎膜与宫壁间经宫颈向外流出，即为显性出血或外出血。根据病情严重程度可将胎盘早剥分为3度。Ⅰ度：多见于分娩期，胎盘剥离面小，无明显腹痛或伴轻微腹痛，贫血体征不显著；子宫软，子宫大小与妊娠周数相符，宫缩有间歇，胎位清，胎心率多正常。Ⅱ度：胎盘剥离面为胎盘的1/3，突然发生持续性腹部疼痛，疼痛的程度与胎盘后积血量成正比；无阴道出血或仅有少量出血；子宫大于妊娠周数，宫底升高；胎盘附着处压痛明显，宫缩有间歇，胎儿存活。Ⅲ度：胎盘剥离面超过胎盘的1/2，同时有较大的胎盘后血肿；可出现恶心、呕吐，以及面色苍白、出汗、脉弱及血压下降等休克征象；子宫硬如板状，宫缩间歇不能放松，胎位触不清楚，胎心消失。

（3）胎盘边缘血窦破裂：胎盘边缘血窦破裂是产科出血性疾病之一，易与前置胎盘、胎盘早剥的阴道流血相混淆，大多数需在产后检查胎盘时才能确诊。胎盘边缘的血窦为环绕胎盘边缘的纤细静脉系统，直径2～5mm，位于胎膜中。由于子宫收缩，子宫下段形成和子宫颈消失、扩张，胎膜被轻微牵引，使胎盘边缘的脆弱血窦破裂而出血。阴道流出鲜红色血液且无反复性出血。当胎盘位置正常，临产时阴道流出少量鲜红色血液，产妇及胎儿状况良好，出现无法解释的产前出血时应想到胎盘边缘血窦破裂的可能性。

2．胎儿娩出后阴道流血　胎儿娩出后异常阴道流血即指产后出血，为分娩期严重并发症，居我国产妇死亡原因的首位。子宫收缩乏力、胎盘因素、软产道裂伤及凝血功能障碍是产后出血的主要原因，这些原因可共存、互为因果或相互影响。

（1）子宫收缩乏力：是产后出血最常见的原因。导致子宫收缩乏力的常见因素有：①全身因素：产妇精神过度紧张，对分娩恐惧；体质虚弱或合并慢性全身性疾病等。②产科因素：产程延长使体力消耗过多；前置胎盘、胎盘早剥、妊娠期高血压疾病、宫腔感染等，可引起子宫肌水肿或渗血，影响收缩功能。③子宫因素：多胎妊娠、羊水过多、巨大胎儿等致子宫肌纤维过分伸展；子宫肌壁损伤如有剖宫产史、肌瘤剔除术后、产次过多、急产等；子宫肌瘤、子宫畸形、子宫肌纤维变性等子宫病变。④药物因素：临产后过多使用镇静剂、麻醉剂或子宫收缩抑制剂。子宫收缩乏力性出血时，阴道流血呈阵发性；宫底升高，子宫质软、轮廓不清，阴道流血多；按摩子宫后子宫变硬，停止按摩后子宫又变软。

（2）软产道裂伤：软产道裂伤的常见原因有产钳助产、臀牵引术等阴道手术助产，巨大儿分娩、急产、软产道组织弹性差而产力过强等，可发生宫颈裂伤、阴道裂伤及会阴裂伤。表现为胎儿娩出后立即出现持续不断的阴道流血，色鲜红。

（3）胎盘因素：包括胎盘滞留、胎盘粘连、胎盘残留及胎盘植入等。胎儿娩出后数分钟内胎盘未娩出，阴道大量流血、色暗红、有血块，应考虑胎盘因素。

（4）凝血功能障碍：任何原发或继发的凝血功能异常，均能发生产后出血。原发性血小板减少、再生障碍性贫血等产科合并症，可因凝血功能障碍引起产后切口及子宫血窦大量出血。胎盘早剥、死胎、羊水栓塞、重度子痫前期等产科并发症，可引起弥散性血管内凝血（DIC）而导致子宫大量出血。临床表现为产妇持续阴道流血，血液不凝，止血困难。

（二）问诊要点

1．阴道流血的特点 询问阴道流血的时间、量、颜色、性质，以帮助判断导致分娩期阴道流血的原因。如阴道流血发生于胎儿娩出前还是娩出后，是阵发性还是持续性，是鲜红色还是暗红色，是否伴有血块等。

2．阴道流血的严重程度 询问产妇在阴道流血时有无口渴、疲乏、头晕、心悸等不适，结合生命体征监测和血常规检查结果，判断有无休克可能。

3．阴道流血的伴随症状 询问产妇在出血时有无伴随疼痛，疼痛的部位是在腹部还是会阴部，是自觉疼痛还是压痛，是轻微疼痛还是明显疼痛，是间歇性还是持续性疼痛等。询问产妇有无因阴道流血引起的紧张、恐惧等情绪变化。

4．阴道流血的原因 询问并核实产妇的B型超声检查情况，了解是否存在前置胎盘或胎盘早剥；询问是否合并有其他慢性疾病、有无妊娠高血压综合征或宫腔感染、有无剖宫产史、有无临产后使用过多镇静剂等导致子宫收缩乏力的因素；询问是否存在引起出血的血液系统疾病。

五、阴道流液

阴道流液是指分娩期妇女自觉有液体从阴道流出，主要为羊水和阴道分泌物。

（一）原因及机制

1．羊水 是阴道流液的最主要成分，最常见的原因为胎膜破裂，简称破膜。胎儿先露部衔接后，将羊水阻断为前后两部分，在胎先露部前面的羊水形成前羊水囊。宫缩时，前羊水囊楔入宫颈管内，有助于扩张宫口。随着产程的进展，宫缩的增强，当羊膜腔内压力达到一定程度时，胎膜自然破裂。正常情况下，在宫口近开全或开全时发生胎膜破裂。如果破膜发生在临产前，称为“胎膜早破”。

2．阴道分泌物 妊娠晚期及分娩期妇女的雌激素和孕激素处于高水平状态，致宫颈肥大、柔软、充血，腺体分泌旺盛；阴道上皮增厚、血管充血、渗出液和脱落细胞增多。宫颈腺体的分泌和阴道渗出液以及脱落细胞混在一起形成较多阴道分泌物（白带增多）。

（二）临床表现

1．胎膜破裂 产妇突感有较多液体从阴道流出，继而少量间断性排出，且当咳嗽、打喷嚏等使腹压增加时，羊水流出增多。将胎先露上推时可见流出液量增多。足月以前，羊水是无色、澄清的液体；足月时因有胎脂，胎儿皮肤脱落细胞、毳毛、毛发等小片物混悬其中，羊水则呈轻度乳白色并混有白色的絮状物。胎粪污染的程度分为三度：Ⅰ度：羊水淡绿色或淡黄色、稀薄；

Ⅱ度：羊水呈深绿色、混浊质厚有粪块；Ⅲ度：深褐色、黏稠成糊状。

2．阴道分泌物增多 是孕产妇正常的生理变化，表现为白带增多，但应排除霉菌、滴虫、淋菌、衣原体等感染。

（三）问诊要点

1．始发状况 询问阴道流液是否为突发性，由此判断是胎膜破裂的羊水流出还是阴道分泌物的增多。胎膜破裂一般为突发性，且与咳嗽、打喷嚏等使腹压增加有关。

2．阴道流液的性状 询问阴道流液的量、颜色、气味等，以便判断流出液的性质。羊水流出量较阴道分泌物多；正常呈无色、澄清的液体，污染的羊水为淡绿色、绿色或深褐色；阴道分泌物量少，较正常羊水黏稠，炎症性阴道分泌物会有异味。在问诊基础上，还可结合不同检查结果判断：①pH 试纸：若液体的 pH 值≥ 6.5 时提示为羊水，但应注意受血液、尿液、细菌污染等情况时出现的假阳性。②涂片检查：有羊齿状结晶出现即为羊水。③羊膜镜检查：看不到前羊膜囊而可直视胎先露时即可确定流出液为羊水。

3．伴随症状 询问阴道流液时产妇自觉宫缩的强度、频率、持续时间等，评估是否有强直宫缩；询问有无伴有发热，结合生命体征监测，及时发现感染征象；询问产妇有无烦躁不安、咳嗽、气急等自觉症状，结合胎心监测，及时发现脐带脱垂、羊水栓塞等并发症。

六、分娩期焦虑

焦虑是个人在对一个模糊的、非特异性威胁作出反应时所经受的不适感和忧虑感，是应激反应中最常出现的情绪反应。由于分娩过程中存在诸多不适和不测，部分产妇处于紧张、焦虑状态。

（一）原因与机制

分娩不仅仅伴有身体的疼痛，很多妇女对分娩的印象是痛苦的、负面的。产妇面对陌生的环境、陌生的医务人员，她们可能缺乏安全感。分娩时的紧张、焦虑、恐惧可使体内肾上腺皮质激素、皮质醇、儿茶酚胺类等物质分泌增加，导致害怕－紧张－疼痛综合征。

（二）临床表现

焦虑的产妇表现为坐立不安、对分娩缺乏信心，易于激动、喊叫、哭泣等，甚至出现身体方面的症状和体征，如心悸、血压升高、呼吸加快、出汗、声音变调或颤抖、尿频、恶心或呕吐、头痛、头晕、失眠、面部潮红等。

（三）问诊要点

1．焦虑的原因 询问产妇是否存在分娩期相关知识缺乏，获取分娩相关信息是否具有负面性，是否存在怕痛、怕出血、怕发生难产、怕胎儿性别不理想甚至担心胎儿畸形等心理。

2．焦虑的表现 询问并观察产妇是否有烦躁、全身肌肉紧张、皱眉、情绪激动等，是否因焦虑导致呼吸急促、血压升高、失眠、疲倦等。

3．所采取的应对措施 询问产妇日常采取哪些放松技巧减轻焦虑，效果如何，期望家属或助产士怎样帮助其减轻焦虑。

（王香丽）

第四节　分娩期妇女体格检查

分娩期体格检查包括全身检查及产科检查两部分。助产士对产妇进行生命体征监测、全身体格检查以及产科检查，有助于系统评估母胎状况，诊断低危和高危产妇，指导下一步观察和处理。

一、第一产程产妇的体格检查

（一）全身检查

1．**一般状态评估**　产妇的身高、体重、步态、皮肤、神志、交流沟通能力、认知能力等。

2．**生命体征**　分娩期妇女体温略有上升，但不超过 0.3℃，否则有感染的可能性。临产后，子宫收缩时脉搏可能增快，宫缩间歇期恢复正常，呼吸频率增加，约为 24 次 / 分。子宫收缩时收缩压约上升 5 ~ 10mmHg，应特别注意观察妊娠期高血压疾病产妇的血压变化。合并心脏病者易出现心力衰竭表现，应严密观察。

3．**头颈部**　头颅形状有无畸形，颜面及眼睑是否水肿；巩膜有无黄染，双侧瞳孔是否等大等圆，对光反射有无异常，眼球运动是否自如；耳廓有无畸形，听力是否正常；鼻腔有无异常；口唇有无紫绀，扁桃体有无肿大；颈部是否对称，有无对抗，甲状腺有无肿大。

4．**胸前区**　胸部有无畸形、压痛，呼吸运动是否正常，双肺呼吸音是否清晰；心前区有无隆起，心界叩诊是否正常，有无心包摩擦音。心率情况，各瓣膜听诊有无杂音。双乳是否对称，有无肿块，乳头是否凹陷，有无初乳。

5．**腹部**　腹部是否膨隆，有无腹壁静脉曲张，有无腹胀腹痛，腹壁张力是否增高；腹部有无瘢痕，瘢痕处是否有压痛；肋下能否触及肝脾，肾脏有无叩痛；膀胱是否充盈。

6．**背部及腰骶部**　脊柱是否呈生理弯曲，有无畸形，腰骶部有无畸形。

7．**外阴**　会阴是否正常，有无静脉曲张，有无炎症及水肿等，会阴体的弹性和长度是否正常。

8．**四肢**　有无畸形，活动是否自如，下肢有无静脉曲张、水肿等。

（二）产科检查

1．**观察子宫收缩**　子宫收缩力是分娩过程中最重要的产力，贯穿整个产程，通过子宫收缩使子宫颈口进行性扩张、胎先露进行性下降，最后将胎儿及其附属物自产道娩出。通过评估子宫收缩可判断产程进展情况。

（1）检查方法：临床常用触诊观察法评估宫缩情况，触诊法是监测宫缩最简单有效的方法。助产士首先告知产妇观察宫缩的目的、意义以及配合方法，嘱产妇排空膀胱。助产士以一手手掌放于产妇宫底部腹壁上，宫缩时宫体部隆起变硬，间歇期松弛变软。观察完成后，记录子宫收缩的持续时间、间隔时间及强度。子宫收缩持续的时间是指子宫开始收缩到开始放松所需时间。子宫收缩的间隔时间是指本次子宫收缩开始到下一次子宫收缩开始所需时间。子宫收缩的强度是指子宫肌肉收缩时的坚硬程度。潜伏期每 2 ~ 4 小时观察一次，活跃期每 1 ~ 2 小时观察一次。

（2）结果判断：每次宫缩从弱到强，维持一定时间，随后由强到弱，直至消失进入间歇期，宫缩强度随产程进展逐渐增加。开始时宫缩持续时间较短（约 30 秒）且弱，间歇时间较长（5 ~ 6 分钟）。随着产程进展，持续时间逐渐延长（50 ~ 60 秒），宫缩强度不断增强，间歇时间逐渐缩短（2 ~ 3 分钟）。当宫口近开全时，宫缩持续时间可长达 1 分钟或 1 分钟以上，间歇时间仅 1 分钟或稍长。

（3）注意事项：①触诊手法应轻柔，不能在腹壁上来回移动；②需由助产士亲自操作，不能凭产妇主诉；③每次至少观察 30 分钟或 5 次宫缩以上。

2．监测胎心 胎心率是产程中极为重要的观察指标，正常胎心率为 110 ~ 160 次 / 分。

（1）监测方法：临床多采用多普勒电子胎心听诊器监测胎心，听诊胎心应在宫缩间歇期进行，潜伏期每小时听胎心一次，活跃期每 15 ~ 30 分钟听诊胎心一次，每次听诊 1 分钟。

（2）注意事项：①临产后应注意监测胎心的频率、规律性和宫缩后胎心有无变异，需注意同时观察产妇脉搏，与产妇脉搏区分；②听诊胎心仅能获得每分钟胎心率，不能分辨胎心率变异、瞬间变化及其与宫缩、胎动的关系。

3．阴道检查 阴道检查的目的主要是了解宫颈位置、宫口扩张程度、子宫颈软硬程度和厚薄；胎儿先露部及先露下降的程度、胎方位等情况；羊膜囊或羊水情况；骶骨岬、骶骨凹弧度，骶尾关节、尾骨、耻骨弓角度、坐骨棘间径，骶棘间径、坐骨结节间径等内骨盆情况。

（1）检查方法：一般在宫缩时进行阴道检查，检查次数应根据产次、宫缩、产程进展、产妇自觉症状等进行判断，次数不宜过多，一般 5 ~ 8 次，每次不超过 2 人。检查前，向产妇做好解释工作，嘱排空膀胱。协助产妇取仰卧位，两腿屈曲分开，暴露会阴，常规进行外阴冲洗消毒，戴无菌手套的右手示指和中指伸入阴道，依次检查宫颈、先露、羊膜囊、内骨盆等情况。

（2）检查内容

1）观察外阴情况：观察阴唇是否有静脉曲张、水肿、皮肤赘生物或破溃；会阴部是否有瘢痕等；阴道口流血或流液情况，如已破膜需观察羊水颜色、量和性状。

2）评估宫颈成熟度：临产前宫颈管长度 2 ~ 3cm 不等，宫颈管完全消退时，宫颈像“纸”一样薄。临床常用 Bishop 宫颈成熟度评分法（表 5-2）来评估宫颈的情况。评分≤ 4 分提示宫颈不成熟，需促宫颈成熟；评分≥ 7 分提示宫颈成熟。评分越高，宫颈越成熟，引产成功率越高。0 ~ 3 分多失败，4 ~ 6 分成功率约 50%，7 ~ 9 分成功率约 80%，评分≥ 10 分均成功。

表 5-2 Bishop 宫颈成熟度评分表

指标	分数			
	0	1	2	3
宫口开大（cm）	0	1 ~ 2	3 ~ 4	5 ~ 6
宫颈管消退（%）（未消退为 3cm）	0 ~ 30	40 ~ 50	60 ~ 70	80 ~ 100
先露位置（坐骨棘水平 =0）	-3	-2	-1 ~ 0	+1 ~ +2
宫颈硬度	硬	中	软	
宫口位置	后	中	前	

3）判断宫口开大及胎先露下降情况：在宫缩时判断宫口开大情况，其直径以 cm 计算。胎头下降程度以坐骨棘水平为 0，棘上为负，棘下为正（图 5-1）。检查后要做好记录并描记产程图。

4）判断胎方位：临床上枕先露占 95.55% ~ 97.55%，以枕左前位最多见。枕先露可以通过触摸颅骨的囟门、骨缝与母体骨盆的关系识别。判断困难者可以根据影像学或者胎儿耳廓情况辅助判断。

5）评估胎头塑形程度：塑形会使胎头顺应骨盆形状，紧密贴合骨盆内壁而通过产道，但过度塑形或塑形发生较早也是难产的迹象之一。胎头塑形分度为：①正常：颅缝之间有间隙，无重叠，无产瘤；②1+ ：颅缝不重叠，可以相互靠近；③2+ ：颅缝有重叠，但检查时用手指很容易

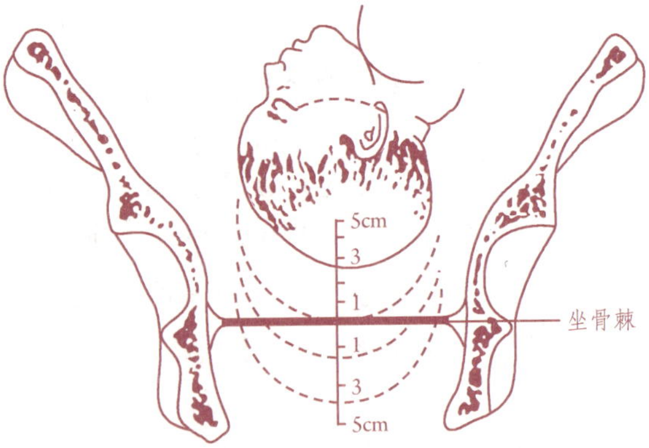

图 5-1 胎头下降程度

分开；④3+：颅缝严重重叠，检查时用手指不能分开，产瘤进行性增大。

（3）注意事项：阴道检查不是了解产妇信息的唯一手段，对产程仔细持续的观察可以避免不必要的阴道检查，应尽量减少阴道检查次数。一般在第一产程潜伏期，每 4 小时做一次阴道检查；活跃期每 1 ~ 2 小时做一次。每次不要超过 2 人检查，以降低产妇不适感觉。第二产程每小时阴道检查一次，或在有异常情况如胎心异常、产程进展异常时进行。若有异常阴道流血或怀疑有前置胎盘者，应禁忌阴道检查，以免诱发出血。

二、第二产程产妇的体格检查

（一）全身检查

在第一产程全面评估的基础上进行动态评估。评估产妇是否特别疲倦、乏力、进食不足、信心不够，是否能正确屏气用力；还需注意生命体征中的血压、脉搏的动态变化；评估膀胱是否充盈，以免影响先露下降。

（二）产科检查

1．胎心监测 每 5 ~ 10 分钟听诊胎心一次，同时观察羊水性状，综合评估胎儿宫内情况。在胎头拨露时胎心率可能低于 100 次 / 分，宫缩间歇期很快恢复，为胎头受压引发迷走神经反射所致。但是，如果胎心率持续低于 80 次 / 分，或伴有羊水污染、出血或其他异常情况，应查找原因并及时处理。

2．观察宫缩 每 10 分钟观察一次，宫缩间隔时间最好为 1.5 ~ 2 分钟，如果间隔时间过短或过长均应进行相应处理。

3．阴道检查 第二产程每小时阴道检查一次，或在有异常情况如胎心异常、产程进展异常时进行。判断胎头下降程度，若仍未破膜且影响胎头下降，应进行人工破膜。随着产程进展，会阴体逐渐膨隆和变薄，肛门括约肌松弛，判断胎头拨露与着冠情况，根据颅缝是否有重叠判断胎头是否变形。

4．会阴组织评估 会阴为阴道口与肛门之间的软组织，是由皮肤，肌肉及筋膜组成，由上至下约 3 ~ 4cm。由会阴浅横肌、会阴深横肌、球海绵体肌及肛门外括约肌等肌腱联合组成的中心腱，称“会阴体”。随着产程进展，会阴体逐渐膨隆和变薄，肛门括约肌松弛，助产士应重点评估会阴体伸展度和弹性、会阴是否有损伤的可能，以判断是否需要行会阴切开术。

（1）检查方法：协助产妇取仰卧位，两腿屈曲分开。在胎头拨露或着冠时，如无会阴水肿、无处女膜或阴道黏膜出血撕裂，皮肤色泽正常，表示弹性好；若向下向外牵拉会阴部组织，感觉坚韧或已有阴道黏膜裂伤出血，会阴皮肤发亮或水肿，细纹状破裂纹，表示弹性差。

（2）结果判断：可采用下表进行会阴组织评估（表 5-3），分数越低则行会阴切开术的可能性越大。

表 5-3　会阴组织评估法

评估内容	等级		
	3 分	2 分	1 分
会阴弹性	阴道黏膜及处女膜无损伤，皮肤为深色	阴道黏膜及处女膜有微细损伤，皮肤变为紫白色或瘢痕 <1cm	阴道黏膜及处女膜有明显损伤，皮肤为纯白色或瘢痕 >1cm 或合并有外阴阴道炎症
会阴体长度	会阴体长度 4 ~ 5cm	会阴体长度 <4cm 或 >6cm	会阴体长度 <3cm 或 >7cm

（三）新生儿体格检查

胎儿娩出后，助产士及儿科医生均应对新生儿进行全面评估，包括阿普加（Apgar）评分及体格检查，详见第七章新生儿评估。

三、第三产程产妇的体格检查

（一）产妇体格检查

重点评估产妇的精神心理状态、生命体征、子宫收缩及阴道流血情况、会阴伤口等。

（二）胎盘剥离与娩出

1．胎盘剥离征象　①宫体变硬呈球形，下段被扩张，宫体呈狭长形被推向上，宫底升高达脐上；②剥离的胎盘降至子宫下段，阴道口外露的一段脐带自行延长；③阴道少量流血；④助产士用手掌尺侧在产妇耻骨联合上方轻压子宫下段时，宫体上升而外露的脐带不再回缩。

2．胎盘娩出方式（图 5-2）

（1）胎儿面先娩出者多见，胎盘从中央开始剥离，而后向周围剥离，其特点是胎盘胎儿面先排出，随后见少量阴道流血。

（2）母体面先娩出者少见，胎盘从边缘开始剥离，血液沿剥离面流出，其特点是胎盘母体面先排出，胎盘排出前先有较多量阴道流血。

3．检查胎盘胎膜　将胎盘铺平，仔细检查胎盘、胎膜是否完整，注意有无胎盘小叶缺损，血管有无断裂，及时发现副胎盘。

（三）检查软产道

1．检查方法

（1）向产妇解释操作目的，助产士左手拇指和示指持无菌纱布分开阴唇，右手用无菌纱布轻轻除去阴道口血块或拭去阴道壁上渗血，亦可在阴道口塞入一带尾无菌纱条，以阻止宫腔流出的血液妨碍视野。

（2）右手示、中指伸入阴道并张开阴道侧壁，或用拉钩牵开阴道前后壁，先检查有无阴道裂伤。若发现裂伤，要注意裂伤是否延及穹窿及子宫下段。

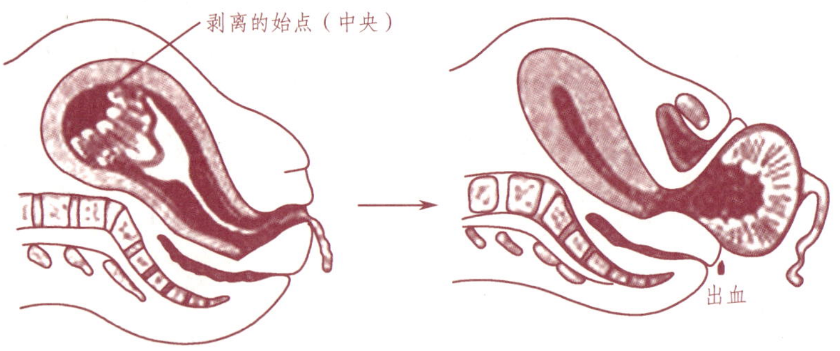

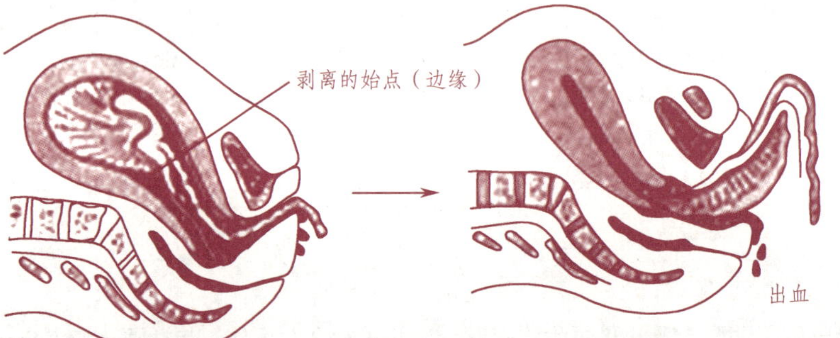

图 5-2 胎盘娩出方式

（3）行宫颈检查，注意裂伤的部位与程度，最常裂伤的部位为 3 点与 9 点。

（4）产后有持续性肛门坠胀感时应及时做肛门检查，了解有无血肿。

2. 软产道裂伤程度评估

（1）会阴、阴道裂伤：Ⅰ度裂伤指仅会阴皮肤及阴道黏膜撕裂；Ⅱ度裂伤指裂伤已达会阴体筋膜及肌层，累及阴道后壁黏膜，可致后壁两侧沟向上撕裂，出血较多，解剖结构不易辨认；Ⅲ度裂伤指撕裂向下扩展，肛门外括约肌已撕裂；Ⅳ度裂伤指撕裂累及直肠阴道隔、直肠壁及黏膜，直肠肠腔暴露，为最严重的阴道会阴撕裂伤，但出血量可不多。

（2）宫颈裂伤：包括以下四种类型，①宫颈两侧及一侧裂伤，常见；②宫颈前唇、后唇或多处裂伤，少见；③宫颈呈环形或半环断裂脱落，罕见；④严重宫颈裂伤是指裂伤向下延至阴道穹窿、阴道上段或向上延至子宫下段、宫体，甚至累及子宫动脉，引起大量出血或形成阔韧带、后腹膜血肿。必要时用专门的宫颈检查器械作详细检查，裂伤出血明显或超过 1cm 时，应常规缝合止血及恢复解剖结构。

（3）会阴血肿的观察和检查：详细检查宫颈、阴道后穹窿、阴道壁、会阴等产道有无血管断裂或血肿，如有应行血管结扎术或血肿挖除术。

3. 注意事项

（1）在检查软产道时，应有充足的照明，适当的器械和人员配置。

（2）不要遗漏小的裂伤或忽视大裂伤的深部组织。

（3）缝合完毕后也应观察会阴部的情况及产妇自觉症状，如会阴颜色呈紫色、硬肿或有肛门坠胀感，均应排除血肿或进行相应处理。

四、产后 2 小时的体格检查

胎盘娩出后 2 小时内（有时被称为“第四产程”）易发生产后并发症，最常见的并发症是产后出血。

1．一般状况 询问产妇有无头晕、乏力等不适，密切观察生命体征、母亲角色适应及母乳喂养情况。鼓励产妇进食清淡食物，补充足够水分，适当下床活动，及时自解小便以排空膀胱。

2．子宫收缩 按摩子宫是了解子宫复旧状况最简单有效的方法。

（1）按摩子宫方法：助产士一手按压耻骨联合上方使子宫抬起；另一手置于子宫底部，拇指在前壁，其余四指在后壁，均匀而有节律地按摩子宫底。

（2）注意事项：①按摩子宫时，手的力量应从小到大；②按摩时注意观察产妇表情、子宫硬度、子宫底高度、阴道流血量等，以便及时发现产后出血征象；③使用镇痛泵者可于按摩前追加镇痛药剂量，减轻疼痛。

3．阴道流血

（1）测量方法

1）容积法：①量杯：胎儿娩出后，将弯盘或专业的产后集血器紧贴产妇会阴处，用量杯测量收集的血液。②一次性产后出血收集袋：胎儿娩出后，打开收集袋，揭开粘贴处置于产妇臀下，并固定在产垫上，将收集袋边缘软支架拉成弧形，通过袋上的指示刻度可直接观测到准确的出血量。

2）面积法：湿透的产包敷料可用此法。按事先测定好的血液浸湿敷料、单、巾的面积来计算，如：双层单 16cm × 17cm 为 10ml；单层单 17cm × 18cm 为 10ml；四层纱布垫 10cm × 10cm 为 10ml，15cm × 15cm 为 15ml。受敷料吸收量不同的影响，常常只做大概估计。

3）称量法：①分娩前将产妇所用的敷料和消毒单、垫巾一律称重，分娩后将被血浸透的敷料、单、巾收集在塑料袋中并及时密封、称重，减去初始重量即为出血量，按血液比重除以 1.05 换算为毫升数。会阴侧切的出血量用已知重量的小棉垫放在侧切处，另用称重法计算。②一次性记血量产妇纸是将一次性手用秤结合到高分子棉垫中。产后垫于会阴外，两头橡皮筋松紧带围腰固定。24 小时后取出，撕破包有手用秤的一角，即可直接称出血量。

4）监测生命体征、尿量和精神状态（表 5-4）

表 5-4 监测生命体征、尿量和精神状态判断出血量

估计出血量（ml）	脉搏（次 / 分）	呼吸（次 / 分）	收缩压	毛细血管再充盈	尿量（ml/h）	中枢神经系统
1000	正常	14 ~ 20	正常	正常	>30	正常
1000 ~ 2000	>100	20 ~ 30	稍下降	延迟	20 ~ 30	不安
2000 ~ 3000	>120	30 ~ 40	下降	延迟	<20	烦躁
>3000	>140	>40	显著下降	缺少	0	嗜睡或昏迷

5）休克指数法：休克指数 = 心率 / 收缩压（mmHg），休克指数 <0.9，估计出血量 <500ml；休克指数 =1，估计出血量 1000ml；休克指数 =1.5，估计出血量 1500ml；休克指数≥ 2，估计出血量≥ 2500ml。

6）血红蛋白法：血红蛋白每下降 10g/L，失血量约 400 ~ 500ml；血细胞比容下降 3% 相当于失血 500ml。但是在产后出血早期，由于血液浓缩，血红蛋白值常不能准确反映实际出血量。

（2）注意事项：①尽量应用容积法或称重法较准确地测量实际出血量；②在判断失血量对产妇的影响时，应关注产妇孕前体重与自身总血容量；③在失血的代偿阶段，产妇可能无明显低血容量的表现。

4．**膀胱充盈度** 分娩后 24 小时内，由于膀胱肌张力降低，对膀胱内压的敏感性下降；外阴切口疼痛、不习惯卧床排尿、区域阻滞麻醉、器械助产等均可导致尿潴留的发生。存在尿潴留者，按摩子宫时宫底升高，叩诊耻骨联合上方区域呈浊音。

Box5-2 学科前沿 新产程标准及处理的专家共识

在综合国内外相关领域文献资料的基础上，结合美国国家儿童保健和人类发育研究所、美国妇产科医师协会、美国母胎医学会等提出的相关指南及专家共识，中华医学会妇产科学分会产科学组专家对新产程的临床处理达成以下共识：

类别	诊断标准及处理
第一产程	
潜伏期	潜伏期延长（初产妇 >20h，经产妇 >14h）不作为剖宫产指征 破膜后且至少给予缩宫素静脉滴注 12 ~ 18h，方可诊断引产失败 在除外头盆不称及可疑胎儿窘迫的前提下，缓慢但仍然有进展（包括宫口扩张及先露下降的评估）的第一产程不作为剖宫产指征
活跃期	以宫口扩张 6cm 作为活跃期的标志，活跃期停滞的诊断标准：当破膜且宫口扩张≥ 6cm 后，如宫缩正常，而宫口停止扩张≥ 4h 可诊断活跃期停滞；如宫缩欠佳，宫口停止扩张≥ 6h 可诊断活跃期停滞。活跃期停滞可作为剖宫产的指征
第二产程	第二产程延长的诊断标准：①对于初产妇，如行硬脊膜外阻滞，第二产程超过 4h，产程无进展（包括胎头下降、旋转）可诊断第二产程延长；如无硬脊膜外阻滞，第二产程超过 3h，产程无进展可诊断。②对于经产妇，如行硬脊膜外阻滞，第二产程超过 3h，产程无进展（包括胎头下降、旋转）可诊断第二产程延长；若无硬脊膜外阻滞，第二产程超过 2h，产程无进展则可以诊断 由经验丰富的医师和助产士进行的阴道助产是安全的，鼓励对阴道助产技术进行培训 当胎头下降异常时，在考虑阴道助产或剖宫产之前，应对胎方位进行评估，必要时进行手转胎头到合适的胎方位

（来源：中华医学会妇产科学分会产科学组．新产程标准及处理的专家共识．中华妇产科杂志，2014，49：486.）

（邓寒羽）

第五节　分娩期妇女辅助检查

一、胎心监测

（一）多普勒胎心音仪

利用超声波的物理特性和人体组织结构的声学特点密切结合的一种物理学检查方法。采用超声非聚焦连续波多普勒原理，在检查时，超声换能器产生的超声束直接对准胎儿，入射声束的一部分到胎心运动表面，由于多普勒效应，超声波频率发生频移，由接收换能器检测，经信号处理可将与胎心有关的低频信号分离出来，加以放大，用于胎心音检测。

1．检查方法

（1）产妇平卧位或半卧位，暴露腹部。

（2）操作者触摸胎方位，足月产妇枕先露的胎心音在脐下听诊，如胎头已拨露，则在耻骨联合上缘听诊；臀先露一般在脐上或平脐处听到。

（3）超声探头涂上耦合剂，开机，将探头紧贴于腹壁皮肤，寻找胎心位置听诊胎心 1 分钟并计数。

（4）关胎心音仪，擦净腹壁及探头耦合剂；消毒探头，做好记录。

2．结果判断　正常胎心率为 110 ~ 160 次 / 分。胎心率 <110 次 / 分为心动过缓，胎心率 >160 次 / 分为心动过速。

（二）电子胎儿监护仪

最早描述胎儿心跳是在 17 世纪，随后 Francois Mayor 在 1818 年通过将耳贴腹壁，听到了胎儿的心跳。1917 年 David Hills 在芝加哥莱茵医院发明了头部听诊器，此胎儿听诊器至今仍在使用。但这种听诊器不能连续监测胎心的细微改变，于是在 20 世纪 60 年代末，胎儿监护器被开发制造出来，现在它已成为产科常规检查的一部分。

1．检查方法　胎儿监护仪有外监护与内监护两种类型。内监护属于宫内监护，仅适用于胎膜已破者，宫口扩张 1cm，能放入内电极，将电极固定在胎儿头皮上，子宫腔静止压力及宫缩时压力的测定是经塑料导管通过宫口进入羊膜腔内，塑料导管内充满液体，外端连接压力探头即可记录宫缩产生的压力，所得结果较准确，但容易引起宫腔内感染，且价格较贵，一般很少用。

产程中常使用外监护仪进行胎心监测。将测量胎心的探头放置于胎心音最响亮的部位，用带子固定于腹壁上，观察胎心率的变化及其与宫缩、胎动的关系。此法能判断胎儿在宫内的状况，明显好于听诊器法（图 5-3）。

2．结果判断　见第四章第五节中的“高危妊娠胎儿安危的监测”。

二、子宫收缩监测

1．检查方法　在行胎儿电子监护时，将测量宫缩强度的压力探头放置在宫体接近宫底部，以带子固定于产妇腹壁上，连续描记曲线 30 ~ 40 分钟，可以直观地看出宫缩强度、频率和持续时间，是反映宫缩的客观指标。

2．结果判断　见第四章第五节中的“高危妊娠胎儿安危的监测”。

3．注意事项　①宫缩的观察不能完全依赖胎儿电子监护，对做电子监护的产妇，助产士至

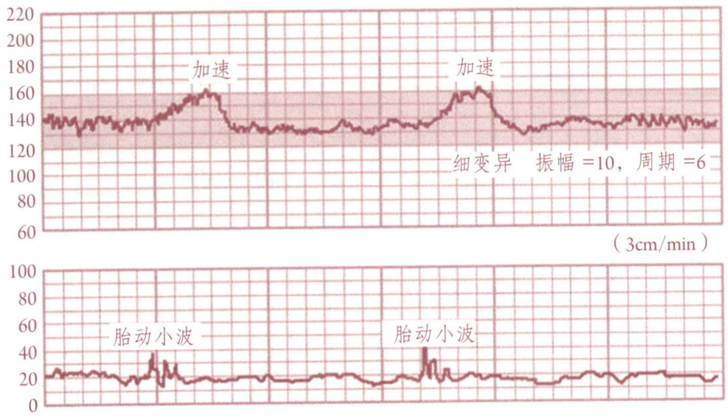

图 5-3 电子胎儿监护曲线

少要亲自评估 1 次宫缩；②用胎儿电子监护仪监测宫缩时容易受产妇体位改变、咳嗽和呼吸的影响，监测结果需结合触诊法进行判断；③肥胖或腹部过度松弛的产妇用电子胎儿监护仪监测宫缩可能不准确，应辅助应用触诊法并询问产妇的自觉症状综合判断。

三、B 型超声检查

产程中对疑为胎盘异常、胎儿宫内窘迫、胎死宫内、羊水及胎位异常的产妇，应行 B 型超声检查辅助诊断。

四、心电图检查

孕期未做过心电图检查或心电图检查有异常，或者产妇有心慌、心悸、心累等自觉症状时，应行心电图检查，协助诊断。

五、实验室检查

为产妇进行血常规、尿常规、出凝血时间、血气分析等检查，以协助判断母亲及胎儿状况。以下仅介绍脐带血血气分析。

血气分析是评价体内酸碱状态的金标准。对胎儿来说胎盘是气体交换的器官，胎儿通过一条脐静脉从母亲获得氧气和营养，CO_2 及代谢废物通过两条脐动脉被带回母体。因此，在脐带中动脉血相比于静脉血含氧气量更低，CO_2 含量更高。由于 CO_2 以弱酸性状态进行运输，所以动脉的 pH 值相较于静脉更低。子宫收缩时气体交换会受到影响，当产妇发生频繁宫缩、低血压、脐带梗阻、胎盘早剥等情况时会导致胎盘中的气体交换进一步受损，胎儿血液中 CO_2 潴留导致 pH 值下降。考虑胎儿有缺氧导致酸中毒的可能时，通过抽取脐动脉血进行血气分析，是临床较为简便、对胎儿不会造成伤害的检查方法。

1. 操作方法 胎儿娩出后，用两组止血钳分离出一条长约 10cm 的脐带，这段脐带可以直接被切断取样，或延迟到胎盘娩出后取样。用与血气分析仪配套的带负压装置的空针抽取脐动脉血进行检测。

2. 结果判断 正常胎儿脐带血 pH ≥ 7.25，若 pH 介于 7.20 ~ 7.24，需重复检查一次；若 pH<7.20 时，则为酸中毒。

（邓寒羽）

第六节 分娩期妇女心理社会评估

分娩期妇女的生理和心理会发生很大变化，形成独特的行为特征和心理应激，临产后加重。因此，做好分娩期妇女的心理社会评估，提高其对分娩应激的应对，对促进自然分娩、提高阴道分娩的安全性起着十分重要的作用。

一、分娩期常见心理社会变化

（一）分娩期妇女常见心理社会变化

分娩虽然是一种生理过程，但对于此期的妇女来说是一种强烈而持久的应激源，焦虑和恐惧是其心理应激最常见的反应。

1. 第一产程 产妇面对陌生的环境和医务人员，以及对分娩结局的不可预知等，可表现出焦虑和恐惧的心理反应。第一产程时间长，由于疼痛、焦虑等会影响产妇的饮食与睡眠，使她们身心疲惫，甚至影响产程进展。同时，产妇们还会担心自己能否耐受宫缩的疼痛、能不能顺产、胎儿可否健康出生，是否会发生难产、产后出血等分娩期并发症等。

2. 第二产程 第二产程时，如果助产士没有给予正确、有效的指导，产妇的恐惧、急躁情绪会比第一产程加剧，常表现为烦躁不安，在产床上乱动、大喊大叫等，甚至有发生坠床的危险，应引起助产士的高度重视。

3. 第三产程 胎儿娩出后，产妇瞬间感到轻松许多，心情恢复平静。但是，如果新生儿有异常或性别不理想，尤其是缺乏亲人的理解与支持时，产妇会产生焦虑、烦躁不安等情绪变化，甚至不接纳自己的孩子。

（二）家庭成员常见心理社会变化

十月怀胎，一朝分娩。经过漫长的妊娠期，家庭成员对分娩充满了期待，特别是准父亲及新生儿的祖父母，他们既兴奋又紧张，他们在不同的产程也会经历不同的心理变化。

1. 第一产程 面对陌生的环境和医务人员，以及对分娩结局的不可预知等，家庭成员同样会产生焦虑和恐惧的心理反应。陪伴在产妇身旁的丈夫，看到妻子不得不忍受宫缩所致的疼痛以及漫长的第一产程，他们会感到着急而又无奈，甚至有的丈夫会因此而动摇支持妻子自然分娩的信心。

2. 第二产程 第二产程后，家庭成员会更加紧张和不安。陪伴在产妇身旁的丈夫如果在此之前未接受过培训，则可能会手足无措，甚至出现恐惧的心理反应。

3. 第三产程 胎儿娩出后，家庭成员也恢复平静心情。但是，如果新生儿有异常或性别不理想，则可能会产生失望、痛苦等心理反应，甚至不接纳新生儿。

二、分娩期心理社会评估

产妇的精神心理状态主要受分娩的准备度、个人适应能力以及支持系统等三方面因素的影响，因此，助产士不但要做好入院评估，了解产妇的孕期经过，而且要了解产妇对分娩的准备程度、个人的适应能力及其社会支持系统所能提供的帮助，评估其心理需求，以便采取有效措施，解决其心理社会问题，使她们以最佳的精神心理状态顺利度过分娩全过程。

（一）分娩期妇女心理社会评估

1. 健康观念与健康管理

（1）问诊要点：自己觉得目前健康状况如何？如何认识分娩？是否知晓如何配合助产士的各项检查？对自然分娩是否有信心？

（2）意义/重要性：了解分娩期妇女对分娩和各项检查的认知情况，判断她们对自然分娩过程的认识与理解，利于有针对性地进行健康指导，对保证母婴顺利度过分娩期有着十分重要的意义。

2. 营养与代谢

（1）问诊要点：妊娠后饮食习惯有何变化？喜欢进食的食物是什么？体重有何变化？

（2）意义/重要性：了解分娩期妇女的饮食习惯和喜好的食物，可帮助助产士更好地进行分娩期的营养指导；询问妊娠后体重的变化，有助于评估胎儿的大小，是否能顺利经阴道分娩。

3. 排泄

（1）问诊要点：临产后排尿和排便的次数、量、颜色等情况有何改变？有无排尿次数减少、尿潴留发生？可能是什么原因造成的？是否有排便感？

（2）意义/重要性：临产后，胎头下降压迫膀胱可发生尿潴留，影响产程进展；当宫口开全后，胎头继续下降压迫直肠及排便肌群可反射性地引起产妇的排便感。助产士可根据对排泄情况的评估结果，指导产妇采取有针对性的措施促进自然分娩。

4. 活动与运动

（1）问诊要点：临产后采取了何种活动与体位，效果如何？

（2）意义/重要性：产妇在临产后能够采取适当的活动与自由体位，并进行呼吸运动的配合可以有效地促进产程进展。

5. 睡眠与休息

（1）问诊要点：临产后，是否有睡眠障碍？宫缩间歇期能否休息？睡眠和休息时采取何种姿势？

（2）意义/重要性：潜伏期，宫缩疼痛程度低、持续时间短；进入活跃期至宫口开全后，宫缩逐渐频繁导致疼痛加剧。若产妇没有得到足够的睡眠和休息，会消耗大量体力，并增加分娩时的痛苦。同时，子宫收缩时会妨碍子宫胎盘血流供应，造成胎儿宫内暂时缺氧，而在宫缩间歇期能得以缓解。如果产妇能够在宫缩间歇期得到及时的休息，并进行深呼吸、改变体位为左侧卧位，或进行适当的活动等，能够促进胎儿的血氧供应。

6. 认知与感知

（1）问诊要点：疼痛的部位、性质、程度和持续时间如何？有无注意力的改变或异常？

（2）意义/重要性：疼痛是一种主观的认识，大部分经历过自然分娩的妇女认为分娩疼痛属于中重度剧烈疼痛。随着产程的进展腹痛逐渐加剧，持续时间也逐渐延长，有的产妇会希望通过其他辅助手段减轻疼痛或尽快终止妊娠。而且分娩期长时间的疼痛会引起产妇体力消耗，产生紧张、焦虑甚至恐惧心理，可能会出现注意力下降、不配合助产士的检查和操作等现象。了解产妇在认知、感知方面的变化有利于及时发现和消除对分娩的不利影响。

7．自我概念

（1）问诊要点：分娩期妇女对自然分娩的态度是积极的还是消极的，接受自然分娩的程度如何？对自然分娩有何看法或感受？有无不良的情绪反应如焦虑、恐惧等心理？

（2）意义 / 重要性：通过评估分娩期妇女是否具有积极的自我概念，以及是否对自然分娩有信心等，可尽早发现和解决产妇的心理问题，保障分娩过程安全、顺利进行。

8．角色与关系

（1）问诊要点：是否适应准妈妈的角色？是否具有即将为人母的责任感？分娩过程中是否需要配偶的陪伴、照顾和支持？

（2）意义 / 重要性：分娩期妇女的角色适应情况会影响其在分娩过程中对助产士指导的接受和配合。准父亲参与分娩过程能够对产妇提供支持和鼓励，减轻其焦虑和恐惧心理，使产程更加顺利。

9．性与生殖

（1）问诊要点：询问分娩期妇女是否还有生育计划？是否知道产后如何避孕？

（2）意义 / 重要性：评估分娩期妇女的生育和避孕计划，有助于助产士制订有针对性的出院指导。

10．压力与应对

（1）问诊要点：临产后，是否感到紧张？用什么方法应对？是否因分娩而感到焦虑？用什么方法缓解焦虑？

（2）意义 / 重要性：分娩期妇女所面临的压力及其应对策略可影响自然分娩进程。通过评估分娩期妇女的焦虑状况和应对策略，助产士可制订针对性措施帮助她们有效地应对紧张和焦虑，顺利完成自然分娩。

11．价值与信念

（1）问诊要点：有无宗教信仰？有何风俗习惯？是否因宗教信仰而禁食某种食物？信仰的宗教如何看待自然分娩？

（2）意义 / 重要性：分娩期妇女的饮食主要为分娩过程中提供能量，如果出于宗教信仰或饮食习俗的原因禁食某种食物，可能会造成疲乏、无力等表现，进而影响分娩的顺利进行。因此，评估她们的宗教与风俗等可帮助助产士进行相应指导。

（二）家庭心理社会评估

随着医学模式转变，分娩不再是产妇一个人的事情，需考虑其家庭因素。家庭经济收入低下、家庭成员关系紧张、角色变化困难、家庭成员的不作为、家庭成员近期重大负性事件、家庭成长性压力和情境性压力等均会作用于分娩期妇女，对其坚持自然分娩造成影响，对产后角色的转换造成阻碍，影响家庭角色之间的关系，甚至影响产后亲子依附关系的建立。

1．家庭结构评估　主要评估下列问题：准父母如何看待新生命带来的角色变化？家庭成员希望看到怎样的角色变化？怎样看待即将为人父或为人母？对承担全新的父母角色有压力吗？

2．家庭功能评估　可采用 Smilkstein 的家庭功能量表（见第四章表 4-9）进行评估。

（1）心理支持功能：心理支持功能良好的家庭能满足分娩期妇女的情感和心理需求。丈夫的心理支持作用是无人能替代的，助产士应特别重视他们对分娩期妇女的陪伴和安抚作用。如：当产妇自然分娩信心不足时，丈夫是否能给予鼓励与支持；丈夫是否可通过鼓励与赞扬，坚定产妇自然分娩的信心；丈夫是否期盼与妻子共享新生命到来的欢乐等。

（2）健康照顾功能：家庭成员为分娩期妇女提供健康照顾与支持，陪伴其度过产程的不同时期，对于缓解疼痛、减轻疲乏、保证产程进展顺利都可起到重要作用。特别应注意评估分娩期妇女丈夫的照顾能力。当产妇因宫缩而疼痛时，丈夫是否可以应用在产妇学校所学的知识帮助妻子缓解疼痛；当产妇生活不能自理时，丈夫是否能给予充分协助等。

3．家庭资源与应对 分娩期的家庭资源也分内部资源和外部资源两部分。内部资源包括财力支持，如承担分娩期妇女所需的医疗费用；心理支持，如对分娩期妇女的鼓励和支持；信息支持，如向分娩期妇女提供产程进展信息等。外部资源包括社会资源，如社区卫生服务中心对产妇和新生儿的指导和支持；宗教资源能使分娩期妇女从信仰中得到精神支持等。

（1）家庭资源：分娩期妇女是否有医疗保险？家庭环境是否有利于产妇和新生儿健康？分娩过程中最希望谁陪伴？信仰的宗教是否有利于自然分娩？

（2）应对方式：通常采取什么方法应对压力？家庭成员中最能依靠的人是谁？怎样应对分娩疼痛？如何应对分娩过程中可能遇到的其他困难？所在的社区卫生中心能否提供产妇和新生儿的医疗支持？

（邓寒羽）

第七节　分娩期妇女常见健康问题

一、分娩期妇女现存健康问题

1．睡眠型态紊乱 与过早入院待产、病房环境嘈杂、心理紧张及分娩疼痛等有关。

2．焦虑 与担心能否耐受分娩疼痛、分娩能否顺利进行、胎儿发育有无异常、新生儿是否发生窒息等有关。

3．恐惧 与担心能否耐受分娩疼痛、能否顺利分娩、是否会发生宫口开全不能经阴道分娩转成剖宫产、新生儿有无畸形等有关。

4．分娩疼痛 与过度紧张以及逐渐加强的宫缩有关。

5．无能为力感 与产妇不明确是否已经临产、临产后无法控制的子宫收缩以及对产程的未知等有关。

6．舒适的改变 与子宫收缩、胎头压迫、尿频尿急、被迫体位等有关。

7．体像紊乱 与分娩疼痛、卧床、疲倦等有关。

8．疲乏 与焦虑、产程延长、体力消耗过多有关。

9．知识缺乏： 缺乏正常分娩产程中的配合、分娩时正确使用腹压、分娩后母乳喂养、新生儿护理等知识。

10．有依附关系受损的危险 与产后疲惫、疼痛、新生儿性别与期望不符等有关。

二、分娩期妇女潜在健康问题

1. **有受伤的危险** 与会阴切开、软产道裂伤等有关。
2. **有胎儿受伤的危险** 与产程延长、羊水污染、胎头受压等有关。
3. **有感染的危险** 与胎膜早破、长期卧床、抵抗力低下、Ⅲ类伤口等有关。
4. **酸碱平衡失调** 与体液不足、过度通气有关。
5. **体液不足** 与进食补液不足有关。
6. **潜在并发症**：产后出血、胎盘早剥、肩难产、胎儿宫内窘迫、新生儿窒息。

（王香丽）

第八节 分娩期妇女评估实践

> 案例导入

产妇，28岁，因“$G_1P_0 40^{+1}$周宫内孕活胎临产”入院。入院后检查：胎心率136次/分，宫缩40～45秒/2～3分钟，宫口开大2cm，先露“0”。各项检查结果正常。

一、健康史评估

1. 社会人口学资料

项目	产妇信息	项目	产妇信息
姓名	张××	年龄	28岁
国籍	中国	民族	汉族
学历	大学本科	职业	教师
婚姻状况	已婚	联系人（关系）	李××（丈夫）
工作单位	××大学	户口所在地	××区××街道××号
家庭住址	××区××街道2号	保险类型	市医保

2. **目前健康状况** 末次月经2015年6月7日，预产期2016年3月14日。停经30余天查尿妊娠试验阳性，B超提示宫内孕。停经3月出现恶心、呕吐等早孕反应，持续约2月症状缓解。孕早期无感冒、腹痛、阴道流血等不适，无药物、毒物、放射线接触史，无宠物接触史。停经4月余感胎动。孕中晚期无头晕、视物模糊，无心慌、气短等不适，双下肢无水肿。近1个月无盆浴及性交史。孕中期行唐氏筛查提示低风险（1∶898），糖尿病筛查阴性，胎儿系统彩超未见明显异常。4小时前无明显诱因自觉下腹疼痛，无阴道流血流液等，自觉胎动正常，遂就诊于我院门

诊，以"$G_1P_040^{+1}$周孕临产"入院。自妊娠以来，产妇食欲正常，夜间休息好，大小便正常，体重增加 15kg。

3．**既往健康史** 否认肝炎、结核、疟疾病史；否认高血压、心脏病史；否认糖尿病、脑血管疾病、精神病史；否认手术、外伤、输血史；否认食物、药物过敏史。近两年未进行预防接种。

4．**个人及婚育史** 出生并久居于本地，无疫区、疫情、疫水接触史；无牧区、矿山、低碘区居住史；无化学性物质、放射性物质、有毒物质接触史；无吸毒史；无吸烟、饮酒史；近两年无旅游史。初潮 14 岁，平素月经规律，3～4 天 /28 天，月经量中等，无血块、无痛经。25 岁结婚，丈夫身体健康，生育史 0-0-0-0。

5．**家族史** 父母健在，否认家族性遗传病史。

6．**系统回顾（表 5-5）**

表 5-5　系统回顾结果

项目	评估结果
生殖系统 • 您这是第几胎?	产妇诉：第 1 胎。 **注意事项：初产妇和经产妇产程不同，经产妇平均产程时间短于初产妇，因此，经产妇要提前做好准备。**
生殖系统 • 您肚子疼吗?	产妇诉：越来越疼了。 解答：宫缩痛是生理现象，使用拉玛泽呼吸减痛法可以缓解。 **注意事项：紧张 - 疼痛综合征可使神经介质分泌增加，可引起子宫收缩乏力、产程延长、产后出血等。**
生殖系统 • 您破水了吗?	产妇诉：没有。 **注意事项：胎膜多在宫口近开全时破裂，羊水正常为清亮。若羊水颜色为草绿色或羊水有胎粪污染，且胎心出现异常提示胎儿宫内窘迫。如胎膜早破，应注意体温变化，破膜超过 12 小时无宫缩，要应用抗生素预防感染。**
神经系统 • 您有头疼、头晕、眼花、晕厥吗?	产妇诉：没有。 **注意事项：产妇患妊娠高血压综合征时由于全身小动脉痉挛，会出现头疼、头晕、眼花、视物不清等一系列自觉症状；还会出现水肿、高血压、蛋白尿等临床表现；分娩时，由于宫缩时屏气用力，一些产妇可出现眼球结膜下出血；晕厥提示可能有贫血。**
肌肉骨骼系统 • 您耻骨联合处有压痛吗?	产妇诉：没有。 **注意事项：部分产妇耻骨联合松弛、分离导致明显疼痛、活动受限，产后逐渐消失。**
肌肉骨骼系统 • 您骨盆有无异常？有无外伤史?	产妇诉：没有。 **注意事项：骨盆狭窄、头盆不称可使胎先露部下降受阻，导致梗阻性难产；评估骨盆有无异常，有无头盆不称，及早作出诊断，以选择适当的分娩方式。**
呼吸系统 • 您有无憋气、呼吸困难?	产妇诉：没有。 **注意事项：分娩时的疼痛可因副交感神经反射使呼吸加深加快，而导致过度通气；以活动耐力下降为主要表现的呼吸困难提示有心血管疾病的可能；突然发生的呼吸困难、面色紫绀等需警惕羊水栓塞等分娩并发症。**
心血管系统 • 您有无胸闷、心悸等不适?	产妇诉：没有。 **注意事项：分娩期血流动力学的激烈变化常使心脏负担加重，有器质性心脏病的产妇常在此时因心脏负担加重，易诱发心力衰竭。**

续表

项目	评估结果
泌尿系统 • 您有小便的感觉吗?	产妇诉：没有。 解答：要及时小便，不要憋尿，最好 4 ~ 6 小时小便一次。 注意事项：胎头入盆后，膀胱受压，产妇常出现尿频及尿失禁症状；分娩过程中，因膀胱变形，尿道延长，加之胎儿压迫，产妇排尿困难，易出现尿潴留；产妇出现血尿，同时出现病理性缩复环、子宫压痛，则提示有先兆子宫破裂。
头颈部 • 有无甲状腺功能亢进?	产妇诉：没有。 注意事项：甲状腺功能亢进的产妇分娩时应注意甲亢危象的预防。
内分泌系统 • 有无糖尿病史或妊娠期糖尿病?	产妇诉：没有。 注意事项：分娩过程中，子宫收缩消耗大量糖原，产妇进食量减少，易发生低血糖；糖尿病产妇手术产、巨大儿、产伤、产后出血、新生儿呼吸窘迫综合征等发生率都明显增高。
血液系统 • 有无贫血史或其他血液系统疾病?	产妇诉：没有。 注意事项：有贫血史或其他血液系统疾病者分娩时注意预防产后出血。
乳房 • 有无出现乳汁分泌等问题?	产妇诉：没有。 注意事项：分娩期挤压乳房时，可有少量淡黄色稀薄液体溢出称为初乳；产后胎盘娩出，雌、孕激素水平迅速下降，新生儿吸吮乳头，乳汁开始分泌。

二、体格检查

1．一般情况 身高 163cm，体重 67kg，体温 36.6℃，脉搏 80 次 / 分，呼吸 22 次 / 分，血压 121/71mmHg。

2．全身情况

（1）发育及意识状态：发育正常，营养良好，面容正常，神志清楚，能正常交流沟通，查体合作。

（2）皮肤及其附属器官：全身皮肤无黄染，未见皮疹，出血点，无肝掌、蜘蛛痣，全身浅表淋巴结未触及肿大。

（3）头颈部：头颅无畸形、无颜面及眼睑浮肿；巩膜无黄染；双侧瞳孔等大等圆，对光反射未见异常；眼球运动自如；耳廓无畸形，听力正常；鼻腔无异常；口唇无紫绀；扁桃体无肿大；颈软无抵抗；甲状腺无肿大。

（4）胸前区：呼吸运动未闻及明显异常；双肺呼吸音清晰，未闻及干湿啰音及胸膜摩擦音；心前区无隆起，心界叩诊不大，无心包摩擦音。心率 80 次 / 分，律齐，各瓣膜听诊未闻及杂音，未闻及心包杂音。脉搏 80 次 / 分，脉搏节律正常。胸部无畸形，胸骨无压痛；双侧乳房对称无压痛、无肿块，乳头凸。

（5）腹部：膨隆，无腹壁静脉曲张，肋下未触及肝脾，肾脏无叩击痛，移动性浊音阴性，肠鸣音未见异常，无瘢痕。

（6）外阴：会阴无水肿、静脉曲张、瘢痕，会阴体长度正常。

（7）脊柱及四肢：脊柱呈生理弯曲，腰骶部无畸形，双下肢活动自如、无水肿。

3．产科检查 宫高 32cm，腹围 100cm，胎心 136 次 / 分，宫缩 40 ~ 45 秒 /2 ~ 3 分钟，胎方位 LOA。

阴道检查：宫口开大 2cm，宫颈软，先露“0”，有水囊感。

骨盆测量：髂前上棘间径 24cm，髂嵴间径 27cm，坐骨结节间径 9cm，骶耻外径 19cm。

体格检查结束，询问产妇有无其他疑问。产妇询问“我能自己生吗？会不会中途剖宫产呀？”

解答：根据评估的胎儿大小、宫缩情况、先露高低、宫口开大程度以及宫颈条件等可以试产；至于中途会不会剖宫产，要看产程进展是否顺利、胎心是否正常、破膜后羊水情况、您能否积极配合等综合因素决定。

三、辅助检查

1．**血常规** 红细胞计数 3.92×10^{12}/L，血红蛋白 115g/L，白细胞计数 5.13×10^{9}/L，血小板计数 193×10^{9}/L。

2．**凝血系列** 纤维蛋白原含量 2.52g/L，凝血酶原标准化比值 1.04，凝血酶原时间 13.40 秒，凝血酶原比值 1.03，凝血酶时间 16 秒，凝血酶时间比值 0.94。

3．**输血四项** 乙肝核心抗体 0.07s/co，乙肝 e 抗体 1.71s/co，乙肝表面抗体定量 7.45mIU/ml，乙肝 e 抗原 0.291s/co，乙肝表面抗原定量 0.00IU/ml，丙型肝炎抗体 0.07s/co，人免疫缺陷病毒 0.08s/co，螺旋体特异抗体 0.03s/co。

4．**B 超（2016 年 3 月 5 日）** 双顶径 9.5cm，股骨长 7.4cm，腹围 32.2cm，羊水指数 18.7cm，最大深度 6.7cm，胎盘Ⅱ级，脐带绕颈一周，S/D 比值 1.77。

5．**胎心监测** 胎儿监护 CST 阴性。

辅助检查结束，询问有无疑问。产妇询问“我的检查结果都正常吗？”

解答：到目前为止，检查结果都正常。

四、心理社会评估

1．**健康观念与健康管理** 自觉健康状况良好，孕期坚持正常上班，认为分娩是正常现象。无吸烟、饮酒、熬夜等不良嗜好，也无孕期特殊用药。遵医嘱按时进行孕期检查，参加孕妇学校课程。希望通过自己的努力自然分娩。

2．**营养与代谢** 按孕妇学校指导自定食谱，营养均衡，不偏食。体重变化符合妊娠发展，孕期增重 15kg。

3．**排泄** 每日大小便正常，无便秘、尿频、尿急、尿痛等不适。

4．**活动与运动** 正常上班，承担部分家务，每日晚饭后散步半小时，孕 37 周以后散步时间延长至 1 小时。

5．**睡眠与休息** 孕期睡眠规律，无失眠现象，每天睡眠 8 小时以上，孕晚期睡眠略减少。入院后因为疼痛和环境变化，睡眠较差。

6．**认知与感知** 随着产程进展，宫缩逐渐加强加密，通过应用非药物镇痛法后，自觉疼痛可以忍受。

7．**自我概念** 在助产士的帮助下，产妇对自然分娩充满信心，一直保持穿着、床单元等整洁。

8．**角色与关系** 产妇为大学教师，人际关系简单，主要交往对象为同事、同学和学生；丈夫在政府机关工作；父母、公婆居住于同一个城市，皆为知识分子。此次妊娠是全家计划内的事情，家庭成员均已做好各方面的准备工作。夫妻双方均为独生子女，家住三室一厅，家庭商议准备产后移住月子会所。

9．**性与生殖** 结婚 3 年，夫妻性生活和谐，曾经使用避孕套避孕。此次为第一次生育，暂无生第二个孩子计划。

10．压力与应对 以往遇到压力或情绪不好时会通过睡眠、找朋友倾诉的方式缓解。目前认为最大的压力源是缺乏分娩相关知识，因为从朋友处和电视剧里听到或看到很多与分娩相关的负面信息。

11．价值与信念 无宗教信仰。

心理社会评估过程中，产妇家属咨询分娩后去月子会所还是在家请月嫂？建议如果家里有人照顾，而只是人员紧张，可请月嫂到家帮忙；如果家里人工作都很忙，没有时间照顾，可考虑分娩后到月子会所。

五、健康问题

1．现存健康问题

（1）分娩疼痛 与逐渐加强的宫缩有关。

告诉产妇分娩疼痛的原因，教会产妇应用非药物镇痛方法，必要时建议产妇使用药物镇痛。

（2）焦虑 与担心能否耐受宫缩痛、能否顺利分娩等有关。

与产妇建立良好的关系，及时告诉产妇产程进展情况。

（3）舒适的改变 与子宫收缩、尿频、尿急、阴道检查等有关。

协助产妇应用非药物镇痛方法以减轻分娩疼痛；嘱产妇定时排尿，防止发生尿潴留；避免阴道检查次数过多。

2．潜在健康问题

产后出血 与疲倦、焦虑等有关。

保持产房环境安静，必要时按医嘱给予镇静药帮助睡眠；随时告知产妇产程进展和胎儿情况，减轻焦虑情绪。

☆ 章后小结

分娩是指妊娠满28周及以上，胎儿及其附属物从临产开始到全部从母体娩出的过程。对分娩期妇女进行全面的健康评估是保障安全、自然分娩的前提，而熟悉分娩期妇女的解剖和生理变化则是对产妇进行完整评估的基础。分娩期具有特殊的临床症状，了解这些症状发生的机制与临床表现可帮助助产士进行有针对性的问诊。分娩期的产科检查在体格检查中具有十分重要的临床意义，可协助判断产程进展，指导临床处理。分娩期的辅助检查虽然不多，但却非常重要，如胎心和宫缩监测结果可判断胎儿宫内状况以及产程进展情况。对分娩期妇女进行心理社会评估，有利于助产士更好地实施人文关怀，让分娩期妇女有一个美好的分娩经历。完成健康评估后，助产士应制订和实施个性化的照护计划，正确地指导产妇，动态地观察产程，评估产程进展，促进自然分娩，提高分娩质量。

（王香丽）

✧ 学而思

1. 产妇，40岁，$G_3P_0^{+2}$，因“停经40周，规律宫缩5小时，阴道流液2小时”入院，检查：头先露，宫口开大1cm，先露-2，胎心140次/分。请思考以下问题：

（1）如何对该产妇进行健康史评估？

（2）如何对此产妇进行有关临产症状的问诊？

（3）如何对此产妇进行心理社会方面的评估？

（4）判断胎膜是否破裂的检查方法是什么？

2. 经产妇，30岁，G_2P_1，孕39周，规律宫缩2小时入院，宫口扩张6cm，立即将其送入产房，胎儿急速娩出，胎儿娩出后，阴道流血较多。作为接诊此产妇的助产士，请回答以下问题：

（1）如何对其进行健康史评估？

（2）如何对该产妇进行出血量的评估？

（3）该产妇可能存在哪些心理问题？如何进行评估？

3. 产妇，28岁，因“G_1P_0，孕40^{+1}周，见红2日，规律宫缩6小时”入院。既往身体健康，规律产前检查无异常。请思考：

（1）如何对该产妇进行相关症状问诊？

（2）如何进行健康史评估？

（3）对此产妇应采用哪些检查方法？

6

第六章 产褥期妇女的评估

学习目标

识记

1. 能复述产褥期的定义及产褥期解剖与生理。
2. 能列出产褥期妇女的常见症状及其定义、产褥期妇女体格检查的基本内容、产褥期妇女心理社会变化及其表现、产褥期妇女健康史评估的基本内容。
3. 能描述产褥期妇女常见症状的具体表现。

理解

1. 能解释产褥期妇女在解剖和生理方面的变化特点。
2. 能理解产褥期妇女常见症状的发生原因与机制、评估要点。
3. 能举例说出产褥期妇女体格检查的要点、产褥期妇女心理社会评估要点。

运用

1. 能针对产褥期妇女进行健康史、体格检查、心理社会评估等方面的全面评估，并准确记录评估结果。根据评估结果提出现存或潜在的健康问题。
2. 能识别产褥期妇女的症状是否正常，并能够进行系统问诊。

章前导言

本章在介绍产褥期妇女基本解剖和生理变化的基础上，系统阐述了产褥期妇女健康史评估、症状评估、体格检查、辅助检查、心理社会评估方面的理论和方法，列出了产褥期妇女常见的健康问题，并结合案例对以上相关理论和方法进行了实际运用。让学生不仅能够明确产褥期妇女系统评估的基本理论和方法，而且能够学会如何将所学知识应用于临床实践。

06章

产褥期（puerperium）是指从胎盘娩出至全身各器官（除乳房以外）恢复或接近未孕状态所需的一段时间，一般约6周。在产褥期，母体的生理和心理将发生较大的变化，由于新生儿的出生，产妇及整个家庭都将经历心理和社会的适应过程。因此，这段时间是产妇进行身心恢复和家庭适应的关键时期。助产士应该熟练掌握产褥期妇女可能发生的生理与心理变化，及时准确地进行健康状况评估，对产褥期妇女及整个家庭进行指导，保证产褥期母婴健康和家庭幸福。

第一节　产褥期妇女解剖生理回顾

在正常产褥期，产妇全身各系统都发生了较大的生理变化，以生殖系统和乳房变化最为明显。掌握这些变化的规律有利于做好产褥期的健康评估与护理，保障母婴健康。

一、身体外观变化

1．**腹壁**　妊娠期出现在下腹正中线的色素沉着在产褥期逐渐消退。腹壁紫色的妊娠纹逐渐机化变为白色，但不能消退。腹壁皮肤在妊娠期受子宫膨胀的影响，皮下弹力纤维断裂，可能伴有腹直肌分离，导致腹壁明显松弛，约需6～8周的时间恢复至接近未孕状态。

2．**乳房**　乳房最主要的变化包括乳汁的产生和射乳。妊娠期妇女体内雌二醇、孕酮和胎盘催乳素升高，至妊娠晚期乳腺已做好充分的准备，具备了泌乳的功能。产后随着胎盘的剥离排出，产妇血中胎盘催乳素、雌激素、孕激素水平急剧下降，体内呈低雌激素、高泌乳激素水平，乳汁开始分泌。

乳汁分泌依赖新生儿哺乳时的吸吮刺激。哺乳时，来自乳头的感觉信号经传入神经纤维到达下丘脑，通过抑制下丘脑分泌的多巴胺及其他催乳素抑制因子，使腺垂体催乳素呈脉冲式释放，促进乳汁分泌。同时，吸吮乳头还反射性地引起神经垂体释放缩宫素，使乳腺腺泡周围的肌上皮收缩，促进乳汁从腺泡通过导管排至乳窦，喷射出乳汁，因此吸吮是维持乳腺不断泌乳的关键。另外，不断排空乳房也是维持乳汁分泌的一个重要条件。

射乳会受到产妇所看见、听见的新生儿各方面刺激的影响，如看见或想到新生儿的可爱、听见新生儿啼哭声等，这些刺激可促进泌乳和射乳。反之，焦虑、紧张、疼痛、寒冷等负面刺激可导致泌乳减少。此外，产妇的营养、睡眠和健康状况均可影响泌乳。因此，产妇需要在舒适、放松、良好的状态下进行母乳喂养。

二、生殖系统变化

1．**子宫**　子宫是产褥期变化最大的器官。子宫在胎盘娩出后逐渐恢复至未孕状态的全过程称子宫复旧（involution of uterus），主要变化包括子宫体肌纤维的缩复、子宫颈的复原、子宫内膜再生和子宫血管变化。子宫复旧从胎盘娩出即刻开始，主要通过子宫体肌纤维的缩复和子宫内膜的再生完成。如果子宫复旧不良，将增加产妇产后出血的危险。

（1）子宫体肌纤维的缩复：胎盘及胎膜娩出后，子宫立即收缩成硬实略扁的球状体，上段厚而下段薄。在子宫缩复过程中，子宫肌细胞数目大致不变，而肌浆中的蛋白质被分解排出，使细胞质减少，因而肌细胞的长度和体积显著缩小，被分解的蛋白质及其代谢产物通过肾脏排出体外。随着子宫的不断缩复，子宫体积及重量均发生变化，子宫体逐渐缩小。胎盘娩出后子宫大小一般为17cm × 12cm × 8cm，重约1000g，产后1周子宫重约500g，缩小至妊娠12周大小，在耻骨联合上方可扪及；产后10日左右，子宫降至盆腔内，在腹部扪不到子宫底；产后6周子宫重约50g，恢复至非妊娠大小。

（2）子宫颈的复原：分娩后的子宫颈松软，壁薄，形成皱襞，外口呈环状如袖口，紫红色，水肿，厚约1cm。次日宫口张力逐渐恢复，产后2～3天宫口仍可容两指。产后1周，宫颈内口关闭，宫颈管形成，产后2周末已不能通过一指，产后4周，子宫颈完全恢复至正常形态。初产后宫颈常有轻度裂伤，使产妇的子宫颈外口由产前的圆形（未产型）变为产后的“一”字形横裂（已产型）。而子宫下段因收缩逐渐恢复成未孕时的子宫峡部。

（3）子宫内膜的再生：胎盘、胎膜剥离后，遗留的蜕膜厚薄不一，特别在胎盘附着部高低不平。产后2～3天，子宫内膜海绵层的残留部分发生退行性变、坏死、脱落，随恶露排出；深层即子宫内膜的基底层腺体和间质细胞迅速生长形成功能层，使整个子宫的新内膜逐渐形成。产后2～3周，除胎盘附着部位外，宫腔表面被新生的子宫内膜覆盖。但胎盘附着面的恢复较慢，胎盘附着部位的子宫内膜全部修复约需6周。

（4）子宫血管变化：产后因子宫复旧，子宫血供相应减少，子宫壁间的血管与静脉窦随子宫肌肉的收缩和缩复而被压缩变窄，最终闭塞，使胎盘附着部位得以有效地止血并形成血栓，最后机化，使出血逐渐减少。

2．外阴 分娩后外阴轻度水肿，于产后2～3日逐渐自行消退。会阴部如有轻度撕裂或会阴切开伤口，由于局部血液循环丰富，一般于产后3～4日愈合。

3．阴道 分娩后阴道腔扩大，阴道黏膜及周围组织水肿，肌张力低下，黏膜皱襞因过度伸展而减少甚至消失。随后，阴道壁肌张力逐渐恢复，阴道腔缩小，产后3周黏膜皱襞重新出现，但阴道在产褥期结束时仍不能完全恢复至未孕状态。进行母乳喂养的产妇，由于卵巢雌激素的分泌功能不稳定，可能在产后4～6个月出现阴道干燥、性交疼痛等。分娩过程中处女膜撕裂而形成残缺不全的痕迹，称处女膜痕，是经阴道分娩的重要标志。

4．盆底组织 在分娩过程中，由于胎头长时间的压迫、盆底肌及其筋膜过度扩张致弹性减弱，并可伴有肌纤维部分断裂，盆底肌松弛，导致支撑子宫、阴道壁、肛门、尿道、膀胱的能力减弱。如无严重损伤，产后1周内水肿和淤血迅速消失，组织的张力逐渐恢复。如产后能坚持盆底肌的康复锻炼，盆底肌收缩力将增加，从而提高盆底肌的张力，帮助盆底肌恢复至接近未孕状态。如盆底肌及其筋膜发生严重损伤、断裂，又未能及时而准确地修复，或于产褥期过早参加重体力劳动等可导致阴道壁膨出，甚至子宫脱垂。

Box6-1 学科前沿 盆底功能训练促进盆底康复

女性盆底的主要作用为承载盆腔内部器官，但部分女性在妊娠和分娩后盆底肌肉功能减弱，阴道松弛，若不进行及时恢复，易产生性功能障碍、盆腔器官脱垂、压力性尿失禁等盆底功能障碍。及时的康复训练与治疗是恢复盆底肌肉肌力和阴道紧缩度，治疗盆底功能障碍的有效方法。

盆底康复器锻炼通过对产妇进行自主、反复的收缩阴道和肛门训练，可提高盆底肌肉的收缩力和紧张度，有效地恢复神经细胞功能，改善产妇的盆底肌肉血液循环，促进盆底肌肉的兴奋性，提高盆底肌的强度。盆底治疗仪则通过电刺激以及生物反馈治疗手段来共同完成对盆底肌肉神经敏感性的唤醒和提高，帮助产妇运用最有效的控制肌肉收缩的方法，从而力求达到脱离仪器也能够正确的自我训练的目的。

► （来源：蒋凌云．盆底治疗仪在产后康复中的应用．临床合理用药，2016，9（11A）：128-129.）

三、其他系统变化

1．**循环系统** 妊娠期的血容量增加约 40%，总血容量可达到 5 ~ 6L。在胎盘娩出后 72 小时内，因子宫缩复及子宫 - 胎盘循环的停止，大量血液从子宫流到体循环内。另外，由于产后解除了妊娠子宫的压迫，下腔静脉回流增加，加上妊娠期潴留的大量组织间液回吸收，使体循环血容量增加 15% ~ 25%，心脏病产妇容易发生心力衰竭。循环血量在产后 2 ~ 3 周逐渐恢复正常。

2．**消化系统** 由于分娩过程中的能量消耗、体液丢失、饮水量减少等因素，产妇常感到饥饿、口渴。妊娠期胃酸分泌减少，胃动力素水平较低，胃肠肌张力及蠕动均减弱，因此常出现产后便秘。产后由于孕酮水平下降，胃动力素水平上升，促使消化功能逐渐恢复，一般在产后 1 ~ 2 周恢复正常。

3．**泌尿系统** 由于产后子宫复旧及妊娠期体内潴留的过多水分进入体循环，产后 1 周内血容量明显增加，肾脏利尿作用加强，故产后数日尿量增多。妊娠期肾盂及输尿管生理性的扩张一般在产后 2 ~ 8 周恢复。分娩过程中膀胱受压造成黏膜水肿、充血、肌张力降低，加之外阴伤口疼痛、不习惯卧床排尿、器械助产、区域阻滞麻醉等原因，产褥早期尤其是产后 24 小时内容易发生尿潴留。

4．**血液系统** 产褥早期产妇血液仍处于高凝状态，有利于胎盘剥离创面迅速形成血栓，减少产后出血。血纤维蛋白原、凝血酶、凝血酶原在产后 2 ~ 4 周降至正常。产褥早期末梢血白细胞可增加至（15 ~ 30）$\times 10^9$/L。中性粒细胞的比例增加而淋巴细胞的比例下降，一般于产后 1 ~ 2 周恢复至正常水平。产后红细胞计数及血红蛋白值也会逐渐增加，恢复至孕前状态，红细胞沉降率于产后早期加快，至产后 3 ~ 4 周降至正常。

5．**内分泌系统** 产后雌激素和孕激素水平急剧下降，至产后 1 周恢复至未孕时水平。胎盘催乳素于产后 6 小时已不能测出。哺乳产妇的催乳素在产后下降，但仍高于未孕时的水平；不哺乳的产妇催乳素水平在产后 2 周降至未孕状态。

产褥期恢复排卵的时间、月经复潮的时间与产妇是否哺乳以及哺乳时间长短有关。不哺乳产妇通常在产后 6 ~ 10 周月经复潮，平均在产后 10 周左右恢复排卵。哺乳期妇女月经复潮延迟，有些妇女在哺乳期月经一直不来潮，平均在产后 4 ~ 6 个月恢复排卵。产后较晚恢复月经者，月经复潮前多有排卵，因此哺乳期妇女虽未见月经复潮却有可能受孕，应当采取避孕措施。

（庄淑梅）

第二节 产褥期妇女健康史评估

产褥期是产妇全身各器官恢复到孕前状态的关键时期。产妇出院时，医院会将产妇的信息转给产妇居住地的社区医疗保健机构。产褥期内，社区医疗保健人员（包括部分医院的助产士及护理人员）会在产妇出院后 3 天、产后 14 天以及产后 28 天做 3 次产后访视，同时产后 42 天时产妇应返回医院进行一次全面的产后健康检查。产褥期健康史评估的主要内容包括产妇家庭社会资料、本次分娩情况、产后恢复情况、母乳喂养情况以及有无产后抑郁等产后并发症的高危因素等。

在评估产褥期妇女健康史时应注意以下问题：

- 重点评估产后全身各系统的变化。
- 评估本次分娩的过程，包括分娩方式、有无分娩期并发症等。
- 通过收集产妇的既往史及家族史，发现有无产后并发症的高危因素。
- 对产妇进行抑郁状况的初筛，以早期发现产后抑郁高危人群。
- 评估配偶及其他重要家庭成员对产妇的支持状况。
- 评估产妇及其他重要家庭成员的心理调适情况。

评估结束后，应主动询问产妇是否还有需要进一步讨论的问题。

一、产褥期妇女全面健康史评估

（一）社会人口学资料

社会人口学资料评估对象包括产妇、配偶以及其他照顾者，他们的基本情况、经历和知识水平均会影响到产褥期妇女的健康水平。

1．产妇的资料 主要包括产妇的姓名、年龄、家庭住址、文化程度、宗教信仰、家庭经济状况、联系方式等。评估年龄主要是因为高龄产妇产后恢复相对较慢，而年龄过小的产妇通常对产褥期护理及新生儿护理知识相对缺乏；评估家庭住址，可以根据所在社区 / 地区的产后服务水平，指导产妇是否需要回到分娩医院或到当地上级医院进行复查；不同文化程度及宗教信仰的产妇，其对产褥期照顾的需求及方式有所不同；家庭经济状况也直接影响到产妇的照顾水平。

2．配偶的资料 包括配偶的年龄、文化程度、工作性质、是否与产妇同住及其健康状况，配偶对妊娠、分娩以及新生儿的认知情况，对承担父亲角色的适应状况等。配偶的年龄和文化程度是影响其掌握产褥期护理及新生儿护理的重要因素；工作性质决定其是否经常出差或是否能与产妇同住；健康状况则直接关系到其能否胜任产妇和新生儿的照顾任务；评估配偶对妊娠、分娩以及新生儿的认知情况，可了解其对承担父亲角色的适应状况以及对产妇和新生儿的支持及照顾能力。

3．其他照顾者的资料 主要包括照顾者的年龄、性别、文化程度、健康状况、与产妇的关系，照顾者对产妇、新生儿的认知情况以及对承担照顾者角色的适应状况等。年龄和健康状况直接影响到其为产妇提供照顾的能力；文化程度是影响其产褥期照顾观念的因素之一；当照顾者为产妇的母亲时，其照顾一般较为周到，产妇的满意度较高，若为其他亲属或保姆，产妇的满意度往往偏低；评估照顾者对产妇、新生儿的认知情况以及对承担照顾者角色的适应状况等可协助判断产妇的社会支持情况。

（二）目前健康状况

1．本次分娩情况 询问产妇的分娩日期及分娩方式；阴道分娩者是否采取了会阴切开术，是否使用了产钳或胎头吸引器助产，有无会阴撕裂伤；剖宫产者采取的是何种麻醉方式、手术方式；评估是否为足月产；通过询问产妇，结合产前检查资料，评估有无前置胎盘、妊娠期高血压疾病、胎膜早破等妊娠期并发症及多胎妊娠；有无糖尿病、心脏病、贫血、肝炎等妊娠合并症；有无产后出血等分娩期并发症，若有产后出血，其原因是什么，采取了哪些处理措施等。

2．可能的症状 主要包括产褥期内可能发生的征象，如有无切口疼痛、产后宫缩痛，有无便秘、尿潴留，有无恶露异常、发热等产褥感染的表现，是否用药及用药期间是否停止母乳喂养，有无乳房肿胀、乳汁不足、乳头皲裂等母乳喂养方面的问题，有无接触有害物质，如抽烟、酗酒、吸毒等。

（三）既往健康史

既往健康史包括既往疾病、手术史和既往妊娠、分娩史两部分。收集既往健康史资料的目的主要是为了了解可能影响产妇和新生儿健康的疾病和高危因素。

1．既往疾病、手术史 重点询问产妇是否患有心脏病、高血压、病毒性肝炎、甲状腺疾病等，并具体评估治疗方法、治疗效果以及目前的健康状况，是否影响母乳喂养等。评估身体各器官是否接受过外科手术治疗，目前相应器官的功能状况等。

2．既往妊娠、分娩史 重点评估既往妊娠、分娩是否顺利，有无并发症或合并症，包括有无产后出血或晚期产后出血史，有无产前抑郁或产后抑郁史，有无产褥感染及产褥中暑史，既往母乳喂养情况等。

（四）家族史

为发现产妇潜在的疾病，应详细收集其家族史资料，包括生理性疾病和精神障碍性疾病的家族史。为了保证信息的完整性，助产士可参照妊娠期家族史评估的问题进行全面评估，另外应注意询问产妇的母亲或姐妹中有无产前或产后抑郁史。

（五）系统回顾

产褥期内，产妇的全身各系统都会发生较大的变化，有的产妇可能同时存在多种症状而主诉不清，因此系统回顾可以帮助评估每一项可能出现的临床症状和体征，并协助判断有无异常情况。详见表6-1。

表6-1 产褥期妇女系统回顾的主要内容

项目	原因
一般健康状况 • 您感觉怎样？ • 您情绪如何？	• 分娩疲劳、产程延长或产程中身体脱水等均可导致产妇在产褥早期感觉疲劳 • 产后激素水平的下降，可引起易哭、易激惹、焦虑等情绪变化 **注意：若产妇情绪变化较大，应及早采用相应的量表进行产后抑郁筛查，必要时请心理医生进行会诊或建议产妇看心理医生。**
体重 • 您分娩前的体重是多少？ • 产后，您的体重增加或减轻了多少？	• 随着胎儿、胎盘的娩出，产妇的体重有所下降。产褥期内随着各系统的恢复，体重进一步下降，逐渐达到或接近孕前体重。但部分产妇产褥期内摄入营养过量，可能发生体重不降，甚至增加 • 产后体重的下降值与孕期体重增加值有关 **注意：对母乳喂养者，按照哺乳期妇女膳食指南对其进行饮食指导，饮食宜多样化，以保证营养均衡，但不宜过量。**

续表

项目	原因
体温 • 您有无体温升高的情况?	• 产后 24 小时内体温略升高与产程延长致过度疲劳有关；产后 3 ~ 4 天可出现泌乳热，一般仅持续 4 ~ 16 小时 **注意：对于发热者，应注意观察发热的程度、持续的时间及热型，对于持续高热者应积极查找原因，以排除感染、产褥中暑等。**
外周组织 • 您有无出汗增多? • 您有无头发大量脱落? • 您的皮肤、妊娠纹有无变化?	• 产后 1 周内，孕期潴留的水分通过皮肤进行排泄，产妇汗量增多，俗称“褥汗”，属于正常现象 • 产后激素水平的变化等可导致脱发；部分按照传统习俗“坐月子”的产妇，洗头次数减少甚至不洗头，会导致头油增加，也会引起脱发 **注意：产褥期内，产妇出汗量增加，应纠正传统观念，指导其做好个人卫生，保持皮肤、毛发清洁，减少脱发，防止发生产后感染。** • 产后，松弛的腹壁逐渐恢复其紧张度，腹部、面部等部位的色素沉着逐渐消退，初产妇的紫红色妊娠纹逐渐变浅，最后变为银白色
头颈部 – 眼睛 • 您有无视力方面的改变?	• 部分妊娠期高血压疾病患者会发生视力的改变，如：视物模糊、视野斑点等。产后，随着病情好转，视力会逐渐恢复
头颈部 – 耳朵 • 您有无听力方面的改变?	• 妊娠期，由于鼓膜供血增加，可导致肿胀，从而引起听力下降、耳痛、耳胀等，产后逐渐恢复
头颈部 – 鼻腔 • 您的鼻塞有无缓解?	• 产褥期，随着体内雌激素水平的下降，鼻黏膜的水肿会有所缓解，鼻塞者也逐渐好转
头颈部 – 颈部 • 您有无颈部包块的缩小或消失?	• 妊娠期，甲状腺轻度肿大属于正常现象，产后逐渐恢复至正常大小
头颈部 – 口腔 / 咽喉 • 您有无咽喉疼痛? • 您有无咳嗽或气紧的问题? • 您有无牙龈出血?	• 持续的咽喉疼痛、发冷或发热可能与上呼吸道感染有关 • 咳嗽或气紧提示可能有肺炎或结核等的可能 • 经常性牙龈出血有齿龈疾病的可能，建议进一步行口腔科检查
呼吸系统 • 您有无呼吸困难、呼吸急促或深慢等情况?	• 产后，腹压降低，膈肌下降，呼吸方式由胸式呼吸变为胸腹式呼吸，呼吸变得深慢 • 以活动耐力下降为主要表现的呼吸困难提示有心血管疾病的可能
心血管系统 • 您有无心血管疾病史? • 您有无心慌、胸闷等不适?	• 产后，子宫胎盘循环终止，大量血液从子宫涌入体循环，加之妊娠期潴留的组织间液回吸收，产后 72 小时内，循环血量增加约 15% ~ 25%，心脏负荷加重 **注意：对于有心血管疾病者，应注意预防心力衰竭的发生。**

项目	原因
乳房 • 您的乳汁分泌量是否充足？是否为纯母乳喂养？ • 您有无乳头凹陷？ • 您有无乳房肿胀、硬结、乳头皲裂等问题？	• 产后乳房的主要变化是泌乳和射乳，吸吮刺激是促进乳汁分泌的主要因素，不断排空乳房也是维持乳汁分泌的重要条件。另外，乳汁分泌量还与产妇的营养、睡眠、情绪以及健康状况等有关 **注意：为保证足够的泌乳量，应保证产妇充分的休息、营养丰富的饮食，并注意避免精神刺激。** • 母乳喂养对母儿均有益，是世界卫生组织提倡的最佳喂养方式，主张纯母乳喂养至少 6 个月 • 乳头凹陷会导致母乳喂养困难 **注意：对于乳头凹陷者，应指导其进行乳头伸展练习和牵拉练习，也可以利用吸乳器进行吸引，必要时使用假乳套，以利于婴儿含接乳头。** • 乳房肿胀、硬结、乳头皲裂等都是哺乳期常见问题，多因未早开奶、未按需哺乳、母乳喂养方法不正确所致 **注意：对于母乳喂养者，应指导其母乳喂养技巧，保证有效喂养，避免乳房肿胀；对于人工喂养者，应行退乳指导；对于乳头皲裂者，指导产妇泌乳后在皲裂处涂以乳汁或抗生素软膏。**
消化系统 • 您有无喜欢进食汤类的情况？ • 您有无发生便秘？	• 由于分娩期进食减少，消耗量增加，且伴有程度不等的出血，同时产后出汗量增加，因此产妇在分娩后 1 ~ 2 天内常有口渴感，喜食流食或半流食 • 产褥期活动量减少，肠蠕动减弱，加之腹肌及盆底肌松弛，容易发生便秘 **注意：应鼓励产妇早日下床活动，并做产后保健操，多食蔬菜水果及富含纤维素食物，多饮水，以保持大便通畅。**
泌尿系统 • 您是否有尿量增多的现象？ • 您有无排尿不畅的情况？ • 您有无尿失禁的问题？	• 妊娠期体内潴留的水分主要经肾脏排出，因此产后 1 周内尿量增多 • 产褥期，特别是产后 24 小时内，由于膀胱肌张力降低，对膀胱内压的敏感性降低，加之外阴切口疼痛、不习惯卧床排尿、区域阻滞麻醉、器械助产等，产后容易发生排尿不畅，甚至尿潴留 **注意：产后 4 小时内要鼓励产妇及时排尿，如出现排尿困难，可采取听流水声、温开水冲洗会阴、热敷下腹部、针灸等方法诱导排尿，必要时行导尿。** • 妊娠及阴道分娩可导致盆底组织松弛，甚至引起尿失禁，特别是多产者 **注意：应指导产妇行 Kegel 锻炼（盆底肌收缩训练），以促进产后盆底功能康复，必要时指导其行盆底电刺激治疗等。**
生殖系统 • 您有无阵发性下腹部疼痛？ • 您有无会阴切口的异常？ • 您有无恶露的异常？ • 您有无阴道大量流血？ • 您有无外阴瘙痒、分泌物异常等情况？	• 产褥早期，子宫收缩会引起下腹部阵发性疼痛，哺乳时疼痛加重，称为“产后宫缩痛”，属于正常现象 • 会阴切口的红、肿、热、痛提示切口感染，切口疼痛剧烈并伴有肛门坠胀感时，有阴道壁及会阴部血肿的可能 **注意：有会阴切口者，应注意观察切口周围有无渗血、红肿、硬结等，并指导产妇多行健侧卧位。** • 正常恶露有血腥味，但无臭味，一般持续 4 ~ 6 周，总量可达 250 ~ 500ml。若恶露持续时间延长、伴有臭味等，提示有宫腔感染的可能 **注意：产后应注意保持会阴部清洁，预防产后感染的发生。** • 产后大量阴道流血者有产后出血或晚期产后出血的可能 **注意：对于产后出血量多者，应予以重视，并积极查找原因，进行相应处理。** • 外阴瘙痒、分泌物异常提示有外阴或阴道炎症的可能

续表

项目	原因
运动系统 • 您有无腿部抽筋？ • 您有无关节疼痛？	• 传统的"坐月子"使产妇户外活动少，导致骨钙吸收减少，同时母乳喂养会增加骨钙的流失，所以产后容易发生低钙，从而出现腿部痉挛 **注意：应纠正产妇的错误观念，建议其适当户外活动，并给予补钙，以防低钙的发生。** • 妊娠晚期，骨关节及韧带松弛，部分孕妇感到腰骶部、耻骨联合等关节疼痛，产褥期逐渐消失
内分泌系统 • 您有无糖尿病、甲状腺疾病？	• 有糖尿病者，应注意监测产妇血糖变化，并根据病情调节降糖药的剂量，防止发生低血糖或酮症酸中毒 • 甲状腺疾病特别是甲状腺功能亢进者应注意观察生命体征，防止发生甲亢危象
血液系统 • 您有无贫血？ • 您有无血栓性疾病史？	• 血红蛋白水平于产后 1 周左右回升，产妇的贫血程度逐渐改善 • 产褥早期血液处于高凝状态，有利于减少产后出血量，但增加了血栓性疾病的风险 **注意：产后应鼓励产妇早期下床活动，因病情不允许下床活动者，指导家属为其按摩下肢，以免发生静脉血栓。**

二、产褥期妇女重点健康史评估

如果产妇因为身体原因无法配合长时间的问诊，可以参照以下问题简要进行既往妊娠、分娩史的问诊。这些问题主要围绕既往妊娠分娩经历、本次妊娠分娩状况、高危因素、健康促进活动展开。

（1）您妊娠过多少次？分娩过多少次？（请具体描述每次妊娠终止的时间及结局）

（2）您本次是妊娠多少周分娩的？是否为足月产？

（3）您本次的分娩方式是自然分娩还是剖宫产？

（4）如果是阴道分娩，是否使用药物镇痛？有无会阴切开？有无会阴撕裂伤？

（5）您有无疼痛或其他不适？（如果有，请描述具体疼痛部位、性质及程度）

（6）您有无情绪的变化？（如果有，请描述具体情况及持续时间）

（7）您采取的是母乳喂养、人工喂养还是混合喂养？（未行母乳喂养者，请描述具体原因）

（8）您是否按照传统习俗"坐月子"？有无洗头、洗澡、刷牙等？

（9）您有无高血压、糖尿病、心脏病等？

（10）有哪些人与您同住？家庭关系如何？夫妻关系如何？

（11）是谁在照顾您和孩子？

（郭秀静）

第三节　产褥期妇女主要症状问诊

产褥期，随着胎儿胎盘的娩出，产妇全身各器官会发生一系列变化，逐渐恢复至孕前状态。同时，随着体内激素水平的改变，产妇还可能会伴有心理方面的变化。而随着家庭结构的改变，产褥期也是家属进行心理调适和社会适应的重要时期。如果适应不良，可能会表现出相应的病理性症状。系统的症状问诊有利于助产士对产妇的各种症状及其发生原因做出判断，为制定照护计划奠定基础。

一、阴道流血 / 流液

产后随着子宫蜕膜的脱落，经阴道排出的血液、坏死蜕膜等组织称为恶露。恶露有血腥味，但无臭味，一般持续 4 ~ 6 周，总量达 250 ~ 500ml，此为产褥期的主要临床表现之一，属于生理性变化。但若发生大量阴道流血或反复出血，则可能为晚期产后出血，需要及时进行处理。

（一）原因与机制

1．体内激素水平的降低　妊娠期，妊娠黄体及胎盘均可分泌大量雌激素、孕激素，使子宫内膜发生蜕膜样改变，并维持于整个妊娠期。而产后随着胎儿和胎盘的娩出，体内雌激素和孕激素水平急剧下降，蜕膜失去激素的作用，发生脱落。同时，子宫内残留的组织、黏液以及胎盘剥离面所排出的血液也会与其混合，并一起排出，因而形成恶露。而恶露的持续时间、量等存在个体差异，同时受产后子宫收缩力、子宫内有无组织残留等因素影响。

2．胎盘、胎膜残留　若产后伴有胎盘、胎膜的残留，则宫腔内的残留组织会发生变性、坏死和机化，形成胎盘息肉。当坏死组织脱落时，会暴露基底部血管而引起大量出血。此为阴道分娩者发生晚期产后出血的最常见原因。

3．蜕膜残留　产后，蜕膜多于 1 周内脱落并随恶露排出，若蜕膜脱落不全，长时间残留于宫腔内，将影响子宫复旧并继发子宫内膜炎症，从而引起大量出血。

4．胎盘附着面复旧不全　胎儿娩出后，子宫胎盘附着面即刻缩小，附着部位血管开始形成血栓，进而机化，血管上皮增厚，管腔变窄、堵塞。同时，胎盘附着处边缘的内膜向内生长，底蜕膜深层的残留腺体和内膜重新生长，子宫内膜逐渐修复，此过程约需要 6 ~ 8 周。若胎盘附着面复旧不全，可引起血栓脱落，血窦开放，导致大量出血。

5．感染　若发生产褥感染，可引起子宫内膜炎症，导致胎盘附着面复旧不全和子宫收缩欠佳，进而引发子宫出血。

6．剖宫产术后切口裂开　剖宫产手术横切口选择过高或过低、缝合技术不当、术后切口感染等因素均可导致切口愈合不良，肠线溶解脱落，血窦重新开放，从而引发大量阴道流血。

（二）临床表现

正常情况下，产后最初 3 天内表现为血性恶露，色鲜红，量多，含有大量血液，有时伴有小血块；产后第 4 ~ 14 天表现为浆液恶露，色淡红，含有少量血液及大量浆液；产后 14 天以后表现为白色恶露，约持续 3 周左右，色较白，含有大量白细胞。

若分娩 24 小时后，产褥期内发生子宫大量出血，则属于晚期产后出血，主要表现为血性恶露持续时间延长，之后反复出血或突然大量出血。

（三）问诊要点

1．阴道流血 / 流液的特点 询问产妇为产后多少天，阴道流血 / 流液的量、颜色、性状以及有无臭味。如果血性恶露量大或持续时间延长，反复出血或突然大量出血，应警惕是否为晚期产后出血，并根据检查结果判断出血原因；如恶露有臭味，应注意是否发生了产褥感染。

2．宫底的高度 嘱产妇排空膀胱后取屈膝平卧位，手测宫底高度，结合产后天数，了解子宫复旧情况。若子宫复旧欠佳，伴有血性恶露增多及持续时间延长，应及早给予子宫收缩剂。

3．原因及诱因 若为异常阴道流血 / 流液，结合本次分娩过程及产后恢复情况，了解其发生的原因，并询问产妇有无相关的诱因。

4．诊疗经过 询问产妇是否因为阴道流血 / 流液而就诊，采取了哪些治疗措施，效果如何。

5．阴道流血 / 流液的影响 询问产妇有无头晕、乏力、心慌、胸闷等表现，尤其要查看血常规的检查结果，以评估产妇有无贫血及其程度；询问产妇的日常生活是否发生了改变。

二、褥　汗

产后 1 周内，妊娠期潴留的水分需要经过皮肤排出，表现为大量出汗，俗称“褥汗”，属于生理现象，一般不需要特殊处理。

（一）原因与机制

妊娠期，为了满足胎儿的需要，不但营养供应量需要增加，血容量也相应增加，至妊娠 32 ~ 34 周时达高峰，平均约增加 1500ml，维持此水平至分娩。足月后，母体的组织间液也增加。而产后母体需要量减少，新陈代谢下降，身体会将多余的水分排出体外，排出水分的途径有三种：呼吸、肾脏和皮肤。因此，产后 1 周内，产妇出汗量增加，即为“褥汗”。

（二）临床表现

表现为大量出汗，即便卧床休息，出汗量仍多，以夜间睡眠和初醒时尤其明显。由于出汗量增加，部分产妇伴有口渴感，喜食流质。

（三）问诊要点

1．褥汗的特点 询问产妇褥汗持续的时间、量的多少，有无特殊规律等。

2．原因及诱因 询问产妇大量出汗是否有明确的原因，室内温度、湿度如何，出汗是否发生在运动、进食等之后。

3．褥汗的影响 询问产妇是否伴有口渴感，有无头晕、乏力、尿量减少、血压下降等脱水的表现；是否影响到了产妇的日常生活。

4．诊疗经过及应对措施 产妇及家属是否因大量出汗而就诊，采取了哪些治疗措施，效果如何；是否做到了勤换衣服、勤洗澡，能否保持皮肤的清洁干燥，是否补充了足够的水分。

三、疼　痛

疼痛是产褥期常见症状之一，根据疼痛部位不同可分为切口疼痛、产后宫缩痛、耻骨联合痛、腰背痛等，大多数属于生理现象，只有少数为病理性疼痛。

（一）原因与临床表现

1．切口痛 行剖宫产或会阴切开术者，产褥早期会伴有切口的疼痛。

2．产后宫缩痛 产褥期子宫逐渐恢复至未孕状态，此过程中子宫收缩引起下腹部阵发性剧烈疼痛，即产后宫缩痛。于产后 1～2 日出现，持续 2～3 日后自然消失。哺乳时，吸吮刺激会反射性引起体内缩宫素分泌增加，刺激子宫收缩从而加重产后宫缩痛。注射缩宫素后，同样会加重产后宫缩痛。

3．耻骨联合痛与腰背痛 妊娠中晚期，部分孕妇会发生耻骨联合痛、腰背痛，甚至其他骨关节的疼痛（原因详见第四章），产后此类疼痛可持续一段时间，之后随着各系统功能的逐渐恢复，疼痛程度逐渐缓解，直至消失。

4．盆底坠胀痛 妊娠、分娩，特别是经阴道助产的分娩，可能会使盆底筋膜、子宫韧带和盆底肌肉受到过度牵拉而削弱其支撑作用。因此，在站立或蹲位时间较长时，产褥期妇女多有盆底坠胀痛。

5．腹痛、子宫体压痛 分娩期或产褥期，生殖道受病原体侵袭，可引起产褥感染。若病原体经胎盘剥离面侵入并扩散，则会引起子宫内膜炎、子宫肌炎。若发生子宫肌炎，则会导致腹痛、子宫体压痛以及高热、寒战、头痛等全身感染的症状。

6．尿痛 由于产程中膀胱受压、过多阴道检查、导尿等原因，产后大约有 2%～4% 的产妇会发生泌尿系统感染，表现为尿频、尿急、尿痛等尿路刺激症状。

（二）问诊要点

1．疼痛出现的时间、部位、性质及缓解方式 询问产妇疼痛出现的时间以及部位、性质、缓解方式等，有利于判断疼痛的原因。如：产后宫缩痛多出现在产褥早期，为下腹部疼痛，且于哺乳后或注射缩宫素后加重；耻骨联合痛和腰背痛则开始于产前，于产后逐渐缓解。

2．疼痛的程度及有无伴随症状 可选择合适的测量工具对产妇疼痛的程度进行评估，如数字评分法、口头评分法、视觉模拟评分法、文字描述评分法等。而询问有无伴随症状也有助于判断病因，病理性疼痛多伴有其他症状。如：切口感染所致的切口疼痛多伴有切口的红肿和发热；产褥感染引起的腹痛和子宫体压痛，多伴有高热、寒战等全身感染的表现；产后泌尿系统感染引起的尿痛，多伴有尿频、尿急等其他尿路刺激征的表现。

3．疼痛的影响 评估疼痛对产妇的心理和个人生活造成了哪些影响。有无因疼痛而导致睡眠障碍或食欲减退，有无因疼痛而影响到生活质量。

4．所采取的应对措施 住院产妇是否及时将疼痛情况告知了医生，医护人员采取了哪些措施来缓解产妇的疼痛，效果如何；出院后的产妇是否因为疼痛而到医院就诊，做过哪些检查，检查结果有无异常，采取了哪些缓解疼痛的措施，效果如何。

四、发　热

发热为产褥期的常见症状之一，可能为生理性发热或病理性发热。因此，对于产妇的发热应及时查找原因，若为病理性发热，应予以准确及时的处理。

（一）原因与表现

1．生理性发热 部分因产程延长致使过度疲劳或产程中发生脱水者，其体温在产后 24 小时内会略升高，但一般不超过 38℃。另外，产后 3～4 天，由于乳房血管、淋巴管充盈，乳房胀大，会出现 37.8～39℃的发热，称为“泌乳热”，一般持续 4～16 小时即下降，不属于病理状态。

2．病理性发热

（1）产褥感染：产褥感染即分娩期及产褥期生殖道受病原体侵袭，导致局部或全身感染。产褥感染的三大症状包括发热、疼痛和异常恶露。

（2）产后泌尿系统感染：由于产程中膀胱受压、频繁阴道检查等原因，产后容易发生泌尿系统感染。若发生膀胱炎，主要表现为尿路刺激症状，部分伴有低热，但一般无全身症状；若发生肾盂肾炎，则除了尿路刺激症状，还表现为腰部疼痛、高热、寒战、恶心、呕吐等。

（3）急性乳腺炎：乳腺炎多发生于产后 3～4 周，以初产妇多见，乳汁淤积为其主要原因。主要表现为乳房局部的红、肿、热、痛，伴有高热等全身症状。

（4）其他：如上呼吸道感染、血栓性静脉炎等，除发热外，还伴有其他系统的相应症状。

（二）问诊要点

1．**发热的程度与规律** 询问产妇发热的程度、持续时间及有无规律，有利于判断发热的性质及原因，从而采取针对性的处理措施。

2．**发热的伴随症状** 询问产妇有无其他伴随症状，有利于判断发热的具体原因。

3．**发热的影响** 询问产妇发热是否导致其头晕、乏力、嗜睡等不适，其日常生活发生了哪些变化；重点了解其血常规检查结果，注意有无白细胞升高，以判断是否存在感染；发热及其治疗是否影响了母乳喂养。

4．**采取的措施** 针对发热，产妇及家属是否及时就诊，做过哪些检查，检查结果有无异常，采取了哪些措施，效果如何，治疗措施是否影响了母乳喂养。

五、尿潴留

尿潴留是指膀胱内充满尿液而不能自主排出，分为梗阻性尿潴留和非梗阻性尿潴留两类。前者常见于尿道结石、肿瘤、狭窄、畸形等，后者可能为中枢神经或周围神经损伤所致的神经性膀胱功能障碍以及药物作用所致的平滑肌松弛性尿潴留等。尿潴留是产后早期的常见症状之一，多为非梗阻性尿潴留。

（一）原因与机制

妊娠期体内潴留的多余水分需要经肾脏排出，所以除褥汗外，产后 1 周内的尿量也相应增多。然而，由于分娩过程中膀胱受压，导致黏膜充血、水肿及肌张力降低，产后（尤其是产后 24 小时内）对膀胱内压的敏感性降低。另外，会阴切口疼痛、不习惯卧床排尿以及器械助产、区域阻滞麻醉等，都是导致产后排尿困难或尿潴留的常见原因。个别产妇因产后泌尿系统感染导致排尿困难或尿潴留。

（二）临床表现

根据起病的急缓，可分为急性尿潴留和慢性尿潴留。其中，急性尿潴留者，表现为下腹部胀痛难忍，可有尿液从尿道溢出，但下腹部胀痛不能缓解；慢性尿潴留者，可表现为排尿困难、尿频、尿不尽感。查体见耻骨联合上膨隆，可扪及囊性包块，叩诊呈浊音，有压痛。

（三）问诊要点

1．**确定是否为尿潴留** 询问产妇排尿情况，是排尿不畅还是完全不能自行排尿，排尿的间隔时间及每次的排尿量，结合查体的结果判断有无尿潴留。

2．**尿潴留的特点** 询问尿潴留的发生时间，是在自然分娩后还是剖宫产术后拔除尿管之后，询问分娩后、发生尿潴留之前是否曾经排尿通畅，尿潴留起病的急缓，有无腰痛、发热等伴随症状，尿液有无混浊或血样改变，以协助判断尿潴留的发生原因。

3．**尿潴留的原因** 包括有无抗组胺药、抗抑郁药、抗胆碱药等相关药物的用药史，有无盆神经损伤或功能障碍，是否存在精神紧张，是否不适应当前的排尿环境或排尿方式等。

4．尿潴留的影响 询问产妇是否因尿潴留而导致下腹胀痛、烦躁和辗转不安，是否影响睡眠，是否影响子宫收缩而致使产后出血量增加。

5．采取的措施 询问产妇及家属采取了哪些措施，效果如何。若不习惯卧床排尿或坐位排尿，是否在照护者的搀扶下下床排尿。是否采取听流水声、下腹部热敷、针灸、肌内注射新斯的明、导尿等帮助排尿的措施。

六、便 秘

便秘是产后常见临床症状之一，按照其原因，可分为器质性和功能性便秘两类，产后便秘以功能性多见。

（一）原因与机制

1．腹肌、盆底肌张力降低 产后随着胎儿、胎盘娩出，腹压降低，腹肌及盆底肌张力降低，对于大便的推动力不足，导致排便困难。

2．肠蠕动减慢 无论是剖宫产还是阴道分娩，产后多以休息为主，活动减少，导致肠蠕动减慢，引起便秘。

3．饮食结构改变 大部分产妇的饮食以高蛋白类食物为主，纤维素相对缺乏，另有部分产妇，特别是剖宫产者，产后进食相对较少，均可导致肠道刺激减少，从而发生排便困难。

4．其他 痔疮、肛瘘、肛裂等疾病也是导致产后便秘的原因。

（二）临床表现

主要表现为排便次数减少、粪便干结、粪便减少、排便费力等，常伴有腹痛或腹胀不适，部分患者还伴有失眠、烦躁、焦虑、抑郁等精神心理症状。

（三）问诊要点

1．便秘的特点 询问产妇起病的急缓以及病程的长短，排便的间隔时间，排便的困难程度，大便的量及性状等。

2．伴随症状 询问产妇有无便血、黑便、贫血、消瘦等伴随症状，如有异常应及时进行检查，以排除肠道肿瘤、痔疮等疾病的可能。

3．便秘的原因 询问产妇有无进食量过少、食物缺乏纤维素、活动量减少，有无精神紧张、环境改变等，有无肠道肿瘤、肛裂、痔疮等。

4．便秘的影响 询问产妇是否因便秘而导致腹胀不适、肛周疼痛、烦躁、焦虑、食欲不振等，对其日常生活带来了哪些影响。

5．采取的措施 针对便秘，产妇及家属采取了哪些措施，效果如何。建议采取多运动、多饮水、改变饮食结构等方法缓解便秘，必要时使用缓泻剂类药物。

七、产褥中暑

产褥中暑（puerperal heat stroke）即产褥期因高温环境使体内热量不能及时散发，导致中枢性体温调节功能障碍的急性热病。主要表现为高热、水电解质紊乱、循环衰竭和神经系统功能障碍等。本病起病急骤，发展迅速，若不及时正确处理，可能遗留严重后遗症，甚至死亡。

（一）原因与机制

按照传统风俗习惯，产妇不能吹风，“坐月子”期间会门窗紧闭，包头盖被，使室内环境和身体小环境均处于高温、高湿状态，影响产妇出汗散热，因此导致体温调节中枢功能障碍而发生中暑。

（二）临床表现

根据病情严重程度可分为中暑先兆、轻度中暑和重度中暑。

1. **中暑先兆** 在产褥中暑发病之前发生的先兆症状，表现为多汗、口渴、心悸、恶心、胸闷、四肢无力等，此期体温正常或低热。

2. **轻度中暑** 此期体温逐渐升高，达38.5℃以上，随后出现面色潮红、脉搏增快、胸闷、呼吸急促、口渴、全身痱子等。

3. **重度中暑** 此期体温继续升高，达41～42℃，热型为稽留热，表现为面色苍白、呼吸急促、谵妄、抽搐、昏迷。若不及时处理，可迅速发展为呼吸、循环衰竭而死亡，幸存者也常遗留中枢神经系统不可逆的后遗症。

（三）问诊要点

1. **体温特点** 询问产妇的体温以及变化趋势，以判断发热的程度及其热型。

2. **其他症状及影响** 询问产妇有无口渴、心悸、胸闷等症状，观察产妇的面色，观察有无呼吸急促、脉搏增快，有无谵妄、抽搐、昏迷等。

3. **产褥中暑的原因** 包括有无室内温湿度过高、包头盖被、门窗紧闭等。

4. **对产褥中暑的认识** 产妇及家属是否了解产褥中暑，是否知晓传统风俗习惯的弊端，能否采取正确的产褥期护理方法。

5. **采取的措施** 询问产妇及家属是否及时就诊，进行了哪些检查，检查结果有无异常。是否对环境进行了改善，是否采取了降温措施，效果如何。

Box6-2 知识拓展 我国产妇“禁忌”的由来

禁忌一词来源于“Taboo”，表示“奉为神圣的”及“不可接触的”“禁止或抑制”的意思，它的核心是“抑制不祥”。众所周知，我国妇女生孩子以后需“坐月子”，在这期间有很多的禁忌。

1. 食物禁忌 我国传统观念认为：妇女生孩子以后，消耗了过多热能，导致体内阴盛阳虚。所以应该多吃热性食物，少吃或者不吃凉性食物，禁忌生食和冷食，从而达到以阳克阴，维持阴阳平衡的目的。在热性食物中，鸡被认为是热性最高的食品。因此，产妇吃的最多的是鸡肉，喝得最多的是鸡汤。而那些被认为是凉性的食物，如蔬菜、水果、白糖等则吃得很少甚至不吃。

2. 日常活动禁忌 我国民间谚语说“生儿好比爬血山，满月才算过鬼关”。如果保养不好，就会留下病根。传统观点认为，产后30日内身体各部分的“孔”都还开着，如果不小心冷风进入体内会破坏体内的阴阳平衡。因此，产妇需待在家里，门窗紧闭、戴帽子、穿袜子；不能做家务，除了吃饭、喂奶就是休息；不能看电视、读书报；不能刷牙、梳头、洗头、洗澡。如果看了电视或看了书，将来眼睛要痛；刷了牙，将来会牙痛；梳了头，将来会头痛；不能在“月子”期间洗头、洗澡的原因是水是凉性的，即使是热水。

► （来源：罗碧如，李家孟．我国产妇禁忌初探．职业卫生与病伤．2004，19（1）：49-50.）

八、母乳喂养异常

母乳是婴儿成长最天然、最安全的食物。世界卫生组织和联合国儿童基金会建议，纯母乳喂养至少要维持至产后6个月，之后可在添加适当食品的基础上继续母乳喂养至2岁或更长。然而，母乳喂养过程中可能会遇到乳房肿胀、乳汁不足、乳头皲裂等问题。

（一）原因与机制

1．**乳房肿胀** ①因存在医学指征而不能行母乳喂养者，需及时采取退乳措施，而退乳过程中禁止挤奶或吸奶，如果退乳措施效果欠佳，则可能会发生乳房肿胀。②因母婴分离或其他因素需要暂停母乳喂养者，若不能及时排空乳房，也会发生乳房肿胀。③母乳喂养延迟、新生儿含接姿势不正确或乳腺管不通畅等，也会影响乳房排空而导致乳房肿胀。

2．**乳汁不足** 产后体内的雌激素、孕激素水平急剧下降，解除了对垂体催乳素的抑制，乳房腺细胞开始分泌乳汁。新生儿吸吮乳头时，乳头传来的感觉信号，使腺垂体催乳素呈脉冲式释放，促进乳汁分泌。吸吮动作还反射性地引起垂体释放缩宫素，缩宫素使乳腺腺泡周围的肌上皮收缩，使乳汁喷出，形成喷乳反射。因此，吸吮是保持不断泌乳的关键，不断排空乳房也是维持泌乳的重要条件。另外，产妇的营养、睡眠、情绪及健康状况等也与泌乳密切相关。如果新生儿吸吮不足或方法不正确，或产妇营养不良、睡眠不佳、情绪不良、健康状况欠佳等，均可导致产后乳汁不足。

3．**乳头皲裂** 乳头皲裂的最常见原因是婴儿含接姿势不正确，正确的含接姿势是含住乳头及大部分乳晕，如果只含住乳头，则不容易吸出乳汁，而且容易造成乳头皲裂。另外，喂养结束时，应轻压新生儿下巴，待其张开嘴巴后取出乳头，如果硬拉则可能导致乳头皲裂。

（二）临床表现

1．**乳房肿胀** 双乳胀实、硬结，触之疼痛，可伴有轻度发热。如不及时排空乳房，严重者可发展为乳腺炎。

2．**乳汁不足** 乳汁不足主要表现为：①哺乳前无乳房胀满感，哺乳前后乳房变化不明显；②新生儿用力吸吮，但听不到连续吞咽声；③哺乳后新生儿仍哭闹或不久后又哭闹，哺乳后新生儿睡眠时间短于1小时；④新生儿大小便量减少；⑤出生1周之后，新生儿体重不增或增加缓慢。

3．**乳头皲裂** 新生儿吸吮时伴有乳头锐痛，可见血性液体或淡黄色浆液渗出。检查乳头可见表面存在小裂口或溃疡，可为一处或多处，深浅不一。

（三）问诊要点

1．**母乳喂养情况** 询问产妇是否为母乳喂养，哺乳的频度以及每次哺乳的时间，是否按需哺乳；未行母乳喂养者能否及时排空乳房。

2．**母乳喂养异常的原因** 包括有无新生儿含接姿势不正确，产妇有无睡眠不足、焦虑、饮食不当、乳头凹陷等。

3．**母乳喂养异常的影响** 是否因母乳喂养问题而导致新生儿生长发育迟缓；是否导致产妇疼痛、发热、焦虑等。

4．**采取的措施** 询问产妇及家属采取了哪些措施，效果如何。如乳房肿胀者，有无进行乳房湿热敷；乳汁不足者有无增加新生儿吸吮次数、多进汤类等；乳头皲裂者是否将乳汁涂于乳头上或采取间接哺乳的方法。

九、产后心理障碍

产后心理障碍（postnatal psychological disturbances，PPD）是指产后6周内发生的以精神和行为障碍为主要表现的一组疾病，包括产后沮丧、产后抑郁和产后精神病。产后心理障碍不仅会影响产妇本人的生活质量，而且会影响到产妇的家庭关系和亲子关系，甚至影响到婴幼儿的发育及情感、智力、行为的发展，为家庭及社会带来了巨大的危害。

（一）原因与机制

一般认为由生理、心理、社会等各方面因素相互作用所致。

1．**生物学因素**

（1）神经内分泌因素：妊娠期，体内雌激素、孕激素水平显著增高，皮质类固醇及甲状腺激素也有不同程度的增加，产后这些激素水平急剧降低，导致脑内和内分泌组织中儿茶酚胺减少，从而影响到高级脑活动。同时，分娩使产妇身体疲惫、情绪低落，也导致神经系统功能减退，内分泌水平不稳定，进一步促进情绪的低落。

（2）躯体因素：难产、滞产、阴道助产等产科因素是产后心理障碍的重要诱因，心脏病、病毒性肝炎、性传播疾病等合并症以及重度子痫前期、胎盘早剥等产科并发症也会增加产妇的心理负担，而成为产后心理障碍的诱因之一。

（3）既往史与家族史：经前期综合征、产前抑郁、产前焦虑、产后抑郁等既往史都是产后心理障碍较显著的预测因素。另外，精神障碍性疾病家族史也是产后心理障碍的高危因素。

2．**心理因素** 好强求全、固执、保守、内倾、敏感等性格特征的人群更加容易发生产后心理障碍。另外，部分产妇在产后初期会出现暂时性的心理退化现象，即行为变得更加原始或孩子气，这也是产后心理障碍的心理学基础。加之产后对母亲角色的适应过程及对新生儿护理知识的学习过程，都对产妇带来一定的压力，从而增加发生产后心理障碍的可能性。

3．**社会因素** 社会支持不足，特别是来自配偶及长辈的社会支持不足，是产后心理障碍的重要危险因素；丧亲、夫妻分离、失业等生活压力事件以及死胎、死产、畸形儿等不良妊娠结局，对产妇都是强烈的精神刺激，成为产后心理障碍的高危因素。另外，年龄、文化程度、经济状况、职业等也与产后心理状态有一定关系。

（二）临床表现

1．**产后沮丧** 常于产后3～4日开始，5～14日达高峰。主要表现为不明原因的失眠、疲乏、敏感、易哭、情绪不稳定等，对新生儿护理影响不大。

2．**产后抑郁** 多于产后2周内发病。主要表现为心情压抑、情绪淡漠、焦虑、易怒、自责、自罪感，严重者甚至绝望、有自杀或杀婴倾向。其症状比产后沮丧持续时间长，可持续几个月甚至更长。

3．**产后精神病** 是与产褥期有关的重度精神行为障碍，主要表现为不能休息、错觉、判断力差、做事紊乱、不能进行自我和新生儿护理，甚至出现自我伤害和伤害婴儿的行为。产后精神病可分为6种类型：①抑郁状态；②谵妄状态；③躁狂状态；④幻觉妄想状态；⑤反应性精神病；⑥感染性精神病。

Box6-3 **知识拓展** 美国精神病学会（1994）制定的产后抑郁症诊断标准

1. 产后2周内出现下列5条或5条以上的症状，必须具备①②两条：①情绪抑郁；②对全部或多数活动明显缺乏兴趣或愉悦；③体重明显下降或增加；④失眠或睡眠过度；⑤精神运动性兴奋或阻滞；⑥疲劳或乏力；⑦遇事均感毫无意义或有自罪感；⑧思维能力减退或注意力不集中；⑨反复出现想死亡的想法。

2. 在产后4周内发病。

►（来源：谢幸，苟文丽．妇产科学．8版．北京：人民卫生出版社，2013：231）

（三）问诊要点

1．**症状开始出现的时间** 询问产妇及家属其症状属于产前症状的延续，还是从产后多少天开始的。

2．**症状的严重程度** 使用比较成熟的心理卫生评定量表对产妇进行评定，根据所得分数初步估计其心理障碍的类型及其程度。若量表评定结果为阳性，可请心理学专业人员为其行进一步的诊断。

3．**高危因素评估** 全面询问产妇的生物、心理以及社会学因素，评估其存在哪些产后心理障碍性疾病的高危因素。

4．**对产妇的影响** 询问产妇及家属是否因此而发生睡眠障碍、烦躁易怒等，有无自伤及伤害他人的想法；是否导致其无法完成新生儿护理；是否导致其生活不能自理。

5．**对疾病的认识** 产妇及家属是否能够正确认识产后心理障碍，有无家属因为产妇的不良情绪而对其进行责怪。

6．**采取的措施** 询问产妇及家属是否及时就医，采取了哪些治疗措施，效果如何；对于产妇的心理障碍，产妇及家属分别采取了哪些应对措施，是积极的还是消极的应对措施。

（郭秀静）

第四节 产褥期妇女体格检查

对产褥期妇女进行全面的体格检查，可以了解产妇分娩后的身体功能情况，帮助识别正常产褥和异常产褥，为正常产褥期妇女的保健指导提供基础，为异常产褥的进一步诊断和针对性治疗提供依据。

一、产褥期妇女全身检查

（一）一般检查

一般检查是体格检查的第一步，是对产褥期妇女进行概括性观察，检查内容包括体型与营养状态、生命体征、步态等。

1．体型与营养状态 观察产妇的体型、营养状态及精神状态，根据皮肤和黏膜的色泽、皮下脂肪的弹性和厚度、肌肉的充实状态、指甲的光泽度、毛发等，结合量化的测量指标对产妇的营养状态作出判定。皮肤黏膜、口唇、甲床苍白提示产妇贫血。

2．生命体征 包括体温、脉搏、呼吸、血压。

（1）体温：产后 24 小时内，体温略升高但不超过 38℃，可能与产程长导致过度疲劳有关。产后 3 ~ 4 日，可出现泌乳热，一般不超过 38℃，24 小时内会自行消退。

分娩 24 小时后至产后 10 天内，每日有 2 次体温达到或超过 38℃，提示产褥感染。体温持续上升达 41 ~ 42℃，伴有面色苍白、脉搏细速、呼吸急促、血压下降、瞳孔缩小然后散大，见于重度产褥中暑。

（2）脉搏：产后脉搏略缓慢，60 ~ 70 次 / 分，约产后 1 周恢复正常。脉搏加快时应注意体温、出血和心脏情况。体温不高而脉搏加快，常是产后出血的早期表现，应足够重视。

（3）呼吸：产后呼吸由妊娠期的胸式呼吸变为胸腹式呼吸，呼吸深慢，约 14 ~ 16 次 / 分。

（4）血压：产褥期血压平稳，患子痫前期的产妇产后血压逐渐下降至恢复正常。

3．步态 步态是指人行走的姿势，若产妇存在耻骨联合、骶髂关节或大腿的疼痛，行走时可闻及骨擦音，甚至不能下床、行走困难，应考虑有耻骨联合分离的可能。

（二）乳房检查

检查乳房应有良好照明，产妇取坐位或仰卧位，充分暴露胸部，按先视诊后触诊的顺序进行。

1．视诊 先观察乳房的形态和轮廓，再观察乳房的皮肤、乳头和乳晕。

（1）形态和轮廓：观察乳房是否对称，体积大小，有无发育异常、局部凹陷或隆起等。产后 2 ~ 3 天乳腺腺泡上皮开始分泌乳汁，乳房明显增大，乳房皮肤紧张，浅表静脉扩张。

正常乳房应两侧对称，单侧乳房肥大及乳房不对称者，可能是产后惯用单侧乳房哺乳所致，也可能是乳腺疾病，如巨大乳腺纤维腺瘤、乳腺肉瘤等。

在正常位置的乳房外又出现乳房，称副乳房。多发生在从腋窝前缘经乳头至耻骨结节的“乳房线”上，以发生于腋窝前缘最常见。副乳房多数为 1 对，亦可仅有 1 个或数对。根据其形态可分为完全型和不完全型两类，完全型是指该副乳房具有完整的乳房结构和功能，腋窝部的副乳房多属于此类。不完全型是指乳房结构不完整，胸前的副乳房多无乳腺组织；腋窝处的副乳房则可仅有乳腺腺体而无乳头和乳晕。

（2）乳房皮肤：正常乳房肤色与身体其他部位一致。乳房皮肤发红是因为血循环量增加，皮肤充血所致，病灶局部颜色鲜红伴皮肤水肿、疼痛见于急性乳腺炎。

（3）乳头和乳晕：从妊娠早期开始，乳头和乳晕色素沉着，产妇停止哺乳后，逐渐转为暗红色。

乳头直径在标准范围内，但是未突出于乳晕或微高于乳晕，称乳头平坦（图 6-1）；如乳头不能突出而是向内凹陷于乳晕内，称乳头凹陷（图 6-2）。如在发育期时即已出现乳头凹陷，则为先天性发育不良，多为双侧，亦可见于单侧。在产褥期，产妇乳头平坦或凹陷者，因婴儿无法正常含接乳头致母乳喂养困难。如近期才发生乳头凹陷，应警惕深部乳腺癌侵犯乳腺管导致乳头受牵拉所致。

乳头皮肤有裂口或狭小溃疡称乳头皲裂，裂口位于乳头表面或乳头与乳晕连接部，多见于初产妇在哺乳时婴儿含接姿势不正确或婴儿用力吸吮将乳头咬破所致。

早期乳头炎表现为乳头皲裂，多为放射性小裂口，裂口深时可有出血。乳晕炎常发生在乳头炎之后，当炎症侵及乳晕深层时，引起蜂窝织炎，局部的红、肿、热、痛明显，静脉扩张，并伴有乳头皲裂。

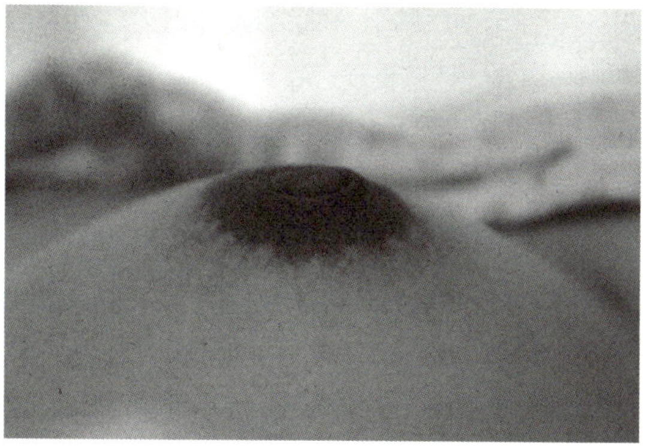

图 6-1　乳头平坦

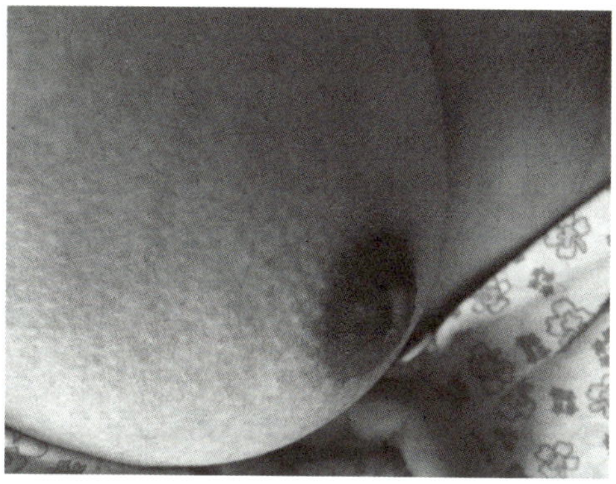

图 6-2　乳头凹陷

2．触诊　产褥期妇女的乳房触诊，主要了解乳房皮肤的温度，有无压痛及肿块。

（1）乳房皮肤温度：用手指的掌面或手掌进行检查。局部皮肤温度升高，伴有皮肤发红，见于炎症和生长迅速的肿瘤，如乳房的急性化脓性疾病、急性乳腺炎、炎性乳癌等。

（2）乳房肿块触诊：产后 2 ~ 3 天，乳汁开始分泌，乳房皮肤发紧，有时可有硬结形成。

产后如未正确哺乳，或未及时排空乳房，可致乳胀。乳胀可分三度：①轻度乳胀：乳房触之如唇；②中度乳胀：乳房触之如鼻尖；③重度乳胀：乳房硬度触之如额头。

乳房有界限不清的肿块，触痛明显，见于乳腺炎早期；触及明显的肿块，硬且压痛，腋下可扪及肿大且有压痛的淋巴结，见于乳腺蜂窝织炎；触诊肿块时应检查有无波动感，波动明显提示浅表脓肿，如波动感不明显，可触及腋窝肿大的淋巴结，可能是深部脓肿。

（三）腹部检查

1．视诊　腹部视诊的内容主要包括腹部皮肤、腹部外形等。

（1）腹部皮肤：产后腹壁皮肤受增大妊娠子宫的影响，部分弹力纤维断裂，腹直肌出现不同程度的分离；妊娠期出现的下腹部正中线色素沉着，在产褥期颜色逐渐变浅至消退；初产妇腹壁紫红色妊娠纹逐渐变成银白色陈旧妊娠纹。

剖宫产术后在腹壁可见手术瘢痕，切口局部组织红肿，提示切口早期感染，出现局部组织坏死或腹部切口裂开提示严重感染。引流物为污秽、有臭味的含有大量细菌但多形核细胞极少的血清样液，可能是芽胞梭型杆菌坏死性感染。切口渗出黑色伴臭味的水样物是非芽胞梭型杆菌坏死性感染的典型表现。

（2）腹部外形：产后腹壁明显松弛，下腹可见局部隆起的球状物，为分娩后的子宫。产后 10 天，子宫降至骨盆腔内。腹部呈弥漫性对称隆起，最高隆起处在脐区，腰区也稍凸向两侧，全腹呈球形，肋弓缘看不清，常由于剖宫产后胃肠蠕动减少，大量胃肠积气所致。

2．触诊　产妇的腹部触诊主要了解子宫收缩和膀胱排空情况。测量子宫底高度最好每日在同一时间进行，产妇排空膀胱后，取仰卧位，两腿屈曲放松，先按摩子宫使之收缩，然后用皮尺测量耻骨联合上缘至子宫底的距离。也可用体表标志表示，如脐下几横指或耻骨联合上几横指。膀胱触诊应在产妇排尿后检查。

（1）子宫触诊：产后可在腹部中央触及圆而硬的子宫底。胎盘娩出后，宫底在脐下一横指，产后第 1 天因子宫颈外口上升至坐骨棘水平，使宫底上升至平脐，以后每天下降 1 ~ 2cm，产后 10 天，子宫降入骨盆腔，不可触及宫底。

触诊时如发现子宫质软、轮廓不清、宫底升高，提示子宫收缩乏力。子宫增大，宫体压痛明显，提示子宫感染。剖宫产术后切口局部组织有压痛，提示切口感染。局部水肿和压痛，切口局部存在气体，在水肿部位可触及捻发音，可能是芽胞梭菌坏死性感染。

（2）膀胱触诊：正常膀胱空虚时隐于盆腔内，不易触及。腹部触及一边界清晰的囊性包块，按压有尿意或有压痛，无反跳痛，常伴宫底升高，排尿或者导尿后消失，提示产后尿潴留。

3．叩诊 主要了解腹部鼓音区和浊音区的变化。

腹部叩诊呈鼓音，其程度随胃肠充气的多少而不同。叩诊呈明显的鼓音多见于产后活动少，肠蠕动减少，胃肠高度充气、麻痹性肠梗阻等。若腹腔内有中等量以上积液，腹部两侧有液体积聚，叩诊浊音，可见于产妇因某种疾病出现腹水时。在耻骨联合上方叩得浊音提示膀胱充盈、尿潴留，尿液排出后叩诊为鼓音。

4．听诊 正常肠鸣音每分钟4～5次，肠鸣音减弱或消失，见于产后由于麻醉、活动减少致肠蠕动减弱。

二、产褥期妇女的生殖系统检查

产褥期妇女的生殖系统检查是产妇检查的重点内容，通过检查产妇的外阴、阴道及子宫的情况，评估产妇分娩后的身体功能恢复情况。

1．视诊 主要检查产妇的外阴、阴道、子宫情况，可以直接视诊、阴道窥视及双合诊。

（1）外阴：分娩后外阴轻度水肿，于产后2～3日逐渐消退。如果有撕裂或会阴切开缝合者，可见缝合的伤口。处女膜在分娩时撕裂，见处女膜痕。

会阴裂伤或侧切伤口局部充血、水肿，并有脓性分泌物流出，提示伤口感染。按感染的深浅，将会阴侧切伤口的感染分为四度：①单纯性感染：感染限于会阴侧切伤口边缘皮肤及浅筋膜，不包括皮肤坏死及全身感染，局部不形成水疱；②浅筋膜感染：感染达到浅层筋膜，可出现全层的皮肤充血和水肿，但不包括皮肤坏死和严重全身感染症状，局部不形成水疱；③坏死性筋膜炎：出现浅筋膜坏死，全层皮肤充血水肿，严重时局部形成水疱、溃疡、局部发紫及显著皮下坏死；④坏死性肌炎：浅层筋膜至深部肌肉出现坏死。

（2）阴道：观察阴道前后壁和侧壁黏膜颜色、皱襞多少。注意阴道内分泌物的量、性质、颜色、有无臭味。分娩后阴道腔扩大，阴道黏膜及周围组织水肿，阴道黏膜皱襞减少甚至消失。产后阴道腔逐渐缩小，阴道黏膜皱襞在产后3周重新显现，但在产褥期结束时仍不能恢复到未孕状态。

1）阴道壁：阴道黏膜充血、水肿或溃疡，并伴有脓性或浆液性分泌物，提示阴道感染，严重者可见组织大片坏死脱落。阴道窥阴器检查见阴道壁或切口周围有突出的肿块，呈紫色，有活动性鲜血从阴道流出，提示阴道壁血肿。阴道内血肿可使一侧阴道壁肿胀，阴道管腔部分或全部被填充。

2）阴道流出物：多次反复阴道少量流血，恶露经久不净，或者突然阴道大量流血常提示胎盘残留；突然、大量的阴道流血，甚至可在短时间内使产妇处于失血性休克状态应考虑子宫切口裂开；血性恶露时间延长，血量增多，有时可见坏死的残留胎盘组织和（或）胎膜组织一起排出，提示子宫复旧不良；恶露量多，混浊有臭味，有时呈泡沫状，提示子宫感染。

阴道有气体、粪便排出现象，要考虑直肠阴道瘘，见于分娩损伤致直肠与阴道壁穿通。阴道有尿液不断流出，为膀胱阴道瘘，见于分娩损伤致膀胱与阴道壁穿通。

（3）子宫：观察宫颈大小、颜色、宫颈外口形状，有无出血、糜烂、撕裂、外翻、腺囊肿、息肉、肿块，宫颈管内有无出血或分泌物等。胎盘娩出后子宫颈松软、壁薄皱起，宫颈呈袖口状。产后1周宫颈内口关闭，产后4周恢复至未孕状态。未经阴道分娩者，宫颈外口呈圆形，经过阴道分娩者，宫颈外口呈“一”字形。

宫颈外口有一处或多处兔唇状裂口或呈半环状脱落，见于宫颈裂伤。裂伤小于2cm，位于前后唇时，出血不多；位于左右侧3点、9点处破裂伤及子宫动脉分支，可见活跃性出血，甚至血流如注。

2. 触诊 子宫及其附件深隐于盆腔内，临床可采用双合诊或三合诊对产妇进行检查，扪清子宫的位置、大小、形状、软硬度、活动度以及有无压痛，对有子宫下段剖宫产史的产妇，检查时可用阴道内手指轻触切口部位判断有无裂口。

（1）阴道：阴道壁触到条形瘢痕或杂乱的黏膜、正常皱襞消失，局部硬韧，多因分娩产伤引起的阴道损伤所致。触及肿物，质较硬，并进行性增大，刺破有鲜血流出，提示阴道壁血肿。

（2）子宫：产后2～3日宫颈可容两指，产后1周宫颈内口关闭。子宫大且软，宫颈口松弛，有时可触到残留组织，见于晚期产后出血。宫颈口有血块堵塞，宫颈软，宫口松弛，子宫较同期产褥期子宫大，子宫呈后倾后屈位，并有不同程度的压痛，提示子宫复旧不全。子宫旁一侧或双侧结缔组织增厚、触痛，有时也可触及肿块，肿块与子宫相连，考虑子宫感染并发盆腔结缔组织炎。下腹软但有深压痛，子宫活动受限，移动宫颈时可引起病侧疼痛，有时可扪及增粗及触痛明显的静脉丛，可能是盆腔血栓性静脉炎。

（徐　敏）

第五节　产褥期妇女辅助检查

产褥期的辅助检查可以帮助识别正常产褥及异常产褥，主要包括血液学检查、B型超声检查以及微生物学检查。

一、临床血液学检查

产妇在某些生理或者病理情况下，可引起血液细胞的成分和数量发生变化，通过血液学检查，可以帮助确诊某些疾病。产褥期妇女需要常规进行血液学检查，了解贫血及感染情况。产后出血者需进行凝血功能检查，了解血小板计数、纤维蛋白原、凝血酶原时间等。

1. 检查方法（略）

2. 结果判断

（1）红细胞计数、血红蛋白、血细胞比容低于参考值范围下限，提示产妇贫血。产褥期贫血很常见，可能是妊娠期贫血的继续，也可能由产后出血所致。

（2）白细胞计数高于参考值范围上限，称为白细胞增多。产褥早期白细胞总数可增至（15～30）$\times 10^9$/L，中性粒细胞比例增加而淋巴细胞的比例下降，可能是由于产时组织损伤及产后子宫缩复，代谢产物进入血循环引起的反应，产后1～2周恢复至正常水平。

（3）血小板快速降至 100×10^9 以下，甚至可达 50×10^9 以下，提示产后出血，需警惕血小板消耗过多导致的弥散性血管内凝血。

二、B 型超声检查

1．检查方法（略）

2．结果判读

（1）子宫体积增大，肌层回声均匀，双侧附件区未见明显异常肿块，盆腔彩超未见异常血流信号为正常的产褥期妇女 B 型超声结果。

（2）子宫体积明显增大，宫腔线不清，内见异常回声团，提示胎盘胎膜残留。

（3）子宫体积明显增大，宫腔线清，内无异常回声团，肌壁回声均匀，表示子宫复旧不全；子宫体积局限性增大，宫腔线清，内无异常回声团，胎盘附着部肌层回声不均匀，提示胎盘附着部位复旧不全。

（4）子宫体积稍大，内膜回声低和（或）宫腔积液，提示子宫内膜炎。

（5）子宫切口部位向外突起，内缘呈虫咬状不规则缺损，子宫体积增大，宫腔积液，彩色多普勒血流成像：团块内部及边缘未见血流信号，提示剖宫产后子宫切口愈合不良和（或）并血肿。

（6）子宫体积增大，子宫下段前壁切口处凹凸不平，浆膜层断续不完整，肌壁连续性不佳或断裂，子宫下段前壁（切口处）见低或混合性回声团外突，见于子宫切口裂开并血肿。

三、微生物学检查

临床微生物学检查是对造成感染的微生物，如细菌、病毒、支原体、衣原体等进行检查，以确定是否有感染及其性质，从而制订合理的治疗方案。

1．检查方法

（1）直接显微镜检查：标本直接或离心浓缩集菌后涂片、干燥、固定、染色，置显微镜下观察细菌的形态、染色性或观察宿主细胞内包涵体的特征。另一种方法是采用悬滴或压滴法，在不染色状态下通过暗视野显微镜或相差显微镜观察病原体的生长、运动方式、螺旋体形态和运动。无菌部位体液的直接镜检对病原学诊断具有一定的意义，对有正常菌群寄居的腔道分泌物涂片镜检可提示进一步检查的步骤、采用的方法和分离鉴定病原学所需培养基。电镜检查对某些病毒感染有确诊价值。

（2）病原体特异性抗原检测：借助免疫荧光、酶免疫技术、化学发光技术等，可用已知抗体检测标本中的相应病原体。使用效价高、特异性好的单克隆抗体，能检测活细胞内增殖的衣原体或细菌，对病原学的诊断具有一定的意义。

（3）病原体的分离培养和鉴定：一般的临床实验室根据可疑菌生长特性，选择合适的培养基，提供合适的气体条件、温度和 pH 值，根据菌落性状和细菌的形态、染色性、生化反应结果和血清学实验，可对分离菌做出鉴定；也可使用微量鉴定系统，简单快速鉴定分离菌，并进一步做药物敏感实验，为临床用药提供依据。

（4）血清学检测：血清学检测是指用已知病原体抗原检测患者血清中的相应抗体以诊断感染性疾病。常用的试验有凝集试验、沉淀试验、补体结合试验、间接免疫荧光技术、放射免疫测定、酶联免疫吸附试验等。血清学试验中可用特异性抗原，亦可用非特异的共同抗原。血清学诊断试验的价值常用敏感性、特异性和预测值来评价。

（5）病原体核酸检测：核酸检测是近年来广泛应用于临床的一项新技术，对目前尚不能分离培养或很难分离培养的微生物诊断很有帮助。

2．结果判断 宫腔内分离出需氧菌和厌氧菌等多种细菌，最常见的包括：B组链球菌、粪肠球菌、大肠埃希菌及拟杆菌属细菌，下生殖道的人型支原体、解脲脲原体及阴道加德纳菌，见于产褥感染。

剖宫产腹部切口分泌物见金黄色葡萄球菌、粪链球菌和大肠埃希菌提示剖宫产切口感染；A群链球菌见于剖宫产切口蜂窝织炎；芽胞梭菌见于气性坏疽。

（徐　敏）

第六节　产褥期妇女心理社会评估

分娩后，产妇需要从妊娠期和分娩期的不适、疼痛、焦虑中恢复，需要接纳家庭新成员及新家庭。此时产妇的心理处于脆弱和不稳定状态，并且面临着潜意识的内在冲突以及为人母所需的情绪调整问题。随之而来的是家庭关系的改变，经济来源、家庭与社会支持系统的需求。新生儿的出生使整个家庭在结构和功能上都发生了很大的变化，家庭必须适应新的生活模式，产妇需要从疲劳中恢复并树立做母亲的信心。

一、产褥期妇女常见的心理社会变化

（一）产褥期妇女一般心理社会变化

产褥期是产妇在心理上变化较大的一个时期，往往伴随有不同程度的压力和情绪反应。产后两周内，产妇特别敏感，情绪不稳定，具有易受暗示和依赖性强等特点。面对新生儿，大部分产妇感到快乐、满足，能够很好地照顾新生儿，母婴关系良好。但也有些产妇不能进行良好的心理调适，可表现为兴奋或一过性的焦虑及烦躁。

1．产褥期妇女的正常心理过程 妊娠和分娩对妇女来说是一种压力，产妇的生理、心理改变及新生儿的出生对产妇来说需要调整及适应。产褥期妇女的心理调适主要表现在两个方面：①确立家长与孩子的关系和承担母亲角色的责任；母亲需接纳新生儿，视其为家庭中的一员；②接纳一个新家庭，调节好从夫妇两人生活方式到夫妇与孩子三人的生活方式。

美国心理学家Rubin在1960年提出产后产妇对新角色的行为和态度的适应要经过三个时期，分别是依赖期、依赖独立期和独立期。通过这三个时期来观察与评估产妇的心理恢复状况，能帮助助产士制定照护计划，满足产妇的需要。

（1）依赖期（taking-in phase）：一般指产后1～3日，此期产妇身体各系统处于恢复初期，主要关注的是自己的食物、水分、睡眠等基本需要，较少关注新生儿及新生儿护理，如为新生儿沐浴、更换尿布等常常由其他人员完成。此期产妇经常思考她的新角色，喜欢向其他人谈论妊娠、分娩的过程，并常常主动与他人分享自己的妊娠、分娩经历。产妇常常对自己的孩子有一种怀疑的感觉，产生“孩子真的是我的吗？”“分娩真的结束了吗？”等想法。

（2）依赖－独立期（taking-hold phase）：一般指产后3～14天，此期一般持续10～14日。产妇的身体逐渐恢复，并变得较为独立，显示出自我护理的能力，关注的重心从自己转移到新生儿。此期产妇对新生儿的护理产生浓厚的兴趣，表现出主动关心和参与新生儿护理。因此，此期是产妇学习和掌握自我护理及新生儿护理知识最容易的时期。产妇愿意亲自给新生儿哺乳、换尿布等，而且经常将自己的孩子与别人的孩子进行比较。

（3）独立期（letting-go phase）：一般指产后2周至1个月。产妇开始进一步确认了自己的角色，从以前没有孩子过渡到现在母亲的角色，逐渐放弃了对孩子的幻想，接受了现实生活中的新生儿。此外，有些产妇会因为新生儿体重、性别及长相与孕期所想象的不一致而感到失望，这种失落感可能会很强烈。

此期产妇、家人及婴儿已经形成一个完整的系统，形成新的生活形式，共同分享快乐与责任，并恢复夫妻生活。但是伴随着新生儿的长大，家庭琐事的增多，产妇会承受更多的压力，新父母会出现兴趣与需要的背离，新父母与祖父母间可能会因如何带孩子而出现家庭的冲突。此外，事业与家庭的矛盾、哺育孩子及维持夫妻关系中各种角色也会引发一系列矛盾。此期丈夫需要多关心和支持妻子，若妻子情绪不佳，丈夫应多以包容的心态面对妻子，主动分担家务，体贴关怀妻子，以帮助妻子顺利度过产后不适期。

2. 产褥期妇女的角色转换 母亲角色转换是指分娩以后，产妇护理新生儿的能力逐步体现，最后能良好地适应母亲角色的过程。母亲角色的转换从妊娠期开始持续到产后几个月，其角色转换包括以下四步：

（1）角色想象阶段：此阶段从孕妇选择建卡开始。在此阶段，很多孕妇参加产前培训班学习，了解分娩过程，并主动学习如何适应母亲角色。

（2）事实角色初始阶段：此阶段是指分娩结束到产后4～6周的时间。此期，新父母对新生儿的护理知识来源于医护人员、朋友和新生儿的爷爷、奶奶等。新生儿父母的主要任务是与新生儿建立互相的了解，以尽量满足新生儿需求。

（3）角色默契阶段：此阶段与以上阶段有一些重叠，开始于父母对新生儿给出的信号有正确的理解。这时，产妇不是根据教科书或者医护人员所给予的知识照顾新生儿，而是根据新生儿所给的信号进行新生儿护理，满足新生儿的需要。

（4）角色实现阶段：当产妇感受到新生儿带来的快乐和幸福、新生儿是自己生活的中心时，就达到母亲角色的实现。对于做父母而产生的自豪感，不同新生儿父母之间可有差异，有的在新生儿出生的第1个月就可产生，而有的新生儿父母会需要相对较长的时间。

3. 产褥期妇女心理变化的影响因素 产妇的心理适应过程受很多因素的影响，如既往经历、支持系统的有效与否等，而此时家庭的其他成员（如新生儿的父亲、祖父母等）也会经历心理上的一系列适应过程，助产士应将母儿看成一个整体，并将服务对象扩展到重要的家庭成员。

（1）产妇的年龄：未成年产妇（<18岁）由于本身在生理、心理及社会等各方面发展尚未成熟，因此在母亲角色的学习上会遇到很多困难，影响其心理适应。而高龄产妇（>35岁），多自觉疲惫感，往往需要更多的休息，并且在事业和母亲的角色上面临更多的冲突。

（2）社会支持：社会支持系统不但提供心理的支持，同时也提供着物质资助。那些和丈夫或亲友有良好互动关系的产妇，将得到家人更多的理解和帮助，有利于产妇的心理适应，更能胜任新生儿的照顾工作。

（3）产妇对分娩过程的感受：产妇对分娩过程的感受与产妇所具有的分娩知识、对分娩的期望、分娩方式及分娩过程支持源的获得有关。当产妇的期望与实际分娩经历存在较大差异时，这种心理落差就会影响产妇产后的自尊。

（二）产后心理障碍

产后心理障碍是指分娩后6周内发生有关的精神和行为障碍，其临床主要特征是发病急、精神错乱、多样化症状及易变性，包括产后沮丧、产后抑郁和产后精神病。

1．产褥期精神障碍影响因素

（1）生理因素：临产前胎盘类固醇的释放达到最高值的时间与产前的情绪高涨时期正相吻合，而分娩后胎盘类固醇分泌突然减少，绒毛膜促性腺激素（hCG）、胎盘催乳素（HPL）、孕激素、雌激素含量急剧下降，以及雌、孕激素不平衡在产后心理障碍的发生上均起着一定的作用。

（2）分娩因素：产时并发症、产后并发症、难产、滞产、手术产等均使产妇感到紧张与恐惧，导致神经系统功能状态不佳，进一步促使内分泌功能状态不稳定，这些易造成产后心理不平衡。

（3）心理因素：产妇分娩后，新生儿的出生使家庭的重心从产妇转移到新生儿，使产妇产生爱的被剥夺感；产妇初为人母的强烈依赖感和护理新生儿能力和经验的缺乏，常导致其因无法应对角色期望带来的社会压力而对母亲角色出现认同缺陷，从而容易发生产后心理障碍；具有焦虑、敏感、情绪不稳定、强迫个性、社交能力不良以及过度自我控制、性格内向、保守固执性格特点的产妇是产后心理障碍的好发人群。

（4）社会因素：孕产期不良生活事件可导致产妇发生产后心理障碍，如夫妻关系紧张、婚姻破裂、孕产期丧失亲人、缺少家庭与社会支持、产妇家庭经济困难、文化水平低、围生期保健缺乏、分娩过程中医护人员的态度不良及家人对男孩的期望过高等。

（5）遗传因素：家族有精神病史，特别是有抑郁症病史的产妇，产后心理障碍的发病率高，其发生产后抑郁的危险可达20%～30%。

2．产褥期相关精神和行为紊乱分类 WHO把与产褥期有关的精神和行为紊乱分为轻度和重度两类。前者是指产褥期抑郁，亦称产后抑郁症（postpartum depression），发生率约15%～20%，多胎者可高达25%。后者是指产后精神病（postpartum psychosis），发病率是1%～2%。产后心理障碍是生理－心理－社会的疾病模式，对产妇身心恢复及新生儿健康成长均有不良影响，近年来发病率有上升趋势。

目前国内医学界对产后精神障碍的分类不尽一致。但比较简明的一种分类方法是将其分为产后忧郁综合征、产后抑郁症和产后精神病三类：

（1）产后忧郁综合征（postpartum blues）：是产褥早期最常见的精神障碍，是产后数天到10天左右发生的一过性轻度抑郁状态。产妇主要表现为不明原因的阵发性哭泣和忧郁，易哭、情绪低落、孤独、焦虑、疲劳、易忘等，但没有感觉障碍，产妇还可以伴有容易激动、不安、睡眠不好甚至失眠以及与丈夫发生隔阂等。多在1周内自行缓解。其发病率在50%以上，特别是既往存在经前期综合征的产妇更为多见。曾有情感性障碍史者，若抑郁情绪持续2周以上时易过渡到重性抑郁状态。

（2）产后抑郁症（postpartum depression）：是指产后产生的抑郁，较产后忧郁综合征为重，但较产后精神病为轻，发病率较高。一般在产后2周内发病，至产后4～6周逐渐明显。表现为产后心理不适、睡眠不足，患者感到疲乏无力、烦躁、易怒、悲观厌世、有犯罪感、严重者不能照料婴儿，甚至有伤婴行为。

（3）产后精神病（postpartum psychosis）：是因妊娠和分娩而诱发的产后精神障碍。狭义的产褥期精神病是指产后某一时期急性发作的精神病性状态。典型的产褥期精神病多在产后 2 ~ 3 天急性发病，出现的症状依次为行为紊乱、情感不适、缄默少语、消极观念、意识障碍、情绪高涨、自罪自责等，病程可持续数月，尤其以初产妇多见。

3．产褥期妇女心理障碍的影响　对产妇、家庭及新生儿都会产生很大的影响。

（1）对产妇身心的影响：产妇表现出对周围事物不感兴趣，对家人的问候失去反应，心情压抑，亦可表现出紧张、羞愧、易激惹，感到作为母亲的无能为力，不能感受护理新生儿的幸福感，感到生活没有意义，甚至有自杀的念头。身体方面常有疲乏、虚弱、注意力不集中，同时伴有头痛、食欲不振、呼吸加快、睡眠障碍等。

（2）对家庭的影响：产后抑郁会对丈夫的情绪产生不良影响，可表现为气愤、挫折感增强等，一些性格脆弱、敏感的丈夫，适应不了角色的转化且无法承受生活和工作上的双重压力也可能患上抑郁症，表现为陪伴孩子的时间和次数明显减少、下班晚回家、气色不好、食欲下降等。产妇对身边的人也充满敌意、戒心，导致家属之间的关系不和谐。

（3）对新生儿的影响：产后抑郁的母亲对新生儿的情感、营养状况、智力发育和行为发展会产生不利影响。抑郁母亲的新生儿可能有易激动、不满、积极的面部表情少等表现，长时间可影响新生儿行为、认知发育及机体抵抗力，导致新生儿患精神疾病的风险是正常母亲新生儿的 4 倍。

（三）其他家庭成员常见心理社会变化

新生命的诞生对整个家庭都是一个重要的应激事件，所有家庭成员特别是新生儿父亲、其他子女、祖父母等都会经历复杂的心理变化。

1．新生儿父亲常见心理社会变化　新生儿出生后，其父亲对其外观、反应产生浓厚的兴趣，渴望去摸、抱新生儿，很多父亲不断地评论新生儿的外观特征，向别人描述特征时表现出非常兴奋的样子。在新生儿醒的时候，父亲总是用抚摸、眼睛的对视、与新生儿说话等语言或非语言的方式与新生儿进行沟通，父亲此时非常渴望与妻子一起照顾新生儿。由于对新生儿护理知识的缺乏，故而对有关新生儿护理的知识非常敏感。此外，生活压力的增加，经济与工作的压力以及新生儿带来的夫妻关系的变化等各方面的因素，可能会让部分新生儿的父亲难以适应，产生烦躁、焦虑等心理变化。

2．其他子女常见心理社会变化　家庭中新生命的诞生使父母关注的焦点转移到新生儿身上，对其他子女的关注程度降低，故而其他子女可能会产生爱的被剥夺感，继而引发抑郁、烦躁、易怒、人际交往减少等心理社会问题。

3．祖父母常见心理社会变化　新生儿一出生，其祖父母会非常高兴，想方设法与新生儿接近，希望有足够多的机会看见新生儿，并在与新生儿接触过程中得到快乐。另一方面，家庭成员的注意力转移到新生儿身上，新生儿父亲忙碌奔波，对祖父母的关注度降低，导致新生儿祖父母易产生焦虑、抑郁等情绪。此外，祖父母对新生儿的期待与现实的矛盾、家庭关系的变化等也会引发各种心理变化。因此，新父母应给祖父母照顾新生儿的机会，使他们从新生儿护理中享受天伦之乐。

二、产褥期心理社会评估

对产妇及家属进行心理、社会状况的评估，可帮助助产士判断产妇及其家庭成员对健康教育和指导的需求。同时，在评估产褥期妇女及其家庭成员的心理社会状态时，要考虑到产褥期妇女和家庭两个方面。对于一些能够影响产褥期妇女心理调适的因素，如亲子互动过程、偶然事件等，助产士也要仔细评估。

（一）产褥期妇女心理社会评估

1．产褥期妇女的心理社会评估内容

（1）健康观念与健康管理

1）问诊要点：产妇是否会主动地进行产后复查？是否进行母乳喂养？是否存在哺乳困难？是否了解产后各个时间段正常与异常的生理现象？有无烟酒嗜好？是否已经戒烟、戒酒？

2）意义 / 重要性：了解产妇对产后复查和推荐健康行为的认知情况，可以有针对性地帮助产妇提高自我保健意识。哺乳期吸烟能使乳汁分泌减少，烟草中尼古丁还可随血液进入乳汁，而损害婴儿的神经系统，吸二手烟也会影响婴儿肺部的发育。

（2）营养与代谢

1）问诊要点：产后饮食习惯有何改变？饮食种类是否多样？产后宫缩痛、切口疼痛及心理健康状况对饮食有何影响？产褥期是否补充维生素和其他营养品？体重有何变化？

2）意义 / 重要性：由于分娩时出血、出汗、腹痛等，产妇体力耗损大，因此产后饮食的种类应多样化，注意进食富含蛋白质的食物，同时补充含铁丰富的食物。母乳将为婴儿期的成长提供不可缺少的营养素与免疫球蛋白，产妇需保持良好的营养状态以满足自身和婴儿生长发育的双重需要。了解产妇体重的增减情况可及早发现其营养问题。

（3）排泄

1）问诊要点：每天有几次排便和排尿？排便是否规律？大、小便的性状是否正常？排便和排尿有无改变？是否使用对排便或排尿有影响的药物等？

2）意义 / 重要性：由于产妇胃肠功能减弱，肠蠕动较慢，肠内容物在肠道内停留时间较长，水分被过度吸收加之产后产妇身体虚弱，排便力量减弱，易引发产后便秘。产妇应适当增加活动量，调整膳食结构，粗细粮搭配，摄入含纤维素多的新鲜蔬菜和水果，并保持乐观情绪，避免产后便秘的发生。

（4）活动与运动

1）问诊要点：每天进行何种运动？每天进行几次运动？从事每项运动的时间有多久？每天进行哪些日常活动？对日常活动的影响因素有哪些？是否每天喂养婴儿？每天是否亲自护理孩子等？

2）意义 / 重要性：产后规律运动可预防或减轻因分娩而造成的身体不适及功能失调，协助骨盆韧带、腹部及骨盆肌肉群功能恢复，并使骨盆腔内器官位置复原，尽量恢复孕前体型。产妇从事适宜的日常活动，如日常生活起居、体力活动、休闲或娱乐活动、婴儿喂养活动、与孩子的互动等，可更好地满足孩子的需要，促进产妇身心康复。

（5）睡眠与休息

1）问诊要点：是否保证每日 8 小时睡眠和 1 ~ 2 小时的午休？睡眠和休息时保持何种姿势？居室的通风状况如何？

2）意义 / 重要性：分娩过程中，产妇体力消耗很大，充分的休息和睡眠可帮助产妇康复。休息时应避免长时间仰卧，防止发生子宫后倾。

（6）认知与感知

1）问诊要点：产妇有无听觉、视觉、味觉、嗅觉、记忆力、注意力、语言能力和定向力的改变？视觉和听觉是否借助辅助用具？有无疼痛及其部位、性质、程度、持续时间。

2）意义 / 重要性：对产妇进行及时、准确的认知与感知评估能尽早发现产妇的生理、心理等方面的异常，判断有无产后生理功能异常或心理障碍，避免对产妇、家庭及新生儿产生负面影响。

（7）自我概念

1）问诊要点：产妇有无焦虑、压抑的表现，如易哭、对周围事物不感兴趣、不愿接触孩子？休息、睡眠情况如何？有无情绪低落、心绪欠佳、不愿与人交流的情况？护理孩子时是否表现出明显不悦？有无夫妻关系或产妇与家庭中其他成员的关系紧张？周围亲人对产妇态度怎样？

2）意义 / 重要性：通过对产妇进行自我概念的评估，有助于及时发现产妇的精神、心理、社会状况，判断有无产后心理障碍。

（8）角色与关系

1）问诊要点：何时恢复正常工作？除工作收入以外，有无其他生活来源？是否适应母亲角色？与哪些家人同居？何种家庭结构？家庭功能是否良好？有无处理家庭问题方面的困难？家庭成员对产妇及新生儿的态度怎样？是否参加某种社会团体？与朋友关系是否密切？是否经常感到孤单？

2）意义 / 重要性：产妇的角色适应及社会交往状况可能影响产妇分娩后的身体恢复及婴儿的身体健康。产妇或其家庭经济拮据、收入低下、生活条件困难、家庭关系紧张等，均会增加产妇产后抑郁、婴儿生长发育不良的风险。

（9）性与生殖

1）问诊要点：月经是否已复潮？采取何种避孕措施？

2）意义 / 重要性：在月经复潮前有排卵的可能，应注意避孕，对于是哺乳的母亲，建议采取避孕套避孕。

（10）压力与应对

1）问诊要点：孩子的出生是否增加了家庭的压力？近期有无重大生活事件？通常用何种方式应对压力？哪些人可以帮助应对压力？

2）意义 / 重要性：过大、持久的压力会对产妇心理产生不良影响，甚至发生产后抑郁，因此需要全面评估产妇的压力来源、压力强度、持续时间及其应对方式，以便及时发现产妇的心理问题。

（11）价值与信念

1）问诊要点：有何风俗习惯？有无宗教信仰？

2）意义 / 重要性：我国地域辽阔，各地风俗习惯差异较大。某些风俗和宗教会限制产妇进食某种食物，可能导致产妇营养不均衡，从而影响产妇身体康复及婴儿生长发育。

2．评估产妇心理社会状况的常用量表

（1）爱丁堡产后抑郁量表（Edinburgh postnatal depression scale，EPDS）：是 Cox 等人于 1987 年编制的用于产后抑郁初步筛查的自评量表。该量表不仅在产后人群抑郁筛查中广泛应用，而且在其他人群抑郁筛查中应用的可靠性也逐步得到了证实，如孕妇、初为人父者、临终患者等人群。但应用于不同地区、不同人群时筛查抑郁的临界值各不相同。EPDS 筛查我国内地妊娠期、产褥期妇女产前 / 产后抑郁的临界值建议为 9.5 分。

（2）抑郁自评量表（Self-rating depression scale，SDS）：含有 20 个项目，分为 4 级评分的自评量表。特点是使用简便，能较直观地反映抑郁产妇的主观感受，有助于产后抑郁的诊断。但是，对严重迟缓症状的抑郁评定有困难，对文化程度较低或智力水平稍差的人使用效果不佳。

（3）产后抑郁筛查量表（Postpartum depression screen scale，PDSS）：专门用于筛查产妇抑郁的一

种量表，并不能作为临床诊断，该量表要求在一段时间内反复测量来确定产后抑郁症。PDSS是一个含有7个因子的自评量表，共35个条目。7个因子包括：睡眠/饮食失调、焦虑/担心、情绪不稳定、精神错乱、丢失自我、内疚/羞耻和自杀的想法。

（4）医院焦虑－抑郁量表（Hospital anxiety and depression scale，HADS）：由Zigmond等编制，包括HA和HD两个亚量表，共14个条目，其中7个条目评定焦虑，7个条目评定抑郁。量表采用4级评分法。得分越高表示焦虑或抑郁症状越严重。

（5）焦虑自评量表（Self-rating anxiety scale，SAS）：含有20个项目，分为4级评分的自评量表。特点是使用简便，能较直观地反映产妇焦虑的主观感受，有助于产后焦虑的诊断。

（6）状态－特质焦虑问卷（State-trait anxiety inventory，STAI）：适用于具有焦虑症状的成年人，可广泛应用于评定内科、外科、心身疾病及精神病患者的焦虑问题以及评价心理治疗、药物治疗的效果。状态—特质焦虑问卷旨在试图将状态焦虑与特质焦虑这两种不同性质的焦虑区分开来，以便为临床实践和研究提供更有效的测量工具。

（7）社会支持量表（Social support rating scale，SSRS）：目前采用的社会支持量表多采用多轴评价法。该量表有10个条目，包括客观支持、主观支持和对社会支持的利用度等三个维度。量表设计合理，具有较好的信度和效度，能较好地反映个体的社会支持水平。通过该量表可以了解个体的社会支持水平，能更好地帮助人们适应社会和环境，提高个体的身心健康水平。

（二）家庭评估

家庭评估的内容应包含产妇的家庭发展阶段、家庭结构、家庭功能及家庭对分娩事件的调适过程等。

1．家庭结构评估 包括家庭成员的年龄、相互之间的关系、相互影响的程度、在情感方面是否亲近、与社区的关系、是否参加社区活动、社区的支持组织状况等。在分析家庭成员的构成和基本信息时，可以使用表格清晰地标注出来。

2．家庭功能评估 家庭发展的每一个阶段，总是与社会变化和家庭本身功能的发展密切相关。家庭功能主要包括经济功能、生育功能、性生活功能、教育功能、抚养与赡养功能、感情交流功能、休息与娱乐功能等。在对家庭功能进行评估时可以参考Smilkstein的家庭功能量表（APGAR）、家庭功能评定量表（FAD）等量表。

3．家庭资源与应对 家庭资源是指为了维持家庭的基本功能、应对家庭压力事件或危机状态，家庭所必需的物质和精神上的支持。评估时可以参考以下内容。

（1）家庭资源

1）产妇及其家庭成员的收入是否能满足家庭需要？

2）产妇的医疗费用是否能报销？

3）家庭成员对产妇的情感支持是否有效？

4）家庭环境是否符合产妇和新生儿生活的要求？

5）所在社区的医疗卫生服务是否能满足需求？

（2）应对方式

1）家庭是否有照护产妇和新生儿的计划？

2）家庭是否做好迎接产妇和新生儿回家的准备？

3）产妇和新生儿护理方面遇到困难时向谁求助？

（庄淑梅）

第七节　产褥期妇女常见健康问题

一、产褥期妇女现存健康问题

1. **活动无耐力**　与产后身体虚弱有关。
2. **睡眠型态紊乱**　与环境嘈杂、哺乳、婴儿哭闹、照顾婴儿有关。
3. **尿潴留**　与产时未及时排尿、产程长或休养环境有关。
4. **便秘**　与产时损伤及活动减少有关。
5. **舒适度减弱**　与产后宫缩、会阴部切口疼痛、褥汗、多尿等有关。
6. **焦虑**　与角色状态改变有关。
7. **母乳喂养无效**　与喂养技能不熟或乳头扁平、凹陷等有关。
8. **妥协性家庭应对**　与家庭角色变化有关。
9. **知识缺乏**：缺乏产褥期相关知识。
10. **社交孤立**　与中国产妇坐月子传统习惯、缺乏外界交流、精神孤独有关。

二、产褥期妇女潜在健康问题

1. **有感染的危险**　与分娩损伤、胎儿娩出及会阴轻度撕裂细菌侵入有关。
2. **有便秘的危险**　与产后活动减少有关。
3. **有体液不足的危险**　与分娩时摄入水分减少及产时失血有关。
4. **有情境性低自尊的危险**　与分娩后身体的某些变化长期存在有关。
5. **有个人应对无效的危险**　与产后抑郁有关。
6. **有养育功能障碍的危险**　与抑郁导致的能力和信心缺乏有关。
7. **家庭运作过程改变**　与产妇的抑郁行为有关。

（庄淑梅）

第八节　产褥期妇女评估实践

➢ 案例导入

李女士，29岁，自然分娩后42天，产后恢复好，纯母乳喂养，丈夫陪同前来行产后复查。

一、全面健康史评估

1．社会人口学资料

项目	孕妇信息	项目	孕妇信息
姓名	李 ××	年龄	29 岁
国籍	中国	民族	汉族
学历	大学本科	职业	职员
婚姻状况	已婚	联系人（关系）	王 ××（丈夫）
工作单位	×× 市 ×× 银行	户口所在地	×× 区 ×× 街道 2 号
家庭住址	×× 区 ×× 街道 2 号	保险类型	市医保

2．**目前健康状况** $G_2P_1^{+1}$，自然分娩后 42 天。于 2016 年 5 月 14 日在会阴左侧切开术下经阴道自然分娩一活女婴，未采取产钳及胎头吸引器助产，无会阴撕裂伤，分娩孕周 39^{+1} 周，新生儿体重 3450g。无妊娠期合并症及并发症，无产后出血及晚期产后出血等。恶露已结束 14 天。纯母乳喂养，无乳房肿胀、乳汁不足、乳头皲裂等问题，新生儿发育正常。产后至今，食欲好，进食较多汤类，体重较分娩前减少 3kg。

3．**既往健康史** 否认肝炎、结核等传染性疾病史；否认高血压、心脑血管疾病史；否认糖尿病、精神疾病史；否认手术外伤史和输血史；否认食物及药物等过敏史；按国家免疫计划进行接种。妊娠晚期至今每天服用碳酸钙 D_3 片 1 片。

4．**个人及婚育史** 出生于 ×× 市农村，11 年前到成都读书，之后一直居于成都市区。否认血吸虫、疟疾等疫区、疫情、疫水接触史；生活起居规律；无吸烟、酗酒史；无吸毒史；否认粉尘、毒物、放射性物质等接触史；无冶游史。初潮 13 岁，5 ~ 7 天 /28 ~ 32 天，月经量中等，无血块，无痛经；26 岁结婚，配偶身体健康，夫妻关系融洽，共妊娠 2 次，2 年前自然流产 1 次，42 天前自然分娩 1 次。

5．**家族史** 父亲于 5 年前诊断高血压，之后一直规律服用降压药治疗。其他直系家属均无特殊疾病，无人患恶性肿瘤、肺结核、糖尿病、传染性疾病等。母亲围生期无合并症及并发症。

6．**系统回顾（表 6-2）**

表 6-2 系统回顾结果

项目	评估结果
一般健康状况 • 您感觉怎样？ • 您情绪如何？	产妇诉：身体无明显的异常感觉，但情绪较之前容易激动，经常为一些琐事而发脾气。 解答：产后体内激素水平下降，容易引起情绪波动，若症状严重，建议看心理门诊。 **注意事项：产后心理障碍是较常见的症状，除了与产后体内激素水平下降有关，还与分娩经历、产妇的性格、社会支持等有关，应鼓励家属予以理解和支持。**
体重 • 您分娩前的体重是多少？ • 产后，您的体重增加或减轻了多少？	产妇诉：分娩前体重为 69kg，现在体重 66kg。新生儿体重已经 3450g，还有胎盘、羊水，为什么产后至今才下降 3kg 呢？ 解答：因母乳喂养，产后需要补充一定的营养，但营养宜均衡，不宜过量，才能保证产后体重逐步下降。

项目	评估结果
体温 • 您产后有无体温升高的情况?	**产妇诉**：仅产后第 3 天时最高体温达到了 37.8℃，其他时间都是正常的。 **解答**：产后 3 ~ 4 天时会发生 37.8 ~ 39.0℃的泌乳热，一般持续 4 ~ 16 小时后会自行下降，属于正常现象。
外周组织 • 您有无出汗增多? • 您有无头发大量脱落? • 您的皮肤、妊娠纹有无变化?	**产妇诉**：产后第 1 周的时候出汗特别多，安静休息时也出汗，之后就好多了，但是头发大量脱落，经常洗头，头发卫生做得很好，为什么还是要脱落？腹部的皮肤还比较松弛，妊娠纹的颜色变浅了。 **解答**：产后 1 周内，会将孕期潴留的水分排出体外，所以出汗很多，属于正常现象；产后体内激素水平的变化是头发脱落的主要原因之一，这种情况会逐渐好转的；产后，松弛的腹部皮肤会逐渐恢复其紧张度，产后保健操对产后康复非常有利，值得推荐；产后妊娠纹的颜色会逐渐变浅，最后会变为银白色。
头颈部 – 眼睛 • 您有无视力方面的改变?	**产妇诉**：无上述症状。
头颈部 – 耳朵 • 您有无听力方面的改变?	**产妇诉**：无上述症状。
头颈部 – 鼻子 • 您有无鼻塞?	**产妇诉**：无上述症状。
头颈部 – 颈部 • 您有无颈部包块?	**产妇诉**：无上述症状。
头颈部 – 口腔 / 咽喉 • 您有无牙龈出血? • 您有无咽喉疼痛? • 您有无长期咳嗽或胸部感染发生?	**产妇诉**：无上述症状。
呼吸系统 • 您有无呼吸困难、呼吸急促或深慢等问题?	**产妇诉**：与分娩前相比，呼吸变得深慢了。 **解答**：产后随着胎儿娩出，腹压降低，膈肌下降，呼吸方式由胸式呼吸变为胸腹式呼吸，呼吸变得深慢属于正常现象。
心血管系统 • 您有无心血管疾病史? • 您有无心慌、胸闷等表现?	**产妇诉**：没有心血管疾病史，也没有心慌、胸闷的感觉。 **注意：对于有心血管疾病者，产后 72 小时内仍应注意预防心衰的发生。**
乳房 • 您的乳汁分泌量是否充足？是否为纯母乳喂养? • 您有无乳头凹陷? • 您有无乳房肿胀、硬结、乳头皲裂?	**产妇诉**：现在为纯母乳喂养，乳汁分泌量充足，不存在乳房肿胀、乳头皲裂、乳头凹陷等问题。 **注意：应鼓励产妇进行纯母乳喂养至少 6 个月。**
消化系统 • 您有无喜欢进食汤类的情况? • 您有无便秘发生?	**产妇诉**：不是特别喜欢汤类，但因为母乳喂养，为促进乳汁分泌，进食汤类较多，但便秘的情况经常发生，应该如何避免呢? **解答**：可以适当增加汤类饮食，但同时也要注意多食蔬菜水果和富含粗纤维的食物，并适当运动，可以做产后保健操，这样才能保持大便的通畅。
泌尿系统 • 您产后有无尿量增多的现象? • 您有无小便自解不畅的情况? • 您有无尿失禁的问题?	**产妇诉**：产后 3 小时就解小便了，没有小便不畅的情况，产后第 1 周尿量较多，而且在大笑时会有溢尿的现象，之后逐渐好转了，需要治疗不? **解答**：产后第 1 周需要排出孕期潴留于体内的水分，而且进食流食也偏多，所以尿量会增多。妊娠及阴道分娩会导致盆底组织松弛，产褥期可能会有尿失禁的现象，应坚持 Kegel 锻炼，也可以行盆底电刺激治疗，以促进产后盆底功能康复。

续表

项目	评估结果
生殖系统 • 您有无阵发性下腹部疼痛? • 您有无会阴切口的异常? • 您有无恶露的异常? • 您有无阴道大量流血? • 您有无外阴瘙痒、分泌物异常等情况?	**产妇诉**：产后的前几天有阵发性的下腹部疼痛，在哺乳时疼痛会加重，之后就逐渐好转了；会阴部切口没有异常，3天左右就不痛了；产后没有大出血的情况，但恶露持续了28天才完全干净，正常不？没有外阴瘙痒及分泌物的异常。 **解答**：产褥早期，子宫收缩会引起下腹部阵发性疼痛，哺乳时由于反射性缩宫素分泌增多会使疼痛加重，属于正常情况；产后恶露一般持续4～6周。
运动系统 • 您有无小腿痉挛的现象? • 您有无关节疼痛的现象?	**产妇诉**：无小腿痉挛和关节疼痛，还需要继续口服钙片吗？ **解答**：可以继续口服钙片，因为母乳喂养会增加骨钙的流失，容易导致母体缺钙。
内分泌系统 • 您有无糖尿病史?	**产妇诉**：无糖尿病史。
血液系统 • 您有无贫血史? • 您有无血栓性疾病史?	**产妇诉**：妊娠期间有轻度贫血，经口服铁剂之后纠正；无血栓性疾病史。

问产妇有无其他疑问，产妇提出：产后多长时间可以开始性生活？在月经恢复之前是否需要避孕？

解答：产后6周行产后复查，复查正常之后可以开始性生活，但必须采取避孕措施，因为不论月经是否恢复，都有排卵的可能。

孕妇继续询问：哪种避孕方法比较合适呢？

解答：因为是母乳喂养，不能采取药物避孕的方法，以工具避孕为宜，可以采取安全套避孕，若子宫已完全复旧，也可以安置宫内节育器。

二、体格检查

1．一般情况 身高165cm，体重66kg，体温（腋温）：36.7℃，P：86次/分，R：18次/分，Bp：112/71mmHg。

2．全身情况

（1）发育及意识状态：发育正常，营养良好，面容正常，神志清楚，查体合作。

（2）皮肤及其附属器官：全身皮肤红润、温暖、弹性良好，无黄染，未见皮疹及出血点，无肝掌、蜘蛛痣，全身浅表淋巴结未触及肿大。

（3）头颈部：头颅大小正常，无畸形、压痛、包块，毛发浓密，分布均匀，无颜面及眼睑浮肿；结膜无充血，巩膜无黄染，双侧瞳孔等大等圆，直径约3mm，对光反射正常，眼球运动自如，无震颤；两耳廓无畸形，外耳道无异常分泌物，乳突区无压痛，听力正常；鼻通气良好，鼻中隔无偏曲，鼻腔无异常分泌物，鼻翼无扇动，鼻窦区无压痛；口唇无紫绀，口腔黏膜无溃疡，舌苔正常，咽部无充血，扁桃体无肿大，悬雍垂居中；颈部两侧对称，气管居中，甲状腺无肿大，未闻及明显血管杂音，无颈项强直，颈静脉无怒张，肝颈静脉反流征阴性。

（4）呼吸系统：胸廓无畸形，胸骨无压痛；胸式呼吸，呼吸节律规整，双侧对称，呼吸音未闻及明显异常，肋间隙未见增宽和变窄，双侧呼吸动度一致，语颤无增强及减弱，双肺叩诊呈清音，双肺呼吸音清晰，未闻及干湿啰音及胸膜摩擦音。

（5）心血管系统：心前区无隆起，心尖搏动位于左侧第 5 肋间锁骨中线内 0.5cm 处，未触及细震颤，心界不大，无心包摩擦音。心率：86 次 / 分，心律齐，第一心音无增强，各瓣膜区未闻及杂音和心包摩擦音。脉搏 86 次 / 分，双侧桡动脉搏动一致、有力、节律规则，无脉搏短绌，无奇脉、交替脉及水冲脉，无毛细血管搏动，未闻及枪击音。

（6）乳房：双侧乳房对称，充盈，无硬结、肿块，乳头凸起，有乳汁溢出，乳晕处散在多个蒙氏结节。

（7）消化系统：腹部无明显膨隆，脐耻之间正中可见纵行条状黑色素沉着，无腹壁静脉曲张，腹部柔软，腹壁松弛，无压痛及反跳痛，无包块，下腹部可见紫红色妊娠纹。肝脾肋下未触及，无移动性浊音，Murphy 征阴性。肠鸣音正常。肛门可见外痔。

（8）运动系统：脊柱生理弯曲存在，四肢无畸形，关节活动自如、无红肿，双下肢无水肿，无下肢静脉曲张、杵状指（趾），四肢肌力、肌张力正常，双侧膝、跟腱反射正常。

3. **生殖系统** 外阴发育正常，阴毛呈倒三角形分布，会阴侧切口愈合良好；阴道壁完整，阴道肌张力较低，无恶露，可见少许乳白色分泌物，宫颈光滑，呈“一”字形，宫口闭合；子宫前位，未孕大小，质软，无压痛，双侧附件区未扪及包块，无压痛及反跳痛。

三、辅助检查

1. **B 型超声** 前位子宫，形态规整，大小 5.8cm × 5.2cm × 3.8cm，子宫内膜厚 0.3cm，宫腔内未见确切占位；双侧附件未见明显异常。

2. **血常规** 未见异常。Hb：111g/L，白细胞：6.8×10^9/L，血小板：155×10^9/L。

3. **尿常规** 正常。

四、心理社会评估

1. **健康观念与健康管理** 产妇在产后 42 天时主动到医院复查，知道产后复查的重要性，相信可以通过自身努力维持健康。目前采取的是纯母乳喂养，不存在哺乳困难问题。对于产后正常与异常的现象有一定了解，但尚不全面。无吸烟、喝酒、吸毒等不良嗜好。

2. **营养与代谢** 每天的早餐包括牛奶、鸡蛋，午餐、晚餐包括米饭、肉类和汤类，蔬菜、水果进食偏少，饮食较清淡。除了每天口服钙片，未另外补充其他保健品。分娩后至今，体重下降 3kg。

3. **排泄** 每 3 ~ 4 天大便一次，大便干结，排便困难，有时会自行使用开塞露通便；小便每天 7 ~ 9 次，约 1500ml 左右，性状、颜色均无异常。

4. **活动与运动** 产后 1 个月内仅在室内日常活动，满月之后每天带孩子在小区散步半小时；产后至今每天坚持做产后保健操一遍；每天喂养婴儿，并坚持通过网络、读书等途径学习护理孩子的知识。

5. **睡眠与休息** 每天晚上 10:00 睡觉，早上 7:00 起床，夜间进行哺乳 3 次，每天下午休息 2 小时，睡眠时以侧卧位为主，居室内通风良好。

6. **认知与感知** 产妇无视觉、听觉、味觉、嗅觉以及注意力、记忆力、语言能力、定向力等方面的改变，无疼痛。

7. **自我概念** 产后存在情绪波动，经常不明原因地焦虑，较产前更容易发脾气，经常为琐事而生气，甚至与家人发生争吵，无自伤及伤婴的想法，采用爱丁堡产后抑郁量表对其进行评定，得分为8分。每天总睡眠时间约9小时，但睡眠质量欠佳，易醒。

8．角色与关系 产假时间一共为5个月，之后需恢复正常工作，产假期间除基本工资，无其他经济来源。母亲角色适应良好；目前与公婆同住，有时会与婆婆发生冲突，父母居住于另一城市，每年见面一次，父母、公婆均为农民，有一定的重男轻女思想；丈夫为高校教师，夫妻关系好，家庭经济状况良好；夫妻双方均无兄弟姐妹，但关系较密切的同事、朋友较多。

9．性与生殖 目前为产后42天，尚未开始性生活，月经尚未恢复。

10．压力与应对 目前，产妇与婆婆一起照顾孩子，在新生儿护理方面遇到问题时经常上网搜索解决办法；在新生儿护理的观念上有时会与婆婆发生冲突，对于与婆婆之间的冲突，产妇会主动寻求丈夫帮助进行协调；对于父母及公婆的重男轻女思想，产妇认为他们会逐渐转变观念的，一切都会好起来的。

11．价值与信念 无特殊风俗习惯及宗教信仰。

询问产妇有无其他疑问，产妇提出：目前的情绪波动问题是否属于正常现象？应如何应对？

解答：产后随着体内激素水平的下降，加之角色转变、新生儿照护等问题，发生情绪波动属于正常现象，但应该采取积极的应对方式，以免不良情绪持续，甚至加重。如：在遇事要发脾气时，先提醒自己保持冷静，然后可以通过转移注意力、做自己喜欢的事情或者向朋友倾诉等方式来应对，而不能采取冲动或危险的消极应对方式。若应对方式无效，情绪问题加重，应主动寻求心理学专业人员的帮助。

五、健康问题

1．现存健康问题

（1）焦虑 与产后激素水平下降等有关。

采用焦虑自评量表和产后抑郁量表对其进行心理状况的初步筛查，若产妇存在焦虑或抑郁倾向，为其进行心理疏导，鼓励家属予以理解和支持，并建议其至心理专科门诊就诊。

（2）睡眠型态紊乱 与夜间需要照看孩子及哺乳有关。

指导其与孩子保持同步休息，若夜间睡眠不足，则充分利用孩子白天休息的时间补足睡眠。

（3）便秘 与产后活动减少以及进食果蔬偏少有关。

产妇已经完全恢复，指导其正常活动与饮食，多食蔬菜水果。

（4）知识缺乏：缺乏积极应对产后心理障碍的知识。

为产妇解释发生产后心理障碍的原因，使其正确认识产后心理障碍，指导其采取积极的应对方式，并鼓励家属多为其提供社会支持。

（5）家庭运作过程改变 与产后心理障碍以及父母、公婆的重男轻女思想有关。

教会产妇积极的应对方式，并试图改变家属传统的重男轻女思想。

2．潜在健康问题

有精神困扰的危险 与产后心理障碍可能继续发展以及存在家庭冲突有关。应积极协调家庭冲突等问题，并鼓励家属予以理解和支持，否则产后心理障碍可能会继续加重，影响家庭功能。

☆ 章后小结

全面系统的产褥期健康评估可以了解产后康复情况、母乳喂养情况等相关信息。产褥期母体各个系统都会发生一系列变化，逐渐恢复至孕前状态，产妇的心理状况也会发生相应的变化。另外，随着家庭结构的变化和角色的转变，产妇及其家属都需要进行一系列的适应。因此，只有了解产后的变化过程，才能够识别产后的异常情况，并提出存在的护理问题。通过全面记录与分析产妇的资料，才能制订出个性化的照护计划，并进行针对性的健康教育，促进产后康复。

（郭秀静）

✧ 学而思

1. 产妇，30 岁，因“产后 12 天，突发大量阴道流血”以“晚期产后出血”收入院。入院查体：T 37.2℃，P 112 次 / 分，R 20 次 / 分，Bp 82/51mmHg；宫底在耻骨联合上 2 横指，子宫质软，无压痛；宫口松弛，阴道及宫口有血块堵塞。

（1）作为接诊此产妇的助产士，如何对此产妇进行健康史评估？

（2）可通过哪些方法对此产妇进行出血量的评估？

（3）需要通过哪些辅助检查来判断出血的原因。

2. 产妇，26 岁，1 个月前剖宫产产下一子。产后因伤口疼痛、孩子哭闹导致睡眠质量较差，并逐渐发展为晚上无法入睡。随之出现浑身无力，出虚汗，几乎无法照顾孩子，倍感内疚，烦躁不安，情绪波动较大，整日以泪洗面。

（1）根据该产妇情况应给予哪些心理社会评估？

（2）该产妇目前有哪些主要健康问题？

7

第七章 新生儿的评估

学习目标

识记

1. 能列出新生儿健康史评估的基本内容。
2. 能描述新生儿常见症状及其评估要点。
3. 能列出新生儿体格检查和辅助检查的方法。

理解

1. 能解释新生儿解剖生理方面的特点。
2. 能解释新生儿健康史评估的特殊性。
3. 能举例说出新生儿常见症状的评估要点。
4. 能解释新生儿体格检查和辅助检查结果的临床意义。

运用

能应用新生儿评估的相关知识和方法，对新生儿做出全面的健康评估，并对评估结果进行正确记录，通过分析发现健康问题。

章前导言

本章在介绍新生儿解剖和生理变化的基础上，系统阐述了新生儿健康史评估、主要症状问诊、体格检查、辅助检查、心理社会评估方面的理论和方法，列出了新生儿常见的健康问题，并结合案例将以上相关理论和方法与临床实践相结合，力求使学生不仅能够明确新生儿系统评估的基本理论和方法，而且能够学会如何将所学知识应用于临床实践。

07章

新生儿（neonate）是指从出生至28天的婴儿。每个新生儿都是一个奇特的个体，具有生长和学习的需求。出生后的新生儿离开了温暖、舒适的宫内环境，但还不能直接表达他/她的需求，因此其个人需求的满足完全依赖于照护者。助产士作为新生儿出生后的第一个照护者，需学习新生儿评估技能，识别异常情况，建立一个有利于新生儿生长和学习的健康的环境。

在新生儿出生后24小时内，助产士应对其进行全面评估，其目的在于发现任何异常情况或应该得到处理的医学问题（畸形、产伤、黄疸或心肺疾病等）。全面的评估包括新生儿健康史问诊、症状问诊、社会评估、体格检查及相关的辅助检查。

第一节　新生儿解剖生理回顾

从胎儿平稳过渡到新生儿的重要变化包括：成功清除肺泡液体、肺部扩张，以及从胎儿循环转换至新生儿循环。其中，从胎儿循环转换至新生儿循环伴随着肺动脉血流增加、体循环压力增加以及胎儿血液循环右向左分流（卵圆孔和动脉导管）的闭合。绝大多数新生儿能在分娩时成功地完成这些转变，不需要任何特殊的干预。然而，大约10%的新生儿需要某些干预，而1%的新生儿出生时需要采取全面的复苏措施。

一、新生儿外观特点

正常足月儿肤色红润、皮下脂肪丰满，胎毛少、头发分条清楚；头占全身比例1/4，耳廓软骨发育好，耳舟形成；乳腺结节>4mm、平均7mm；足纹遍及足底，指、趾甲到达或超过指（趾）端；男婴睾丸已降至阴囊内，女婴大阴唇遮盖住小阴唇。

二、新生儿各系统解剖生理变化

（一）呼吸系统

胎儿经产道娩出时受到挤压，约有1/3肺液由鼻、口挤出，其余在呼吸建立后由肺泡毛细血管和淋巴管吸收。新生儿在娩出后的数秒钟内即建立呼吸，由于其胸腔小、肋间肌弱、胸廓运动较浅，主要依靠膈肌升降运动而呈腹式呼吸状态。呼吸中枢发育不完善使呼吸节律不规则，频率为40～60次/分。新生儿胸壁柔软，肋骨处于水平位，与脊柱几乎成直角，胸廓的前后径与横径相当，使胸廓呈圆柱形；加之胸部的呼吸肌不发达，膈肌呈横位、倾斜度小等特点使新生儿在用力吸气时在肋间、胸骨下和肋下缘均可引起内陷。

（二）循环系统

随着新生儿出生后自主呼吸的建立，其血液循环动力学即发生重大变化。①脐带结扎后，胎盘－脐循环终止；②呼吸建立，肺的膨胀、通气使肺循环阻力降低，肺血流量增加，左心房压力增高；③当左心房压力超过右心房的压力时，致卵圆孔功能性关闭，解剖上关闭的时间是在生后5～7个月。

出生的最初几天在心前区可看到心脏为横位，2岁以后逐渐转为斜位。正常足月新生儿心率波动较大，安静时为 120 ~ 140 次 / 分，一过性的心率过快无临床意义，血压正常值范围为收缩压 50 ~ 90mmHg，舒张压 30 ~ 65mmHg，脉压 25 ~ 30mmHg。

（三）消化系统

新生儿的胃呈水平位，食管下端括约肌松弛而幽门括约肌发达，故新生儿易出现溢奶、吐奶。新生儿消化道面积大、管壁薄、通透性高，虽然有利于母乳中免疫球蛋白吸收，但同时也可使肠腔内毒素及一些消化不全的产物通过，从而可能发生肠道感染甚至坏死性小肠炎。一般来说，新生儿生后 12 ~ 24 小时开始排出胎粪，2 ~ 3 天排完。胎粪为墨绿色、黏稠状，由胎儿期肠道分泌物、胆汁及咽下的羊水浓缩而成，3 ~ 4 天转为过渡性大便，若 24 小时未排胎粪应积极查明原因，排除肛门闭锁、巨结肠等消化道畸形。

（四）泌尿系统

新生儿出生时肾单位数量与成人相当，但其生理功能尚不完善，表现为肾小球滤过率（glomerular filtration rate，GFR）低，浓缩功能差，不能迅速排出过多的溶质，易出现水肿或脱水症状；肾小管对钠的耐受程度低，易出现钠潴留和水肿；处理碱的负荷能力不足，易出现代谢性酸中毒；排磷能力也差，牛奶喂养的新生儿血磷偏高，使血钙降低，易出现低钙血症；肾小管对糖的回吸收能力亦低，尿糖可呈阳性。

女婴尿道短仅 1cm，且接近肛门，易发生细菌感染。男婴尿道虽长，但多有包茎，积垢后也可引起上行感染。此外，泌尿系统的畸形也可导致尿路感染的发生，其中早产儿的发病率高于足月儿，男婴发病率高于女婴。

新生儿出生后 24 小时内开始排尿，正常尿量为每小时 1 ~ 3ml/kg，每小时尿量 <1.0ml/kg 为少尿，每小时 <0.5ml/kg 为无尿。出生后前几天的尿放置一段时间可有褐色沉淀是由于尿中含尿酸盐较多所致，新生儿尿渗透压平均为 240mmol/L，相对密度为 1.006 ~ 1.008g/cm^3。

（五）血液系统

新生儿血容量约占体重的 10%，约为 80 ~ 100ml/kg。出生时红细胞可达（6 ~ 7）$\times 10^9$/L；血红蛋白（hemoglobin，Hb）140 ~ 200g/L，其中胎儿血红蛋白占 70%，以后逐渐被成人型血红蛋白替代。生后 6 ~ 12 小时因进食较少和不显性失水，红细胞数和血红蛋白量会比出生时高，随后因生理性溶血，至出生后 10 天左右红细胞数和血红蛋白量比出生时减少约 20%。

出生第 1 天的白细胞计数可达 18×10^9/L，第 3 天开始明显下降，1 周时平均水平为 12×10^9/L。白细胞分类计数的变化特点主要体现在中性粒细胞与淋巴细胞比例上，出生时中性粒细胞约占 0.65、淋巴细胞占 0.30。随着白细胞总数的下降，中性粒细胞比例也相应下降，于生后 4 ~ 6 天出现中性粒细胞与淋巴细胞的占比第 1 次交叉（两者比例基本相等）；之后中性粒细胞比例又逐渐上升，淋巴细胞比例下降，至 4 ~ 6 岁时出现第二次交叉。由于新生儿生后 1 周内凝血因子不足、活性低，易发生出血症，因此新生儿娩出后即给予维生素 K_1（VitK_1）1mg 肌内注射预防出血。

（六）神经系统

新生儿脑相对较大，占体重的 10% ~ 20%，头围能反映脑的容量。脊髓相对较长、其末端位于第 3、4 腰椎下缘。足月儿大脑皮质兴奋性低，睡眠时间长，每天可达 20 ~ 22 小时。新生儿已具备的原始反射包括觅食反射、吸吮反射、吞咽反射、握持反射和拥抱反射。由于锥体束发育不成熟，腹壁反射与提睾反射可呈阴性，而巴宾斯基征呈阳性。

（七）能量代谢

胎儿糖原的储备较少，在娩出后的 12 小时内若未及时补充，容易出现低血糖，此时机体必须动用脂肪和蛋白质来提供能量。新生儿基础热能的消耗量为 50 ~ 70kcal/kg（209.2 ~ 313.8kJ/kg），随后每天热量增至 100 ~ 120kcal/kg（418 ~ 502kJ/kg）。

（八）免疫系统

新生儿的特异性免疫和非特异性免疫功能均不成熟，唯有免疫球蛋白 IgG 可以通过胎盘由母体获得，使新生儿对某些传染病具有免疫力。但 IgA 和 IgM 不易透过胎盘，因此新生儿易感染，且感染易扩散，多以革兰氏阴性菌为主。

三、新生儿常见的特殊生理现象

（一）生理性体重下降

新生儿出生后 2 ~ 4 天由于摄入量少、不显性失水及胎粪排出等原因可使体重下降 6% ~ 9%，但一般不超过 10%，10 天左右恢复至出生体重。

（二）生理性黄疸

大部分新生儿在生后 2 ~ 3 天即出现黄疸，5 ~ 7 天最重，10 ~ 14 天消退，一般情况良好，食欲正常。值得注意的是，少数新生儿虽然血清总胆红素值在“生理性黄疸”所定义的临界值以下，但也出现了神经系统后遗症，因此临床的实际病情观察至关重要。

（三）“马牙”和“螳螂嘴”

“马牙”或称“板牙”，是指在新生儿上腭中线和齿龈部位有散在黄白色、米粒大小隆起，系上皮细胞堆积或黏液腺分泌物所致，数周或数月后自然消退。“螳螂嘴”是指口腔两侧的颊部各有一个利于吸吮的隆起的脂肪垫，不能挑破、以免感染。

（四）乳腺肿大、假月经

男女新生儿均可发生乳腺肿大，在出生后的 3 ~ 5 天可能出现乳腺肿大如蚕豆至鸽蛋大小，多在 2 ~ 3 周后自行消退，切忌挤压或挑破。假月经发生于女婴，部分女婴在出生后 5 ~ 7 天出现类似月经样的流血，一般不做处理，1 周后可自然消失。出现乳腺肿大和假月经的原因主要是受出生后母亲雌激素突然中断的影响所致。

（五）粟粒疹及红斑

出生后 1 ~ 2 天，新生儿头部、躯干和四肢出现大小不等的红色斑丘疹，为“新生儿红斑”，1 ~ 2 天可自然消退；鼻尖、鼻翼、颜面部可见米粒大小的黄白色皮疹，称为“粟粒疹”，为皮脂腺堆积所致，也可自然消退。

四、新生儿生理变化原因及评估内容

为了方便对新生儿生理学改变进行评估，特将常见生理变化原因及评估内容汇总，见表 7-1。

表 7-1　新生儿常见生理变化及原因

生理变化	原因
皮肤	
• 手足发绀（外周型紫绀）：生后 12 小时内是正常现象，如持续存在，需警惕病理性因素	• 由于体温调节系统的调整引起
• 胎脂：白色、奶酪样物质，由体脂和脱落的上皮细胞组成，足月新生儿皮肤皱褶处可有少量	• 在子宫内保护胎儿皮肤
• 脱屑（皮肤脱皮）	• 由于出生后皮肤干燥，生后 2 天内出现脱皮是正常现象
• 大理石样皮肤（斑点状）：多见于早产儿，如果持续存在，可能提示先天性问题	• 表面血管扩张，不是寒冷反应。
• 丑角征：支撑身体的一侧为红色，没有支撑的一侧为白色	• 低出生体重新生儿可见体位性颜色变化
• 胎毛：面部、肩膀以及背部细小柔软的毛	• 早产儿更常见
• 头部：可发生瘀青、暂时性头皮肿胀	• 分娩过程中的机械性压力所致，出现血肿、脑积水时肿胀程度加重
呼吸	
• 快速、周期性呼吸：生后立即开始用鼻呼吸	• 是适应子宫外生活所必需，呼吸运动帮助新生儿从呼吸道排出液体，同时也保证氧合作用
循环	
• 第一次啼哭后心率加快	• 呼吸运动开始后刺激氧的转运
肝脏	
• 胆红素水平高，黄疸	• 出生时，肝脏在铁的储存、红细胞的生成、糖代谢、胆红素转化为结合胆红素以及凝血功能中起主要作用，发育不成熟的肝脏通常不能很好发挥功能，导致胆红素水平升高
胃肠道	
• 溢奶	• 新生儿胃的贲门括约肌发育不成熟，而幽门括约肌发达
• 通常喂奶后很快会排胎便	• 新生儿有必需的活性酶和胃肠蠕动来消化简单的碳水化合物、脂肪和蛋白质，且喂养促进胃肠蠕动
泌尿系统	
• 通常出生时或生后不久排尿	• 与成人相比，新生儿肾脏对尿的浓缩能力差，液体摄入可增加排尿
骨骼肌肉	
• 在觉醒状态下身体运动增加	• 行为和感知能力触发运动和探索
体温调节	
• 体温不稳定	• 新生儿体温调节中枢发育不完善，易受环境因素影响，且新生儿体表面积相对较大，皮下脂肪薄，血管丰富，易于散热
神经生理	
• 出生后半小时内，新生儿是警觉和活跃的	• 此期持续 30 分钟，是寻找食物的本能反应
• 半小时后进入睡眠期	• 持续 2 ~ 4 小时
• 之后再次处于清醒和警觉状态	• 准备好接受哺乳

（张素珍）

第二节　新生儿健康史评估

新生儿健康史主要包括两个方面：胎儿期及分娩期的健康史。胎儿期健康史主要评估母亲的分娩史、产前检查状况、有无合并症或并发症等。分娩期的健康史评估主要包括分娩时的孕周、分娩的方式、分娩过程是否正常以及麻醉的类型等。在评估新生儿健康史时应注意以下问题：

- 评估父母的健康史和遗传病史，特别应该注意母亲在妊娠前和妊娠期间的患病以及用药情况。
- 评估母亲的既往妊娠史，包括娩出先天性异常儿、死产儿和（或）遗传性疾病患儿史。
- 评估产前筛查结果。

一、新生儿全面健康史评估

（一）社会人口学资料

主要包括新生儿姓名、性别、日龄、种族、籍贯、父母姓名、家庭住址及能联系到的电话号码等。新生儿姓名一般是在母亲姓名之后加注之子或之女，如张 ×× 之子、王 ×× 之大女、王 ×× 之小子；日龄一定要准确记录，生后 1 周内精确到小时，1 周到 1 个月内精确到天。

（二）出生史

主要包括胎次、产次、出生时间、出生时体重、胎龄、有无窒息（Apgar 评分）、惊厥、出血、复苏抢救情况等；母亲有无分娩并发症，如臀位、绒毛膜羊膜炎、羊水恶臭或羊水粪染、产前窒息伴胎心率异常；是否应用器械助产，如产钳助产、胎头吸引器助产及剖宫产分娩等。

1. **新生儿体重**　根据出生时体重，新生儿可分为正常出生体重儿、低出生体重儿、极低出生体重儿、超低出生体重儿、巨大儿（表 7-2）。

表 7-2　新生儿分类（按出生时体重）

分类	出生体重
正常出生体重儿	2500 ~ 3999g
低出生体重儿	<2500g
极低出生体重儿	<1500g
超低出生体重儿	<1000g
巨大儿	≥ 4000g

2. **新生儿胎龄**　根据出生时胎龄，新生儿可分为足月儿、早产儿、极早早产儿、过期产儿等（表 7-3）。

3. **Apgar 评分**　是一种简易的临床上评价新生儿窒息程度的方法。内容包括心率、呼吸、喉反射、肌张力和皮肤颜色 5 项，每项 2 分，总共 10 分（表 7-4）。在新生儿生后 1 分钟、5 分钟和 10 分钟进行 Apgar 评分。一般将 1 分钟 Apgar 评分 8 ~ 10 分为正常，4 ~ 7 分为轻度窒息，0 ~ 3 分为重度窒息。1 分钟评分反映胎儿在宫内的情况；5 分钟及以后评分反映复苏效果，与预后关系密切。新生儿 Apgar 评分以呼吸为基础，皮肤颜色最灵敏，心率是最终消失的指标。临床恶化顺序为皮肤颜色→呼吸→肌张力→反射→心率。复苏有效顺序为心率→反射→皮肤颜色→呼吸→肌张力。

表 7-3　新生儿分类（按出生时胎龄）

分类	出生时胎龄
足月儿	≥ 37 周至 <42 周
早产儿	≥ 28 周至 <37 周
极早早产儿	≥ 22 周至 <28 周
过期产儿	≥ 42 周

表 7-4　新生儿 Apgar 评分法

体征	0 分	1 分	2 分
每分钟心率	0	<100 次 / 分	≥ 100 次 / 分
呼吸	0	浅慢，且不规则	佳，哭声响
肌张力	松弛	四肢稍屈曲	四肢屈曲，活动好
喉反射	无反射	有些动作	咳嗽、恶心
皮肤颜色	全身苍白	身体红，四肢青紫	全身粉红

4．**头颅血肿与头皮水肿**　分娩过程中的机械因素可能对新生儿造成头部损伤，应注意鉴别头颅血肿与头皮水肿（表 7-5）。

表 7-5　头颅血肿与头皮水肿的鉴别

项目	头颅血肿	头皮水肿
部位	颅骨骨膜下	先露部皮下组织
范围	不超越骨缝	不受骨缝限制
出现时间	产后 2 ~ 3 天最大	分娩时存在
消退时间	3 ~ 8 周	产后 2 ~ 3 天
局部特点	波动感	凹陷性水肿

（三）母亲既往健康史

1．**母亲的健康问题**　如妊娠期糖尿病、心脏或肾脏疾病、前置胎盘等，可能会成为新生儿的潜在危险因素。

2．**母亲在妊娠前和妊娠期间的用药情况**　处方或非处方药物的使用，以及烟草、酒精和非法毒品的使用等可能会对新生儿的健康造成影响。如母亲在孕期吸烟与新生儿低出生体重相关，母亲饮酒与胎儿酒精综合征有关。

（四）家族史

1. 新生儿父母的种族、有无近亲结婚、健康状况、患病情况、有害物质接触史等。

2. 新生儿同胞兄姐的健康状况、患病情况，母亲各胎次情况如流产、死胎、死产、生后死亡等。

3. 新生儿父母家族中三代有无遗传性疾病史、先天性疾病史、过敏性疾病史等。

（五）系统回顾

通过系统回顾可帮助助产士评估新生儿可能出现的异常症状和体征，详见表 7-6。

表 7-6　新生儿系统回顾的主要内容

项目	原因
皮肤 • 是否存在损伤、出血点、胎记等？	• 分娩过程中的机械因素可能造成新生儿软组织损伤 • 胎记是黑色素沉着 **注意：如果存在上述问题，需详细描述，并注意观察有无感染、出血等**
头颈部 • 头部和颈部是否存在肿块？	• 分娩过程中的机械因素可能对新生儿造成头部损伤和骨折，如头部血肿和锁骨骨折
眼、耳、鼻、口、喉 • 眼睛里是否有分泌物？ • 能够眨眼吗？ • 是否有液体从耳朵、鼻腔和喉咙里流出？ • 鼻腔是否有充血？ • 对声音有反应吗？	• 可能是分娩的原因或者有感染的存在 • 正常新生儿对光反射存在 • 新生儿用鼻腔进行呼吸，需清除鼻腔内的分泌物以减轻呼吸压力 • 正常情况下，新生儿对声音是有反应的
呼吸系统 • 新生儿的呼吸是否表现为堵塞性或者喘息样？	• 胎儿时期的液体若残留在肺内可以造成呼吸道的堵塞
心血管系统 • 皮肤是否苍白？	• 多为严重贫血或外周血管强烈收缩引起，可提示心血管充盈不良
体温调节 • 新生儿的体温是否保持稳定？	• 新生儿的体温调节能力尚不稳定，主要依靠外界环境来保持温暖
肝脏调节 • 新生儿有黄疸吗？	• 24 小时以内出现的黄疸多属于病理性黄疸，而 24 小时以后出现的可能为生理性黄疸
胃肠道的适应 • 新生儿排胎便了吗？ • 新生儿呕吐过吗？	• 排出胎便提示无肛门闭锁 • 持续性呕吐常提示肠道梗阻
泌尿生殖道 • 新生儿排尿了吗？	• 排尿可反映肾脏的功能
神经系统 • 新生儿的运动和哭声是否正常？	• 正常新生儿肌肉运动匀称，四肢能部分屈曲；手 - 口运动明显。当处于觉醒状态时，新生儿能够表现出随机的、无目的的双侧运动 • 哭声响亮，不过分高尖和虚弱
内分泌系统 • 新生儿有低血糖的症状吗？	• 母亲患有妊娠期糖尿病易导致新生儿低血糖
睡眠和休息 • 新生儿每天睡几个小时？	• 新生儿一天的睡眠时间可达 20 个小时，长时间的睡眠可促进生长和发育
亲子关系 • 家庭成员与新生儿的互动怎样？	• 新生儿的健康依赖于家庭成员的照顾。父母应多接触和拥抱新生儿，在亲子关系建立的过程中多为宝宝提供帮助

二、新生儿健康史评估记录方法

由于身体原因，产妇往往无法长时间地配合问诊，围绕胎儿期健康状况及分娩期健康状况，可以参照以下问题简要地进行问诊，见表 7-7

表 7-7　新生儿健康史评估记录方法

姓名______　性别______　日龄______ 家庭住址______________　邮政编码____________ 联系电话______________　民族______　籍贯______ 检查时间____年____月____日____时 供史者______　可靠性______________ 出生史：第____胎____产，胎龄____周，出生体重______g， 宫内窘迫：□有　□无 出生时间：____年____月____日____时，分娩方式____________ Apgar 评分：1min____　5min____　10min____　15min____ 过去史：1. 胎儿期健康状况________________________ 　　　　2. 生后患病状况________________________ 家庭史：父亲：姓名______年龄______岁，职业______________ 　　　　健康状况____________ 　　　　母亲：姓名______年龄______岁，职业______________ 　　　　健康状况____________ 　　　　母亲孕期患病及治疗情况________________________ 　　　　父母近亲结婚：□是　□否 　　　　父母遗传性疾病史______________

（张素珍）

第三节　新生儿主要症状问诊

由于新生儿不能自述自觉症状，其异常表现通常由看护者发现，如哭闹、呼吸困难、腹胀、发绀、黄疸、惊厥等。因此，对新生儿异常临床表现的问诊需要借助其照护者间接获取。通过对异常表现的系统问诊，助产士可对新生儿的异常表现及其原因做出判断，为确认健康问题和制定照护计划提供依据。

一、新生儿低体温

体温过低（hypothermia）是指核心温度≤ 35℃。新生儿体温过低不仅可以引起皮肤硬肿症，还可致心、脑、肝、肾和肺等重要脏器损伤，甚至导致死亡。有研究显示，体温过低是一个危险信号，可能会导致新生儿死亡率增加。当体温 <32℃时，病死率可达 20% ~ 50%，体温 <30℃时，新生儿病死率高达 61.1%。

（一）原因与发生机制

1．**体温调节中枢发育不成熟**　新生儿的体温调节中枢无论是产热还是散热调节功能都不完善，调节能力差，致使体温易受外界环境的影响。

2．**热量容易散发**　新生儿体表面积相对较大，皮下脂肪薄，血管丰富，易于散热。

3．**其他因素**　新生儿肝脏储存的糖原量很少。若保温措施不够、热量摄入不足或某些疾病影响时，常不能维持正常体温，易发生体温过低。

（二）临床表现

1．**一般表现**　新生儿体温过低时，皮肤温度常因末梢血管的收缩而首先下降，出现全身发凉，体温常低于35℃。

2．**严重表现**　新生儿的表现与低温的严重程度及潜在的疾病或并发症有关。皮肤硬肿严重时常见嗜睡、拒乳、少哭、少动。皮肤硬肿开始见于四肢、大腿、臀部，而后可遍布全身，严重者可有代谢性酸中毒、血液黏稠、凝血功能障碍和神经功能障碍等多系统脏器损伤。

（三）问诊要点

1．**母亲孕期情况和出生史**　详细询问有无胎儿宫内窘迫史，分娩时有无新生儿窒息史，出生时环境温度等。

2．**生后保暖情况**　出生后环境温度及保暖措施是否恰当到位。

3．**喂养史**　有无及时开始喂养，母乳是否足够，吸吮是否有力。

4．**疾病表现**　生后疾病情况以及有无不吃、不哭、少动等表现。

二、新生儿发热

新生儿核心温度高于37.5℃称为发热。新生儿发热常由环境因素或感染导致。根据发热的程度不同可分为以下几种类型：低热：37.5～38℃；中等热：38.1～39℃；高热：39.1～41℃；超高热：41℃以上。

（一）原因与发生机制

1．**新生儿生理因素**　体温调节中枢尚未发育成熟，对产热和散热的调节功能差；另因新生儿皮下脂肪薄，体表面积相对较大，体温易受周围环境温度影响。当新生儿体温升高超过正常水平时，散热机制主要为外周血管扩张和有限程度的出汗，当不足以代偿时，可引起新生儿发热。

2．**环境因素**　周围的环境温度过高，如新生儿包裹过严过多、暖箱温度及光疗箱温度设置过高、辐射床温控探头脱落等，均可引起新生儿体温迅速升高。

3．**摄入水分不足**　新生儿出生后经呼吸、皮肤蒸发等非显性失水以及排出大、小便等丢失大量水分，而生后3～4天内母乳量较少，未能及时补充水分导致新生儿血液浓缩而发热。

4．**感染**　各种病原体引起局部和全身性感染，如败血症、肺炎、脐炎、尿路感染、化脓性脑膜炎等。

5．**其他因素**　先天性外胚叶发育不良，因汗腺缺乏，散热障碍，可引起发热；骨骼肌强直和癫痫持续状态等也可引起发热；新生儿颅内出血可引起中枢性发热；母亲分娩时接受硬膜外麻醉也可引起发热。

（二）临床表现

新生儿发热主要表现为体温测量值高于正常范围。低热可无明显临床表现，体温过高可引起心跳加速、呼吸急促、呼吸暂停，烦躁不安、啼哭、面色潮红等，严重者引起惊厥、脑损伤，甚至死亡。严重脱水热时可有尿量减少或无尿。感染时还可表现为新生儿精神反应差，末梢循环差，外周皮肤血管收缩，肢端发凉，核心和外周温差加大。

（三）问诊要点

1. **发热的特点及程度** 起病时日龄、起病时间和持续时间，热度和热峰变化的规律。

2. **发热对患儿的影响** 发热时一般情况，包括精神、食欲、尿量等变化；有无惊厥等并发症的发生。

3. **发热相关疾病史** 母亲孕期情况和出生史、羊水情况，有无感染高危因素；新生儿所处外界环境情况，有无环境温度过高；新生儿喂养情况，有无可能为脱水热；有无其他伴随症状提示可能的病因。

4. **诊断和治疗经过** 曾使用过何种治疗措施，包括松包散热、补充液体、应用退热药和抗生素等，效果怎样，有无不良反应等。

三、呼吸困难

呼吸困难（respiratory distress）是新生儿期的常见症状之一，是指新生儿的呼吸频率、节律、强度、深浅度改变，吸气与呼气比例失调，出现呼吸急促、费力、点头、张口呼吸以及由呼吸肌动作引起的三凹征（胸骨上窝、剑突下窝和肋间隙的吸气性凹陷）和鼻翼扇动等。呼吸困难常是新生儿危急重症的临床表现之一，如不及时处理可危及生命。

（一）原因与发生机制

1. **疾病引起** 新生儿呼吸困难的常见病因有呼吸系统疾病、循环异常类病变、神经肌肉及代谢疾病等，以呼吸系统疾病所致的呼吸困难最常见。

2. **与新生儿的解剖生理特点有关**

（1）呼吸中枢：新生儿呼吸中枢发育不完善，呼吸运动调节能力差。

（2）鼻腔：新生儿的鼻腔相对狭小，喉头及气管呈漏斗状，管腔细，软骨软弱，弹力组织不发达，黏膜柔嫩，血管丰富，轻度炎症即可发生气道阻塞。鼻腔内缺乏鼻毛，对空气中的尘埃及微生物阻挡能力差。黏液腺发育不良，鼻腔黏膜相对干燥，纤毛运动力差，清除微生物能力弱，容易发生呼吸道感染。

（3）肺储备能力：新生儿的支气管和肺泡数目少，含气量少，肺储备能力差。

（4）其他：新生儿的呼吸肌不发达，肋骨与脊柱成直角，肋骨排列接近水平位置，相当于成人深吸气状态，加之新生儿的纵隔、心脏、腹内器官相对较大，肺容积相对小，膈肌运动只能使胸腔上下伸展，而不能使其向左右、前后伸展，呼吸量较低。新生儿代谢旺盛，需氧量相对较多，易发生呼吸困难。

（二）临床表现

呼吸增快通常是呼吸困难的早期症状，然后出现鼻翼扇动和三凹征，听诊肺部呼吸音减低，吸气时可闻及细湿啰音。随着皮肤颜色变暗、发绀、呼吸增快达 100 ~ 120 次 / 分，出现呼气性呻吟、周期性呼吸甚至呼吸暂停，表示病情进一步恶化。

（三）新生儿常见的呼吸困难形式

1. **呼吸急促** 新生儿呼吸次数大于 60 次 / 分称为呼吸急促，严重时呼吸频率可增至 80 ~ 100 次 / 分或以上，各种呼吸系统、循环系统疾病及发热均可引起呼吸频率增快。健康新生儿呼吸频率变化较大，安静时为 40 次 / 分，哭闹时可达 80 次 / 分，观察呼吸频率需要连续观察数分钟后才可判断。

2．**呼吸减慢** 呼吸次数小于20次/分称为呼吸减慢，是呼吸中枢受抑制的表现，常见于呼吸抑制剂及镇静药中毒、颅内出血、缺氧缺血性脑病及严重呼吸衰竭晚期。呼吸频率由增快转为减慢是严重呼吸衰竭的表现，提示病情凶险。

3．**呼吸暂停** 指呼吸在短时间内完全停止，其严重程度以每次呼吸暂停的时间长短和频率而定。早产儿因呼吸中枢发育不成熟，呼吸暂停多见，并且胎龄越小越易发生。

4．**吸气凹陷和呼气呻吟** 吸气凹陷是吸气性呼吸困难的表现，见于上呼吸道梗阻如喉炎、喉或气管狭窄，但新生儿由于呼吸肌发育不成熟，吸气凹陷可不典型。呼气性呻吟及呼气延长是呼气性呼吸困难的表现，见于小气道梗阻和肺扩张不均匀。混合性呼吸困难见于肺炎、胸腔积液或气胸、心包积液及中枢神经系统疾患。

5．**喘鸣** 高调吸气喉喘鸣提示喉部疾病，不伴有嘶哑，常见于先天性喉喘鸣；伴声音嘶哑、无音，应考虑喉返神经麻痹，不全喉蹼、喉头狭窄或肿瘤压迫喉头。呼气性喘鸣多见于喘息性支气管炎。吸气及呼气均伴有低音调喘鸣，提示气管受压。

（四）问诊要点

1．**呼吸困难发生的危险因素** 详细询问母亲孕期健康状况、胎龄、分娩方式、是否有宫内窘迫、窒息、羊水胎粪污染等。

2．**呼吸困难的特点及伴随症状** 了解呼吸困难开始时间、变化及伴随症状。生后即出现严重的呼吸困难和青紫，提示有严重心肺畸形；早产儿生后不久出现进行性加重的呼吸困难伴呻吟，要考虑肺透明膜病（HMD）；有宫内窘迫或出生窒息伴羊水胎粪污染，出生后有呼吸困难，应考虑胎粪吸入综合征（MAS）可能；剖宫产儿生后出现呼吸困难，应注意湿肺；母亲产前有发热或胎膜早破24小时，生后有呼吸困难应注意感染性肺炎可能。治疗过程中呼吸困难突然加重，应注意有无气胸发生。生后严重青紫伴呼吸困难，应注意有无先天性心脏病及心源性呼吸困难。有严重出生窒息，生后有缺氧缺血性脑病（HIE）及呼吸节律改变或喘息样呼吸，应考虑中枢性呼吸困难。

3．**诊断、治疗与护理经过** 有否使用氧疗，氧疗浓度、流量和疗效等。

四、呼吸暂停

呼吸暂停（apnea）是指在一段时间内无呼吸运动，多见于呼吸停止时间 >20 秒，伴有心率减慢（< 100次/分）或出现青紫、血氧饱和度降低和肌张力低下。呼吸暂停是新生儿尤其是早产儿的常见症状，如不及时发现和处理，可致脑缺氧损伤，甚至猝死，应密切监护，及时处理。

（一）原因与发生机制

新生儿呼吸暂停分为原发性呼吸暂停和继发性呼吸暂停。

1．**原发性呼吸暂停** 多见于早产儿，尤其是胎龄 <34 周，出生体重 <1800g 的早产儿，没有其他原发疾病，与早产儿呼吸中枢和呼吸器官，以及反射机制发育不完善等因素有关。

（1）呼吸中枢发育不成熟：胎龄越小，延髓中枢化学感受器越不成熟，无髓鞘化程度越低，对 CO_2 升高的敏感性低，尤其低氧时对 CO_2 的反应更低而导致呼吸暂停。

（2）早产儿脑干神经元功能不完善：根据脑干听觉诱发反应发现其传导时间随着胎龄增加而缩短，呼吸暂停发生随之减少。

（3）呼吸模式多样化：因呼吸中枢调控的不稳定性，周期性呼吸在早产儿中极为常见，当食管反流或咽部分泌物的积聚引起喉化学反射过度时，可能导致呼吸暂停的发生。

（4）早产儿快眼动相睡眠占优势：此期呼吸不规则，肋间肌抑制，潮气量降低，PaO_2 下降，易发生呼吸暂停。

（5）早产儿膈肌氧化纤维少：易疲劳，从而导致呼吸暂停。

（6）早产儿咽部肌肉弱：喉软骨柔软，颏舌肌张力低，吸气时难以维持咽部完全开放，易引起呼吸暂停。

（7）β- 内啡肽：研究发现早产儿体内 β- 内啡肽增多，通过作用于某些脑核如孤束核的 β- 受体抑制呼吸，还能降低脑干神经元对 CO_2 的敏感性产生抑制呼吸的作用。

2．继发性呼吸暂停 由各种不同基础疾病及其他附加因素引起低氧血症和（或）酸中毒，可抑制发育不完善的呼吸中枢兴奋性，导致呼吸暂停；呼吸道分泌物的堆积和支气管壁黏膜肿胀，增加呼吸道阻力，甚至产生一定程度的气道阻力，需要增加呼吸功能来代偿，新生儿呼吸功能的代偿力很差，当呼吸负荷增加时，不能有效地延长吸气时间，改变食管压力和增加有效弹性进行代偿。这种呼吸反射功能上的不完善，是早产儿有呼吸道疾病时容易发生呼吸暂停的原因之一。常见因素主要有：

（1）中枢神经系统疾病：脑损伤、脑膜炎、脑水肿、颅内出血、核黄疸或抽搐发作。

（2）心肺疾病：严重肺透明膜病、新生儿肺炎或慢性肺部疾病、动脉导管开放等。

（3）代谢疾病：低钠、低钙、低血糖、酸中毒等。

（4）其他：遗传、剧烈疼痛、败血症、环境温度不当、新生儿硬肿症、重度贫血、母亲应用麻醉镇静药、神经递质异常等。

（二）临床表现

1．原发性呼吸暂停 多发生在胎龄 <34 周或出生体重 <1800g 的早产儿，通常在出生后的 3 ~ 5 天开始出现，在生后数周内可反复发作，常不伴任何其他疾病。胎龄越小，发生呼吸暂停的危险越大。国外文献显示 34 ~ 35 周的新生儿仅有 7% 发生呼吸暂停，而 <29 周的早产儿呼吸暂停的发生率接近 100%。原发性呼吸暂停可分为中枢性、阻塞性和混合性呼吸暂停。中枢性呼吸暂停因呼吸中枢受抑制，其特征为呼吸暂停期间呼吸运动停止、气道内气流停止，持续时间短，较少发生心动过缓；阻塞性呼吸暂停是因上呼吸道阻塞所致，其特征为呼吸暂停期间气道内气流停止，但仍有呼吸动作，持续时间长且较早发生心动过缓。

2．继发性呼吸暂停 继发性呼吸暂停发作时出现青紫、肌张力低下、心率变慢、血氧饱和度下降、血压降低，如不及时发现可致脑缺氧损伤，甚至死亡。心肺监护仪或呼吸心动描记可协助诊断。1 小时内呼吸暂停发作超过 2 ~ 3 次，为呼吸暂停反复发作。生后 3 天 ~ 1 周内出现呼吸暂停的早产儿排除其他疾病后方可考虑为原发性，出生 1 周后发生呼吸暂停的早产儿应寻找病因。

（三）问诊要点

1．呼吸暂停的表现 呼吸暂停的出现时间、频率、持续时间、能否自行恢复自主呼吸；与哺乳、更换尿布、哭闹等的关系。

2．呼吸暂停的伴随症状 有无发绀；有无心跳增快或减慢；有无经皮氧饱和度下降；有无意识障碍及意识障碍程度；有无惊厥、肢体强直等。

3．有关的疾病史或诱发因素 胎龄、出生体重；有无胎儿宫内窘迫史；分娩前母亲用药史，有无吸毒史；分娩时有无新生儿窒息史；有无羊水胎粪污染；有无产伤或颅内出血；有无咽部吸引及插管等。

4．诊断治疗和护理经过 是否进行过心电监测和血气分析等检查及其结果，已采取的措施及效果。

五、发　绀

发绀（cyanosis）是新生儿期的常见症状之一，可以发生在刚出生时或出生后任何时间。引起发绀的原发病可能轻微，也可能严重，甚至可威胁生命，因此快速做出诊断极为重要。

（一）原因与发生机制

新生儿发绀可由肺部疾病、心脏疾病或其他全身性疾病引起。各种原因引起新生儿毛细血管血液中的还原血红蛋白增多超过一定水平即引起发绀。一般认为新生儿动脉血还原型血红蛋白含量大于 50g/L 时，肉眼即能察觉到发绀；口腔及舌黏膜发绀出现早，当还原型血红蛋白含量在 30g/L 左右，即可观察到发绀。

1．呼吸系统疾病 呼吸系统是血红蛋白能够氧合成为氧合血红蛋白的地方，只要能够阻碍血红蛋白和空气接触的任何呼吸系统疾病都能使全身动脉血的氧合血红蛋白减少而出现发绀，其中包括慢性支气管炎、肺结核、肺炎等。

2．循环系统疾病 心脏排出血液减少、血液循环减慢如心力衰竭和休克可出现发绀。局部血液循环不畅如长时间暴露在寒冷环境下也可出现发绀。

3．其他类型疾病 真性红细胞增多症是由于红细胞数量明显增多使得部分血红蛋白得不到氧合而出现发绀。异常血红蛋白类发绀是由于异常血红蛋白失去与氧结合能力所致。

（二）临床表现

临床表现为生理性发绀和病理性发绀。

1．生理性发绀 正常新生儿在生后 5 分钟内，用力啼哭时偶可出现发绀，这种暂时性发绀在啼哭停止后即可消失。分娩时先露部由于压力造成的淤血、水肿，局部皮肤可出现发绀。

2．病理性发绀

（1）中央性发绀：根据病因可分为肺源性和心源性发绀。肺源性发绀常伴有呼吸急促、鼻翼扇动及三凹征等临床表现，吸氧后发绀大多能改善。心源性发绀吸氧后多无明显改善。

（2）周围性发绀：发绀多限于四肢末梢或局部，可分为全身性和局部性两类。

（3）异常血红蛋白：临床表现为口腔黏膜、甲床和全身发绀。

（三）问诊要点

1．发绀的表现 发绀的出现时间、急缓、持续时间、分布范围；与哺乳、哭闹等的关系；吸氧能否缓解等。

2．伴随症状 吸吮是否有力；有无不吃、不哭、少动表现；有无意识障碍及意识障碍程度；有无呼吸急促或心跳增快；有无发热或体温过低。

3．有关的疾病史或诱发因素 有无胎儿宫内窘迫史；分娩前母亲用药史，有无吸毒史；分娩时有无新生儿窒息史；有无羊水胎粪污染；有无产伤或颅内出血；环境温度是否适宜。

4．诊断、治疗及护理经过 是否进行过血常规、血气分析等检查及其结果，已采取的措施及效果。

六、黄 疸

新生儿黄疸（jaundice）是由于胆红素在体内聚集而引起的巩膜、皮肤、黏膜、体液以及其他组织被染成黄色的现象。可分为生理性黄疸和病理性黄疸两种。引起黄疸的原因多而复杂，病情轻重不一，重者可导致胆红素脑病（核黄疸），常引起严重后遗症。

新生儿摄取、结合、排泄胆红素的能力较低，仅为成人的1%～2%，所以极易出现黄疸。当饥饿、缺氧、脱水、酸中毒、头颅血肿或颅内出血时，更易出现黄疸或使原有黄疸加重。

（一）新生儿黄疸的分类

1．生理性黄疸 由于胆红素代谢特点，60%的足月儿和80%以上的早产儿在出生后2～3天即出现黄疸，5～7天最重，10～14天消退，未成熟儿可延迟至3～4周。正常足月儿血清胆红素不超过205.2μmol/L，早产儿<257μmol/L，一般情况良好，食欲正常。

2．病理性黄疸（高胆红素血症） 高胆红素血症可分为高未结合胆红素血症与高结合胆红素血症，新生儿黄疸以前者多见。具备下列任何一项即可视为病理性黄疸。

（1）黄疸出现过早：黄疸发生于出生后24小时内。

（2）黄疸程度重：血清胆红素迅速增高，血清胆红素>205μmol/L。

（3）黄疸进展快：每日上升>85μmol/L。

（4）黄疸持续时间过长或黄疸退而复现：足月儿>2周，早产儿>4周。

（5）血清结合胆红素>26μmol/L。

3．母乳性黄疸 由于母乳中β-葡萄糖醛酸苷酶的活性较牛乳明显增高，使肠道中未结合胆红素的产生及吸收增加所致。一般于母乳喂养后4～5天出现黄疸，持续升高2～3周达高峰，1～4个月逐渐消退。一般状态良好，停母乳2～4天黄疸明显下降，如不下降应排除病因。

（二）病因

1．感染性黄疸

（1）新生儿肝炎：大多数病毒可通过胎盘传给胎儿或出生时通过产道被感染，以巨细胞病毒、乙型肝炎病毒常见。

（2）新生儿败血症、尿路感染：由于细菌的毒素作用于红细胞，加速红细胞破坏、损伤肝脏细胞，使肝脏结合胆红素的能力下降，导致黄疸加重。

2．非感染性黄疸

（1）新生儿溶血病：是指母婴血型不合，母血中对胎儿红细胞的免疫抗体IgG通过胎盘进入胎儿血循环，发生同种免疫反应致使胎儿、新生儿红细胞破坏而引起的溶血。ABO系统和Rh系统血型不合引起者最多见。以未结合胆红素增高为主。

1）ABO血型不合：母亲多为O型，新生儿A型或B型多见。母亲为AB型或新生儿为O型均不发生。常因O型血母亲的抗体妊娠时经胎盘进入胎儿体内引起溶血，故ABO溶血可有50%在第一胎发生。

2）Rh血型不合：Rh血型有六种抗原（C、c、D、d、E、e），具有D抗原者为阳性，汉族人99.66%为Rh阳性。主要发生在Rh阴性孕妇，Rh阳性胎儿，一般不会发生在母亲未输过血的第一胎，症状随胎次增加而加重。

（2）先天性胆道闭锁：生后1～3周黄疸逐渐加重，皮肤呈黄绿色，肝脏进行性增大，质硬、光滑，粪便呈灰白色（陶土色）。以结合胆红素增高为主，肝功能异常，B型超声检查可协助诊断。如不及时治疗，3～4个月后可发展为胆汁性肝硬化。

（三）临床表现

1．生理性黄疸 出生后2～3天新生儿全身皮肤发黄，头面部、颈部、躯干、腿部及口腔黏膜比较明显，5～7天达到高峰，以后逐渐消退。在此期间，小儿的体温、体重、食欲及大小便均正常，可自行痊愈。

2．病理性黄疸 新生儿溶血病常在出生后24小时内出现黄疸，并迅速加重；感染引起的黄疸程度重、发展快，血清胆红素迅速增高，且黄疸持续时间过长或黄疸退而复现。新生儿溶血病临床表现轻重不一，Rh溶血病症状较重，ABO溶血病病情较轻。主要表现有：

（1）胎儿水肿：重度贫血和低蛋白血症导致全身水肿，胸腔、腹腔积液，病情严重者可为死胎。

（2）黄疸：常于生后24小时内出现黄疸，并进行性加重，血清胆红素浓度迅速增高。

（3）贫血：ABO血型不合者血红蛋白多正常。严重贫血多见于Rh血型不合，由于骨髓外造血活跃，出现肝、脾大，甚至发生贫血性心力衰竭。

（4）胆红素脑病：可因脂溶性未结合胆红素通过血脑屏障，使大脑神经核黄染、变性坏死，以大脑基底核、下丘脑和第四脑室底部最明显，引起胆红素脑病或称核黄疸。出现精神反应差、食欲减退、拒乳，之后出现尖叫、双目凝视、角弓反张甚至抽搐等症状。临床上分为4期：

1）警告期：嗜睡、脑性尖叫、吸吮力弱、肌张力低下，时限约12～36小时。

2）痉挛期：双目凝视、抽搐、角弓反张、呼吸节律不整，时限约12～36小时。

3）恢复期：抽搐减少至消失，可正常吃奶。

4）后遗症期：多发在生后2个月左右，出现手足徐动、耳聋、眼球运动障碍、牙釉质发育不全、智力落后等中枢神经系统损害后遗症。

（四）问诊要点

1．黄疸的临床表现特点 起病时间、部位、持续时间、皮肤色泽、粪与尿的颜色，有无其他伴随症状等。

2．有无与黄疸相关的疾病史和诱发因素 如母婴血型不合、先天性胆道闭锁、新生儿肝炎、新生儿败血症及其他感染、脐炎、皮肤脓疱疮等。

3．黄疸对新生儿的影响 有无精神反应差、食欲减退、拒乳以及尖叫、凝视、角弓反张，甚至抽搐等症状。

4．诊断、治疗与护理经过 曾经的检查和治疗情况，检查血清胆红素的结果、光照治疗的效果。

七、呕 吐

呕吐（vomiting）是新生儿期常见症状之一。新生儿胃容量较小，食管较松弛，胃成水平位，幽门括约肌发育较好而贲门括约肌发育较差，肠道蠕动的神经调节功能及分泌胃酸、蛋白酶的功能较差，使新生儿尤其是早产儿易发生呕吐。

（一）原因与发生机制

引起新生儿呕吐的原因很复杂，临床分为内科性和外科性呕吐两大类型。

1．内科性呕吐 病因包括咽下综合征、喂养不当、胃肠功能失调、肠道内外感染、脑部病变、低血糖、低钙血症、未成熟儿功能性肠梗阻、先天性代谢性疾病。

2．外科性呕吐 先天性肥厚性幽门狭窄，胃扭转、穿孔及胃食管反流等，食管裂孔疝、食管闭锁和食管气管瘘，肠腔狭窄、肠道闭锁，先天性巨结肠，肛门及直肠闭锁或狭窄及肠旋转不良，各种原因引起的肠梗阻、腹膜炎，肠套叠、先天性胆总管囊肿、门静脉高压症、阑尾炎、新生儿坏死性小肠结肠炎、膈疝、肠重复畸形等。

（二）临床表现

1．**内科性呕吐** 以呕吐食物及少量咖啡样物为主，呕吐物不含胆汁或粪便成分，无肠梗阻表现，可伴有消化道以外的症状和体征，如发绀、呼吸困难、心动过速等。

2．**外科性呕吐** 以呕吐胆汁或粪便成分为主，少部分为乳汁、奶块，当胃黏膜受损时呕吐物带有少量血液。呕吐多为喷射状、呕吐量大，为疾病早期出现的常见症状，有明显肠梗阻表现，可有羊水过多史，反复、严重呕吐常导致脱水和电解质紊乱、误吸甚至窒息。

（三）问诊要点

1．**呕吐的临床表现特点** 呕吐发生与持续的时间、频率，与进食、药物等的关系，以及呕吐物的量、性状及气味等；有无意识障碍及意识障碍程度；有无尖叫；有无发热或体温过低。

2．**呕吐对患儿的影响** 有无进食、进液及体重变化，有无心率加快、尿量减少、皮肤干燥及弹性下降、眼眶下陷等脱水表现。

3．**与呕吐有关的疾病史或诱发因素** 分娩前母亲用药史，有无吸毒史；有无羊水胎粪污染；有无产伤或颅内出血；有无导致误吸的危险因素，如哺乳时体位、有无呛咳等。

4．**诊断、治疗与护理经过** 是否已作X线钡餐、胃镜、血糖、血尿素氮、血清电解质、血常规等检查及其结果，已采取的措施及效果。

八、腹 胀

腹胀（abdominal distention）是新生儿常见症状，表现为腹部膨隆和相应的体征，同时伴有其他的消化道症状。腹胀可导致新生儿膈肌运动受限，肺活量减少，胸、腹腔内的血液循环受到限制，影响机体的生理活动，加重疾病进程，甚至危及生命。

（一）原因与发生机制

1．**生理性腹胀** 是由于新生儿腹壁肌肉薄，张力低下，消化道气体较多所致。与新生儿哭闹过度、便秘、喂养方式不当等有关。

2．**病理性腹胀** 以感染性疾病为多。重症感染造成肠道微循环障碍；细菌产生毒素造成中毒性肠麻痹；肠内致病微生物发生移位；腹胀使肠管壁受压，造成血液循环障碍加重腹胀。

（二）临床表现

1．**生理性腹胀** 表现为腹部轻度膨隆，喂奶后更明显，但没有其他异常的消化道症状，进食情况良好，排便和排气都正常。体检可见腹部膨隆均匀，腹壁皮肤无水肿、发红、发亮，全腹柔软，无触痛，无异常包块，肝脾大小在正常范围，叩诊明显鼓音，肠鸣音无亢进或减弱。粪检隐血试验阴性。

2．**病理性腹胀** 有较规律的阵发性哭吵，常伴呕吐，腹部可见肠型，肠鸣音增强或气过水声；严重者腹部弥漫性膨隆，肠型不清晰或粗大的肠管形状，腹壁有轻度水肿发亮，可见曲张的浅静脉。

（三）问诊要点

1．**临床表现特点** 腹胀开始的时间，与进食的关系，有无呕吐或腹泻、便血，肛门排便及排气情况；有无发热或体温过低；哭闹、精神反应和神志情况等。

2．既往史和个人史 分娩前母亲用药史，有无吸毒史；有无胎膜早破及出生时羊水胎粪污染；胎粪排出情况。

3．有无与腹胀相关的疾病病史和诱发因素 有无进食不洁食物史；喂养了哪些食物，如糖分过度发酵，也容易出现肠胀气。有无黄疸及其严重程度；有无感染；家族中有无类似表现等。

4．诊断、治疗与护理经过 曾经采取过何种诊断、治疗和护理措施，如血、尿、粪常规，隐血、电解质，腹部 X 线立位平片，补钙、葡萄糖、镁等，治疗后反应如何，有无不良反应。

九、呕血和便血

呕血（hematemesis）和便血（hematochezia）统称消化道出血。呕血指血液经口腔呕出的现象，便血则指血液经大便排出。上消化道出血时常常表现为黑便。

（一）原因与发生机制

新生儿消化道出血多为应激状态诱发的消化道溃疡所致。多由假性呕血和便血、全身性出凝血疾病、消化道疾病造成。

1．假性呕血和便血

（1）咽入母血：分娩时咽入母亲产道中的污血，或吸入母亲乳头皲裂、糜烂处的母血，引起新生儿假性呕血或便血。

（2）咽入自己的血液：由于咽入自己鼻咽部或气道等非消化道的血液也可引起呕血和便血，需要与真正的胃肠道出血鉴别。通常情况下，常由插管等外伤和局部损伤、出血所致。

（3）其他假性呕血和便血：新生儿口服铁剂、铋制剂、酚酞或中草药等可引起假性消化道出血，但较少见。

2．全身性出凝血疾病 新生儿期最常见的疾病是新生儿出血症。迟发性维生素 K 缺乏症患儿，大多数由于长期应用抗生素、胃肠道外营养或母亲偏食造成。

3．消化道疾病 包括反流性食管炎、急性胃黏膜病变、急性胃肠炎、肠梗阻、奶粉不耐受等引起的过敏性肠炎，以及先天性巨结肠、坏死性小肠结肠炎、乙状结肠、直肠及肛门息肉、肛门－直肠裂、血管畸形（血管瘤、动静脉瘘）等。各种应激因素，如窒息缺氧、颅内出血、颅压增高、败血症、低血糖、剧烈呕吐、应用非甾体类抗炎药、皮质类固醇药物等引起的胃黏膜急性糜烂、溃疡和出血。

（二）临床表现

1．呕血、黑便 上消化道出血可有呕血和黑便，一般呕血常伴有黑便，开始出血量多时为暗红色血便，出血量减少后转为黑便。便血或黑便不一定伴有呕血。幽门以上部位出血为以呕血为主，幽门以下部位出血以黑便或血便为主。

2．不同疾病的特异性表现

（1）假性呕血和便血：咽入母血或口服药物引起者一般情况良好，无贫血貌或失血性休克，血红蛋白抗碱变试验（Apt 试验）可明确血液为母血。

（2）全身性出凝血疾病：常有胃肠道外出血的表现，如皮肤及皮下的出血点、瘀斑等，出、凝血检查或血常规有异常改变。新生儿出血症多在生后 2～6 天出现呕血。出血量多时，呕吐物多为鲜血，可不混杂其他成分。

（3）消化道疾病：反流性食管炎伴发溃疡时可出现呕血、黑便，并有顽固性呕吐、营养不良和生长发育迟缓。急性胃黏膜病变常有原发病的表现和用药史。急性胃肠炎可见发热、呕吐、腹泻，严重者有便血和（或）呕血。肠梗阻可有呕吐、腹胀、呕血和便血。肠旋转不良等可因反复呕吐引起胃肠黏膜撕裂引发出血。先天性巨结肠和坏死性小肠结肠炎、乙状结肠、直肠及肛门疾病可引起下消化道出血，多为便血。血管畸形（血管瘤、动静脉瘘）则根据其不同部位可引起便血和呕血。

3. **全身性症状** 大量失血可引起一系列的全身性症状。失血量超过全身血容量的1/5以上时，即可表现失血性贫血和（或）失血性休克。急性失血性休克患儿尚未出现呕血和便血，已经有全身软弱、哭声无力、皮肤黏膜苍白、心率快而心音无力、血压下降和休克征象。如果排除了感染性中毒、中枢神经系统损伤、呼吸窘迫和心力衰竭等原因，应考虑有急性失血性休克，观察有无胃肠道出血。

（三）问诊要点

1. **确定是否为真性呕血与便血** 判断呕血时，应排除咽下母亲血液，应除外口腔、鼻咽部出血或咯血。黑便时，除注意是否为咽下母亲血液或其他部位出血外，还应除外口服铁剂等情况。

2. **呕血与便血的临床表现** 呕血与便血的次数、量、颜色、性状及其变化，以此可粗略判断出血量和出血部位。有无出汗、四肢冰冷、心动过速等表现，以及新生儿的意识状态和对刺激的反应情况等。

3. **相关的疾病史或诱发因素** 有无与呕血和便血相关的疾病史或诱发因素，生后有无注射维生素K_1，有无喂养不当，有无发热或体温不升，有无呕吐或腹泻，是否使用药物等。

4. **诊断、治疗与护理经过** 曾经的检查和治疗情况，检查的结果和治疗的反应。

十、便　秘

便秘（constipation）是粪便（包括胎粪）在肠道内停留时间过久，以至于干结，大便次数减少，排便困难。是新生儿期常见症状。大多数是功能性的，极少数有器质性疾病。足月成熟新生儿90%在生后24小时内排出第一次胎粪，其余可在36小时内排出。任何不排胎粪的新生儿应考虑有肠梗阻可能，肠闭锁、肠狭窄、胎粪性肠梗阻、乳块阻塞等均可导致便秘表现。

（一）原因及发生机制

新生儿便秘可以分为功能性便秘和器质性便秘两种。

1. **功能性便秘**

（1）饮食原因：营养不良、脱水；过量奶摄入；摄入不足。

（2）使用肠蠕动抑制药物或导泻药：如鸦片类、抗胆碱能和神经节阻断剂；硫酸镁使用后等。

2. **器质性便秘**

（1）胃肠道结构异常：①肛门和直肠：肛裂、出血脓肿，前置肛门，肛门直肠狭窄，骶骨前畸胎瘤，直肠脱垂；②小肠和结肠：肿瘤、狭窄、慢性扭转、肠套叠、内疝等。

（2）胃肠道平滑肌疾病：硬皮病和皮肌炎、系统性红斑狼疮、慢性甲型肠梗阻等。

（3）肠肌层神经节细胞异常：巨结肠、神经节细胞增生低下或过度、多发性内分泌腺瘤。

（4）腹肌缺乏。

（5）脊柱缺陷。

（6）代谢性和内分泌性疾病：甲状腺功能减退、甲状旁腺功能亢进、肾小管酸中毒，糖尿病（脱水），维生素D中毒、高钙血症，特发性高钙血症。

（二）临床表现

主要表现为大便量少、干燥；大便难以排出，排便时啼哭不止，甚至发生肛裂；严重者可伴有腹部膨隆、呕吐、拒乳、睡眠不安等症状；胎粪的排出延迟也会增加便秘的程度。

（三）问诊要点

1．**便秘的临床表现特点**　起病时间、持续时间、排便次数、粪便性状、排便量。

2．**有无与便秘相关的疾病史和诱发因素**　有无胃肠道结构异常、肛门直肠狭窄、肠套叠、肠梗阻、巨结肠等。

3．**便秘对新生儿的影响**　有无精神反应差，体重、吃奶、精神和睡眠的变化等。

4．**诊断、治疗与护理经过**　曾经的检查、治疗情况和护理措施。

十一、水　肿

水肿（edema）是指过多液体在组织间隙聚集，甚至有液体渗出，可以是全身性的，也可以是局部发生。部分胎儿在宫内时已经发生，出生时已有全身性水肿称胎儿水肿（hydrops fetalis），可表现为腹水、心包积液及皮肤水肿。生后各种原因所致的新生儿水肿多见于四肢、腰背、颜面和会阴部。

（一）原因与发生机制

新生儿水肿可因一系列疾病引起，如溶血性贫血、心功能不全、肾源性疾病、低蛋白血症、新生儿寒冷损伤综合征、内分泌源性疾病、低钙血症等。

1．**贫血**　贫血使毛细血管内流体静水压增高，易导致充血性心力衰竭，引起淤血和血管壁的损伤而发生水肿。同时由于贫血导致氧的递解率下降，组织缺氧引起毛细血管对水和蛋白质的通透性增高，使其在组织间隙中积聚而引起水肿。

2．**低蛋白血症致胶体渗透压下降**　毛细血管通透性增高使胎儿体内的水和蛋白质从胎儿循环中渗漏而进入组织间隙，致组织间隙内胶体渗透压增高，进一步加重渗漏引起水肿。

3．**充血性心力衰竭和循环容量负荷过高**　胎儿快速性心律失常或卵圆孔过早关闭导致心衰，进一步使循环容量负荷增高，静脉压升高。同时醛固酮水平升高，引起渗出，组织间隙－脏器内细胞间隙钠水潴留于胎儿组织间质中而出现水肿。

4．**胎儿淋巴回流率下降**　正常情况下，胎儿在宫内时淋巴液的流速与毛细血管的滤过速度平衡。胎儿的淋巴回流主要经胸导管进入静脉系统，各种原因导致胎儿的淋巴液回流障碍而致回流率下降。

（二）临床表现

1．**全身或相应部位皮肤紧张、发亮**　过多液体聚集于组织间隙，可使全身或相应部位皮肤紧张、发亮，皮肤皱褶变浅或消失。液体过多渗入体腔，可形成积液，如胸腔积液、腹腔积液、心包积液、关节腔积液等。根据严重程度可分为隐性水肿和显性水肿，隐性水肿指虽然有组织间隙内液体积聚，但程度较轻，检查时不易发现；随着组织间隙内液体增多，外观明显，为显性水肿。多数显性水肿在指压后表现为组织凹陷，松开后平复缓慢，称为凹陷性水肿；部分水肿指压后无凹陷，称为非凹陷性水肿。

2．**病因不同的水肿可有不同的临床表现**　严重溶血病可有胎儿水肿、面色苍白、心跳加速和心衰；心源性水肿首先出现于身体下垂部位，伴颈静脉怒张和肝大等体循环淤血表现；肾源性水肿初为眼睑和颜面浮肿；肝源性水肿常以腹腔积液为主要表现；甲状腺功能减退的水肿为黏液性水肿，常是非凹陷性水肿。

水肿可导致体重增加，伴有尿量减少、脉搏增快；胸腔积液和大量腹腔积液可使呼吸困难；长期水肿易发生皮肤脆弱、溃烂和继发感染，且伤口不易愈合。

（三）问诊要点

1．母亲妊娠史及新生儿出生史 母亲血型、新生儿血型、母亲以往妊娠及新生儿情况，新生儿有无溶血性贫血、心功能不全、肾源性疾病、低蛋白血症、新生儿寒冷损伤综合征、内分泌源性疾病、低钙血症及其他病史，以及用药情况。

2．水肿的临床表现特点 水肿发生的时间、首发部位、发展顺序，水肿的性质，致水肿加重或减轻的因素。

3．水肿对患儿的影响 主要包括体重的变化，有无皮肤水疱、溃疡及与之相关的继发感染，有无呼吸加快、心跳加速、呼吸困难和腹胀等表现。

4．诊断、治疗及护理经过 做过的检查如血常规、尿常规等，每日出入量及是否应用利尿药，用药后的反应。

十二、惊　厥

惊厥（convulsion）是大脑皮质功能的暂时紊乱引起脑细胞异常放电，表现为全身或局部骨骼肌群突然发生不自主的肌肉强直、阵发性抽搐。国外报道足月新生儿惊厥发生率占所有活产儿的1‰～2‰，极低出生体重儿为6%～13%；国内报道新生儿惊厥发生率为4.5%～14.5%，早产儿惊厥发生率为8.6%～27.4%。

正常足月新生儿以屈肌占优势，其四肢具有一定的张力，保持一种屈曲状态，并有双手紧握、大拇指内收等。新生儿在受到寒冷、惊吓等刺激时，肢体可出现粗大震撼样自发动作，或缓慢、无规律、抽搐样的手足徐动，部分新生儿可出现踝部、膝下或下颏的抖动。这些无意识、不协调的动作是由皮质下中枢支配，而新生儿中枢神经系统尚待完善，大脑皮质对皮质下神经元的支配尚未完全建立，因而新生儿期出现上述表现不能定义为惊厥。

（一）原因与发生机制

引起新生儿发生惊厥的病因多种多样，包括感染性和非感染性，其中非感染性因素和围生期密切相关。

1．非感染性因素 缺氧缺血性脑病、颅内出血、代谢异常（低血糖、低血钙、低镁血症、高钠和低钠血症、氨基酸代谢异常、维生素 B_6 依赖症）、新生儿破伤风、胆红素脑病、撤药综合征等。

2．感染性因素 以化脓性脑膜炎最常见。出生 1 周内发病者多为产前或产时感染所致，常有母亲临产前感染、胎膜早破或产程延长等病史；出生 1 周后发病者多为生后感染，可经皮肤、消化道和呼吸道途径感染。

（二）临床表现

可表现为全身或局部骨骼肌群突然发生不自主的肌肉强直、阵发性抽搐，根据严重程度和范围，新生儿惊厥可分为五种类型：轻微型、强直型、多灶性阵挛型、局灶性阵挛型和全身性肌阵挛型。伴随症状可包括反应差，精神、面色欠佳，吸乳减少，易激惹、尖叫、双目发呆、瞳孔对光反应迟钝、前囟饱满等。围生期因素所致多为无热惊厥，感染性因素所致的惊厥临床常有发热或体温不升。

（三）问诊要点

1．孕期用药情况及分娩过程 分娩前母亲用药史，有无吸毒史；母亲糖尿病史；孕期有无抽搐史；有无胎膜早破及出生时羊水混浊或胎粪污染；有无产伤或颅内出血等。

2．临床表现特点 发作的频率、持续和间隔时间，惊厥发作的类型；有无意识障碍及意识障碍程度；有无尖叫；有无发热或体温过低。

3．有无与惊厥相关的疾病病史和诱发因素 有无进食不足病史，有无黄疸及其严重程度，有无感染，家族中有无类似表现等。

4．诊断、治疗与护理经过 曾经采取过何种诊断、治疗和护理措施，如补钙、补充葡萄糖、镁等治疗措施的反应如何，有无不良反应。

十三、反应低下

新生儿反应低下（decreased responsiveness）是新生儿严重疾病的一种表现，并非某一疾病的特异表现，各种疾病进展到一定程度时几乎均出现反应低下，因此有助于评估新生儿各种疾病的病情严重程度。

（一）原因与发生机制

病因复杂多样，新生儿在中枢神经系统疾病和其他如重症感染、休克、脱水、酸中毒、低血糖、甲状腺功能低下、代谢紊乱、贫血、低体温、母亲用药和呼吸衰竭等时，均可表现为反应低下。

1．缺血缺氧性脑病 新生儿缺氧缺血性脑病是指由于围生期窒息、缺氧所导致的脑缺血缺氧性损害，临床出现一系列神经系统异常的表现。常见于严重窒息的足月新生儿，是围生期脑损伤的最重要原因。常有脑水肿，重者合并蛛网膜下腔出血或脑实质内出血。

2．败血症 新生儿败血症是新生儿时期一种较严重的感染性疾病，是致病菌进入血循环，并在血中生长繁殖，产生毒素，由此而造成的全身各系统的严重病变。本病在新生儿，尤其早产儿中发病率较高，约占活产新生儿的1‰～10‰。

3．呼吸衰竭 呼吸衰竭是由各种原因导致严重呼吸功能障碍，引起动脉血氧分压（PaO_2）降低，伴或不伴有动脉血二氧化碳分压（$PaCO_2$）增高而出现一系列病理生理紊乱的临床综合征。它是一种功能障碍状态，而不是一种疾病，可因肺部疾病引起，也可能是各种疾病的并发症。

4．体温过低 新生儿皮肤温度维持在36～37℃时，耗氧量最低，又能保证正常代谢。在新生儿疾病中，凡是能引起产热减少或散热增多，均可因体温过低为主要症状而就诊。体温低于35℃以下时，新生儿反应迟钝；33℃以下则可呈半昏迷状态。

5．低血糖 血糖浓度低于2.2mmol/L。严重而长期的低血糖症可发生广泛的神经系统损害与并发症。常见的有功能性低血糖与肝源性低血糖，其次为胰岛素瘤及其他内分泌性疾病所致的低血糖。

6．中枢神经系统感染 足月新生儿在化脓性脑膜炎进展至一定程度，可出现反应低下；早产儿则可无激惹，仅表现反应低下。

7．药物 母亲分娩前用过降压药或麻醉药，如硫酸镁、哌替啶等，使新生儿易发生出生窒息，并且生后表现反应低下。

8．其他 新生儿期许多其他疾病，如脱水、酸中毒、休克、贫血、颅内出血、21-三体综合征以及急性肾功能衰竭等，均可表现为反应低下。

（二）临床表现

1．反应低下患儿的共同临床表现

（1）反应差：首先吃奶减少、哭闹少及四肢活动少，严重时不吃、不哭及不动；四肢肌张力减低、生理反射减弱。

（2）意识障碍：判断新生儿意识障碍主要是观察患儿对外界刺激的反应，包括触觉和痛觉刺激。如轻轻摇动或触摸身体、弹足底等刺激方法，以及对针刺等疼痛的反应。Fenicel 将新生儿意识障碍分为四种状态：

1）嗜睡：很容易唤醒，但不易保持觉醒状态，弹足底 3 次，哭 1 ~ 2 声又睡。

2）迟钝：用非痛性刺激可以唤醒，但醒来很迟，且不完全清醒，不能保持觉醒状态。弹足底 5 次，才稍有弱哭声。

3）浅昏迷（昏睡）：弹足底 10 次不哭，只有疼痛刺激才能唤醒。

4）昏迷：疼痛刺激也不能唤醒。

（3）肌张力减低：主要表现为四肢屈肌张力减低，双上肢前臂弹回缓慢或消失，检查足月儿围巾征时肘部超过胸部中线；双下肢过度外展，腘角 >90°；做头竖立反应时，头往后垂，不能与躯干保持在一直线上几秒。新生儿肌张力减低常伴有哭声减弱，吃奶差，活动少。反应低下时原始反射如拥抱反射、握持反射、吸吮反射均减弱或消失。

2．各种原因引起反应低下患儿的特点和伴随表现

（1）缺氧缺血性脑病：生后第 1 天常表现激惹，2 ~ 3 天后反应低下逐渐明显，出现嗜睡、迟钝和浅昏迷等意识障碍，四肢肌张力减低，上肢比下肢更明显，做牵拉反应时头向后垂与躯干成 90° 角，拥抱反射、吸吮反射减弱或消失，常伴有惊厥和颅内压增高。常有脑水肿，重者合并蛛网膜下腔出血或脑实质内出血，严重者可死于新生儿早期，幸存者多留有神经系统损伤后遗症，如智能低下、脑瘫、癫痫、共济失调等。

（2）败血症：常以反应低下、拒乳为最先出现的症状。临床上以烦躁，精神萎靡，不吃、不哭、不动，皮肤瘀点，或伴有黄疸、皮疹、腹胀及肝脾增大为其特征，可出现皮色苍白、肢端凉、皮肤毛细血管再充盈时间延长及心音低钝等休克表现。早产儿可无发热，甚至表现为体温不升。

（3）呼吸衰竭：新生儿尤其是早产儿缺氧时不表现烦躁不安甚至惊厥，而是很快进入抑制状态，表现精神萎靡、反应低下、肌张力减退；呼吸减慢，甚至出现呼吸节律不齐或呼吸暂停，重症Ⅱ型呼吸衰竭患儿反应更差。

（4）体温过低：反应低下的新生儿常同时伴有体温过低、体表冰冷。体温过低不仅可引起皮肤硬肿，还可使体内各重要脏器组织受损，甚至导致死亡。单纯体温过低致反应迟钝者，复温后随着体温上升反应转佳。

（5）低血糖：可伴有出汗等表现，经过恰当治疗后，症状可迅速好转。严重而长期的低血糖症可导致广泛的神经系统损害，造成永久性的神经病变而不可逆转。

（6）中枢神经系统感染：足月新生儿在化脓性脑膜炎早期常表现激惹，对刺激过敏，病变进展至一定程度，可出现反应低下，提示病情加重。早产儿则可无激惹，仅表现反应低下，常伴有惊厥、前囟紧张和其他感染症状。

（7）药物：母亲分娩过程中曾使用镇静药等，可致新生儿生后反应低下，肌张力减退和呼吸浅弱，甚至呼吸抑制。

（8）其他：可有相应原发病表现，如甲状腺功能减退时可有肌张力低下、胎粪排出延迟、吃奶减少、黏液性水肿等表现。

（三）问诊要点

1．孕期用药情况及分娩过程 分娩前母亲是否用过镇静剂、降压药、治疗甲状腺疾病药物等，新生儿有无早产、产伤，有无窒息；有无胎膜早破及出生时羊水混浊或胎粪污染；出生时是否经过抢救等。

2．临床表现特点 有无意识障碍及意识障碍程度，哭声强弱，有无发热或体温过低、有无肌张力减弱、肢体活动减少，有无黄疸，胎粪排出情况，有无腹胀等一系列表现。

3．有无与反应低下相关的疾病病史及诱发因素 有无进食不足，有无保温措施不到位，有无使用镇静或麻醉药物等。

4．诊断、治疗与护理经过 曾经采取过何种诊断、治疗和护理措施，对治疗措施的反应如何，有无不良反应。

十四、哭 闹

哭闹（crying）是新生儿表达感觉和寻求帮助的一种方式。持续哭闹可能是由不同原因引起的，需要不同的管理方法。大多数哭闹为非疾病因素引起，只有少数才是疾病所致。

（一）原因与发生机制

1．生理性哭闹 这是一种生理性现象，内源性原因主要包括饥饿、口渴、睡眠不足、鼻塞、喂养不当致咽气过多等；外源性原因有过热、过冷、痒、痛、尿布潮湿、衣服过紧、被褥过重等。

新生儿一般用鼻呼吸，鼻塞时只能用口呼吸，因而出现烦躁不安，哺乳时需要闭口更无法吸气，只能放弃奶头大声哭闹。

2．病理性哭闹 凡能引起新生儿不适的原因或疾病均可引起哭闹，如蚊虫叮咬、皮肤褶烂、腹痛、头痛、耳痛（如中耳炎时）等。

（1）感染性疾病：任何感染均可引起新生儿不适或疼痛而发生啼哭。常见的感染如口腔炎、中耳炎、肺炎、败血症、蜂窝织炎、腹膜炎、脑膜炎及泌尿道感染等。

（2）非感染性原因

1）疼痛：消化道病变，如腹部胀气、肠痉挛、肠梗阻、肠套叠、肠扭转、嵌顿疝及胃肠穿孔等；皮肤病变，如尿布皮炎、皮肤糜烂、虫咬伤、异物刺激等；外伤如骨折、烫伤、坠床等；抽血、注射药物；维生素缺乏，如佝偻病及缺乏维生素 B_1、维生素 B_6 或维生素 C。

2）中毒：药物中毒，如维生素 A 或维生素 D 中毒，也易引起啼哭。

3）代谢性疾病：如苯丙酮尿症、乳糖不耐症、肾性尿毒症等。

4）其他：如皮肤湿疹、荨麻疹及其他原因所致的皮肤瘙痒、疼痛等。

（二）临床表现

1．不同原因所致哭闹的哭声不同 生理性哭闹一般声调不高，程度不剧烈，解除原因后即停止哭闹；持续疼痛刺激时表现为高声、长时间、有时伴身体摇动的剧烈哭闹；中枢神经系统疾病可出现哭声高尖；甲状腺功能减退哭声低；声带损伤或喉返神经麻痹时伴声音嘶哑；重症败血症或神经肌肉疾病时哭声微弱；气道梗阻哭闹时伴有呼吸性喉鸣；双侧喉返神经损伤可表现为完全失声。

2．不同原因所致哭闹可有不同的特点和伴随症状 新生儿鼻腔堵塞时，往往表现为哺乳时放弃奶头大声哭闹；乳糖不耐受症患儿伴有大便次数多，黄绿色稀便，夹有奶块，泡沫多，腹胀，排气多，肠鸣音增加，排气时常带出少量大便，可剧烈哭闹；肠套叠的症状为阵发性剧烈哭闹，常伴有呕吐，休克时面色苍白，起病 4 ~ 12 小时后排出果酱样便或血便。腹股沟疝、脐疝和腹内疝发生嵌顿和肠梗阻时，新生儿除剧烈哭闹外还有呕吐、腹胀等症状。

（三）问诊要点

1．哭闹的临床特点 询问哭闹发生的时间和哭闹的特点，是持续性哭闹，还是间歇性哭闹；每次哭闹持续的时间；哭声的特点，是响亮、有力的，还是尖声、高调的；给予安慰措施后能否缓解等。

2．哭闹伴随的症状 新生儿的精神、反应等一般情况如何；有无饥饿，是否接受哺乳，以及哺乳后的表现；有无发热，以及松包散热后反应；衣物、包被是否有引起不适的因素存在；有无排便和及时更换尿布，以及更换尿布后反应；有无呕吐、腹泻、腹胀；有无呼吸困难、心跳加速、皮肤湿冷、口唇发绀、惊厥等伴随情况。气道梗阻所致的呼吸性喉鸣只有在新生儿哭闹时能听到；完全失声通常提示双侧喉返神经损伤。

3．有无相关的病史和诱发因素 环境温度有无过高或过低；是母乳喂养还是人工喂养，如果是人工喂养，奶粉的冲调是否按照说明书要求；有无喂食其他食物、药物等；有无其他疾病表现，如上呼吸道感染引起鼻腔堵塞，尿布皮炎导致皮肤的皱褶处炎症或溃烂；有无喂奶过多或过早添加淀粉类食品，或喂养时咽入空气过多，引起胃部膨胀；有无正在接受治疗，以及何种治疗措施等。

Box7-1 知识拓展 袋鼠式母亲照护

袋鼠式母亲照护（kangaroo-mother care，KMC）又称皮肤接触护理（skin-to-skin contact），是 20 世纪 80 年代初发展起来的主要针对早期新生儿的一种护理方式，是产妇与新生儿尽早开始皮肤与皮肤接触，产妇以类似袋鼠妈妈将小袋鼠养育在育儿袋的方式环抱着新生儿，将只穿尿布的新生儿放在产妇裸露的胸腹部。这种肌肤相亲的接触对新生儿有很多好处。研究认为：袋鼠式照护能帮助早产儿维持心率、呼吸和体温的稳定；能减少早产儿因治疗护理操作产生的疼痛；对早产儿神经系统的发育有好处；也能促进母亲乳汁的分泌；有助于其尽早开奶；可增进母婴情感交流，减少产妇焦虑。

►（来源：王勤，陈晓雯，赵敏慧．高危早产儿袋鼠式母亲照护安全管的构建 [J]. 上海护理，2015，15（6）:78-80.）

4．诊断、治疗和护理经过 给予哺乳、更换尿布或去除其他可能引起不适的因素等以后，哭闹能否缓解；外院是否就诊过，采用过什么治疗或护理措施，治疗或护理措施的效果如何。乳糖不耐受症用抗生素或止泻药无效。

（张素珍）

第四节　新生儿体格检查

新生儿出生后，助产士或新生儿科医生应对其进行全面体格检查，目的是及时发现异常，进行必要的处理，同时应将检查结果告知产妇和家属，并解释相应的处理和治疗方法。新生儿在住院期间也需要进行日常观察和评估，以及早发现异常情况，及时处理。在为新生儿做体格检查时，应注意保暖；调整检查顺序，将那些可能引起新生儿哭闹或不适的检查安排在最后进行。

一、出生时的体格检查

新生儿出生后立即进行评估，以判断是否需要复苏，评估内容包括孕周、羊水是否清亮、有无呼吸、肌张力情况等。出生 1 分钟、5 分钟、10 分钟进行 Apgar 评分，根据评分结果判断新生儿总体情况是否正常和窒息程度。

进行体格检查时的环境温度为 26 ~ 28℃；辐射台应提前预热，温度调节应根据新生儿出生孕周，如为足月儿调节到 28 ~ 30℃，早产儿调节到 32 ~ 35℃。同时减少周围人员走动，避免空气对流造成新生儿体热散失。将新生儿仰卧于辐射台上，检查者站在新生儿足端，面对新生儿，通过视、触、叩、听进行检查，检查顺序按照从头至足进行。

1．皮肤　①颜色：刚出生的足月新生儿皮肤颜色稍青紫，血氧饱和度 65% 左右，需要大约 10 分钟的时间逐渐转红润，血氧饱和度逐渐达 85% ~ 95%；②皮肤弹性：足月新生儿皮下脂肪较丰满，弹性好，毳毛少（如果耳廓或肩部毳毛较浓重，应询问母亲是否有妊娠期糖尿病史）；③胎脂：新生儿的皮肤上覆盖有胎脂，36 ~ 38 周出生时胎脂较多，至足月时仅在皮肤皱褶处有少量胎脂；④乳房：足月儿乳晕明显，乳头突出，能触到乳晕下方有硬结（乳腺结节）。

检查皮肤时应注意有无花斑纹、瘀斑、皮疹、出血点、破损、血管瘤、色素沉着，腋窝、腹股沟等皱褶多的部位有无糜烂或脓疱等。早产儿由于发育不完善，尤其是孕周较小的早产儿，因其皮肤薄，血管接近皮肤表层，因此皮肤看起来呈紫红色或凝胶状。

2．头部　新生儿头部最大，约占身长的 1/4。检查时注意：①头颅大小与形状：注意有无小头畸形或头颅过大（脑积水）；②颅骨与骨缝：头部触诊时能摸到颅骨缝，部分新生儿头部为适应产道而有颅骨重叠现象，注意有无颅骨软化或缺损；③囟门：正常时囟门平坦，张力不高，大囟门呈菱形，对边的长度为 1.5 ~ 2.0cm，小囟门多已闭合或只有指尖大小；④产瘤与血肿：观察有无产瘤和头皮血肿（骨膜下或帽状腱膜下），并注意产瘤大小和位置。

3．面部与五官　观察新生儿面部的轮廓形状，结合五官特点观察眼距、鼻梁、双耳位置及形状等。某些染色体异常疾病具有特殊面容，如 21- 三体综合征有眼距宽、睑裂小、耳位下移等情况。

（1）眼睛：如新生儿睁眼可以观察到眼球大小，有无向外突出、斜视、上翻和异常运动。若检查过程中新生儿一直不睁眼，应轻触眼部检查是否有眼部畸形，如无眼球或小眼球畸形。如新生儿睑裂小、眼距过宽或过窄应进一步检查有无染色体异常。

（2）耳部：足月儿耳廓软骨发育好，轮廓清楚，直挺；还要注意耳的大小、形态、位置是否有异常，尤其是耳的位置下移，常有染色体畸形；检查外耳道是否通畅，注意耳前是否有乳头状赘生物。

（3）鼻部：观察新生儿鼻的大小、形状、位置，鼻翼扇动说明新生儿呼吸困难，应进一步检查是否有鼻后孔狭窄或闭锁。鼻部或下颏上有白色粟粒疹为正常生理现象。

（4）口腔：检查新生儿有无颌面部发育异常，有无唇裂、腭裂等。新生儿上腭中线部分常有散在黄白色米粒大小的隆起，有时可在牙龈上看到，为上皮细胞堆积或黏液腺分泌物包裹而成，俗称“马牙”，为生理现象。

4．躯干 正常新生儿躯干对称，胸部呈桶状，能观察到腹式呼吸。后背部、腰部及臀部皮肤有时能看到青蓝色色斑，面积大小不一，随婴儿长大自然消失。注意新生儿是否有呼吸困难（肋间肌凹陷），脐部有无膨出，脊柱有无畸形，如脊柱裂或隐性脑脊膜膨出等。

5．腹部 正常新生儿腹部呈圆形，稍膨隆。出生时需观察有无脐膨出，结扎脐带后注意脐部有无渗血、渗液等。舟状腹常见于重度营养不良或膈疝。腹部过度膨隆常为病理性，严重时可见腹壁皮肤发亮，静脉显露明显，触诊张力增高，常见于新生儿坏死性小肠结肠炎、肠梗阻等，应警惕外科急腹症的发生。

6．肛门与生殖器 认真检查肛门，将新生儿臀部分开暴露肛门部位，检查是否能看到肛门皱褶。检查生殖器要先辨清性别，有无性征模糊，如性别判别不清应结合其他检查判断是否两性畸形。正常足月男婴阴囊皱褶形成，睾丸下降进入阴囊，检查有无隐睾、鞘膜积液、阴囊水肿（臀位经阴道分娩的新生儿，要注意阴囊有无因堵臀造成的水肿和皮肤损伤）、尿道下裂等；正常足月女婴大阴唇可覆盖小阴唇及阴蒂，应注意观察大小阴唇发育的情况，注意有无处女膜闭锁或其他异常。

7．四肢 新生儿的四肢与身体相比较短，正常时肌张力好，呈屈曲状，手常握拳（拇指握于其余四指下）；指（趾）甲达到或超过指（趾）末端；足底纹理较深、清晰，布满足底。若手术助产分娩或发生娩肩困难，应检查锁骨是否有骨折。

检查四肢时应注意：检查者应用拇指推新生儿手掌心，使其手指张开，观察是否有多指或并指畸形；同时注意肌肉张力是否正常。

8．原始反射 检查新生儿的神经反射，注意有无四肢肌张力减弱、发抖、角弓反张、脊柱凹陷等。因为新生儿的神经系统发育不成熟，在出生时可引出的某些反射，随着神经系统的逐渐发育成熟，很多反射会逐渐消失。但吸吮和吞咽反射对新生儿生存至关重要，其他反射如眨眼反射为保护性反射，将持续终生。

（1）拥抱反射：出生时就存在，持续 1 ~ 4 个月。将新生儿置于仰卧位，检查者用一只手从背部托起新生儿，另一只手托住头部，抱牢固。将托住头部的手突然下移数厘米，可见新生儿双上肢举起伸直、外展，手指张开，然后上肢屈曲回缩呈拥抱状态。

早产儿或者患病的新生儿反应较为迟缓。阳性反应持续时间超过 6 个月提示可能有神经系统的问题。运动不对称可能是由分娩过程中损伤锁骨、肱骨以及臂丛神经引起。

（2）握持反射：出生时就存在，3 ~ 4 个月时消失。将条形物或手指放在新生儿的手里，他 / 她会用双手立即将其握紧。握持反射阴性者见于肌张力减弱或有窒息史者。

（3）觅食反射：出生时就存在，3 ~ 6 个月时消失。用手指或乳头轻触新生儿靠近嘴角的面颊或口周，他 / 她会将头转向碰触的一侧，同时张嘴做出寻找和吸吮动作。早产儿或神经有问题者反应减弱或缺失。

（4）吸吮反射：出生时就存在，10 ~ 12 个月时消失。触碰新生儿的嘴唇，吸吮动作出现。反应减弱或缺失多与早产或神经缺陷相关。注意不要在喂哺之后就立刻进行觅食反射和吸吮反射的测试，因为这个时候很难被引出。

（5）吞咽反射：出生时就存在，并且将持续终生。在喂养过程中因吸吮自动产生吞咽反射。

正常新生儿在吸吮和吞咽过程中不应发生咳嗽、呕吐等情况。反射减弱或缺失多与早产或神经问题相关。

（6）踏步反射：检查时将新生儿用双手从腋下托起，身体竖直，使新生儿的足底触及床面或台面，新生儿就会出现向前“迈步”的动作。

9．**体重和身长测量** 正常足月儿出生体重 2500 ~ 4000g；低于或超出这个范围均为异常（低于 2500g 为足月小样儿；超过 4000g 为巨大儿，多见于糖尿病孕妇或孕期营养过剩）；身长为头顶最高点至足跟的距离，正常值为 45 ~ 55cm。

Box7-2 知识拓展 新生儿黄金小时管理

“黄金小时（golden hour）”的概念最早由 Cowley 等人于 1973 年根据成人的创伤转运提出，它体现出创伤后救治最初 1 小时的重要性，将直接影响患儿的预后。1990 年，The Vermont Oxford Network 开始使用黄金小时描述极低出生体重儿生后最初 1 小时，即早产儿出生后从产房开始，一直延续到入住新生儿重症监护室（NICU）的 1 小时。在这 1 小时中的关键环节包括：复苏、体温调节、对可疑感染的快速处理、及时建立静脉通道输注营养物质、避免低血糖的发生以及尽快入住 NICU 等集束化管理措施。“黄金小时”实践的原则强调基于循证的跨学科（产科和新生儿）合作，有效的沟通以及团队的发展。研究显示，在早产儿出生后黄金 1 小时的处理能最大限度地改变其短期结局如低体温、低血糖、低氧血症，以及改善远期结局如颅内出血、慢性肺疾病以及视网膜病变的发生。

► 来源：[1] Reynolds RD, PilcherJ, Ring A, et al. Care of the LBW infant during the first hour of life one unit's experience. Neonatal Network, 2009, 28(4):211−220.

[2] TerriL. Laura, Haubner, Sherie. Collins, et al.Outcomes of a Neonatal Golden Hour Implemen−tation Project. American Journal of Medical Quality, 2015, 21:1−8.

二、住院期间的日常检查

（一）一般检查

1．生命体征

（1）体温：体温测量的传统部位有直肠、腋窝，目前还有颌下、腹部、耳蜗温度监测。测量工具有水银体温计、电子体温计、红外耳温测量仪等。新生儿体温的正常范围为体表温度 36 ~ 37℃、体核温度 36.5 ~ 37.5℃，测量时注意避开喂养后或哭闹时。由于新生儿体表面积大、皮肤菲薄、皮下脂肪少等特点，出生后 1 小时内体温可降低 1℃，早产儿则更为严重，因此需做好保暖，防止热量散失。如体温过低，可能为保暖不够；体温过高可能为穿衣或包被裹得过多。

（2）呼吸：新生儿呼吸以腹式呼吸为主，可以通过视诊观察腹部起伏，观察时间 1 分钟。安静状态下新生儿呼吸为 40 ~ 60 次 / 分，若呼吸频率持续超过 60 次 / 分为呼吸急促，可能有呼吸系统疾病等情况。呼吸频率低于30次/分称为呼吸减慢，是呼吸衰竭的表现。呼吸停止20秒并伴有心率减慢（<100次/分），伴有血氧饱和度下降为呼吸暂停，早产儿多见，需要立即处理。在评估呼吸频率、节律的同时需要注意新生儿有无呻吟、吐沫、鼻翼扇动、三凹征等，评估有无呼吸窘迫综合征的早期表现。

（3）心率：使用听诊器听诊心率，节律整齐者可听诊30秒。新生儿安静时心率为120～140次/分。心率持续>180次/分为心动过速，是心力衰竭的早期表现，也可能是低血容量或感染等的早期症状。心率持续<100次/分称为心动过缓，可能为呼吸暂停时的表现，也可发生于吸痰、气管插管过程中刺激迷走神经，或房室传导阻滞等心律失常时。

（4）血压：血压监测包括有创直接测压和无创间接测压。有创血压监测需要动脉置管使用专用管路系统将压力转变为电信号，在显示屏显示动态血压情况。无创血压监测一般通过监护仪等设备完成，但血压易受体位、袖带型号、袖带松紧度等的干扰。正常足月儿收缩压一般为50～80mmHg，舒张压为收缩压的2/3。足月儿收缩压<50mmHg，伴有毛细血管充盈时间延迟、皮肤花斑纹、心率增快等情况则考虑有休克的可能。足月儿收缩压>90mmHg为高血压，可能存在肾脏、内分泌、心脏、肺部等疾病。上下肢收缩压差>20mmHg可能存在主动脉缩窄。

2．意识 正常新生儿包括睡眠状态和清醒状态，对外界声光具有一定反应能力。新生儿意识障碍包括不同程度的兴奋与抑制，轻度兴奋多表现为激惹、肢体颤抖、吞咽时间过长等。意识障碍表现为嗜睡、迟钝、浅昏迷、昏迷。①嗜睡：容易被唤醒，但不易保持觉醒，弹足底3次，哭1～2声入睡；②迟钝：非痛性刺激能唤醒，但弹足底5次才稍有哭声；③浅昏迷：只有疼痛刺激才能唤醒，弹足底10次也不哭；④昏迷：任何刺激也不能唤醒。意识障碍的患儿可能存在神经系统相关疾病，如缺氧缺血性脑病、新生儿胆红素脑病、颅内感染、颅内出血等。

3．哭声 正常新生儿哭声响亮、有调，改变不舒适状态或满足其需求后哭声即可停止。若哭声高尖无调，有可能存在严重脑损伤。哭声短促伴有面部表情痛苦，安抚难以解决，通常有全身性疾病。部分严重疾病时新生儿可表现为不哭少动，应引起高度重视。

4．睡眠 新生儿一天的睡眠时间可达20小时，充足的睡眠可促进生长和发育。

5．喂养 母乳喂养时应观察新生儿含接乳房及吸吮情况；人工喂养时，应观察进食量，进食后有无恶心、呕吐、溢奶等。

6．体重 每日沐浴前称体重，了解体重下降值是否在生理性体重下降范围。

7．脐带 每日沐浴时或换尿布时观察脐部有无出血或渗血，有无皮肤红肿、脓性分泌物等。

8．亲子关系 了解家庭成员与新生儿的关系，父母对新生儿性别是否满意，是否经常接触和拥抱新生儿等。

（二）系统检查

1．皮肤 检查皮肤，注意颜色以及是否有病灶。正常新生儿的皮肤是粉红色、光滑的，足月新生儿的胎脂较少。异常表现有水肿、手足发绀、黄疸、瘀点或瘀斑等。脸色苍白可提示有贫血、体温过低、休克；持续性的瘀点、瘀斑可能由血小板减少症、败血症或者先天性感染引起；出现大疱或脓疱可能有感染；扁平血管瘤可见于颈背部。薄而半透明的皮肤、胎毛丰富以及干酪样胎脂较多是早产儿的特征。

（1）发绀：分为周围性发绀和中央性发绀。周围性发绀多见于胎先露受压部位、四肢末端等，多由于寒冷或局部血液循环不良引起。中央性发绀较多为病情危重患儿，由于呼吸、循环系统疾病等所致，需要进行急救或进一步检查处理。

（2）苍白：多为严重贫血，外周血管强烈收缩引起。

（3）黄疸：新生儿血清胆红素 >85μmol/L 即可见肉眼黄疸。需要结合新生儿日龄、胎龄、体重、有无危险因素等情况，评估黄疸的范围、程度和持续时间，结合临床表现及实验室检查区分生理性和病理性黄疸。

（4）水肿：按压呈凹陷性。出生时受压部位可有局限性的水肿，出生时已有的全身性水肿为胎儿水肿。各种原因所致的水肿多见于四肢、腰背部等，常受体位影响，多见于低蛋白血症等疾病。

（5）硬肿：为皮下脂肪变硬，开始多为局限性，由下肢出现，由下至上逐步进展，范围越大，病情越重，常由于保暖不当或感染等引起。

（6）出血点或瘀斑：皮肤表面出现的针尖样或斑片样紫红色皮肤颜色改变，不高出皮面，压之不褪色，多见于血小板减少症或出凝血功能障碍的患儿。

皮肤检查时还应注意，新生儿皮肤有无花斑纹、皮疹、血管瘤，腋窝、腹股沟等皱褶多的部位有无糜烂或脓疱疮等。

2．头颈部

（1）头部：轻触囟门，软而平坦；前囟为菱形，2.5 ~ 4cm，后囟为三角形，0.5 ~ 1cm。囟门过大可能与脑积水、成骨不全症、先天性甲状腺功能低下有关；前囟过小多见于小头畸形和甲状腺功能亢进等；前囟隆起多见于颅内压增高的情况，包括颅内出血、脑积水等；而前囟凹陷则是脱水的表现。同时还应检查有无头皮水肿和血肿。

（2）颈部：检查新生儿的颈部，进行强直性颈反射检查。还应注意有无肌肉无力、斜颈等异常表现。

3．五官

（1）眼睛：观察新生儿的眼睛有无眼睑水肿、结膜有无充血、巩膜有无黄染，检查瞳孔大小、对光反射等。注意在检查时应避免光线过强，以免新生儿因躲避光线而不愿睁眼，导致检查困难。

（2）耳部：正常情况下，新生儿的耳廓灵活、无畸形，位于两眼角的外侧。检查耳朵的形状、位置，外耳道是否通畅，并进行听力筛查。耳朵和肾脏在子宫内同时发育，所以畸形耳可能伴随肾脏问题。

（3）鼻部：检查双侧鼻孔，可有少量稀薄白色黏液。由于新生儿需通过鼻孔呼吸，若鼻腔内黏液过多可能会堵塞鼻腔引起呼吸困难。鼻翼扇动常为缺氧的征象。

（4）口腔与咽喉：检查新生儿口腔黏膜、唇、舌、腭。测试吸吮、觅食及吞咽反射。正常新生儿的口腔黏膜为粉红色、潮湿；唇、舌系带、悬雍垂和腭中线正常；吸吮、觅食及吞咽反射阳性；唾液量少；哭声洪亮。唇裂或腭裂的新生儿可伴有喂养困难。出生时就存在的牙齿应由口腔医生拔除，因为它们可能脱落引起窒息。

4．消化系统 重点了解新生儿排出第一次胎便的时间，一般出生后 12 ~ 24 小时排出墨绿色胎便，3 ~ 4 天内逐渐转为黄色大便。如 24 小时内无大便排出提示可能存在胃肠道畸形，人工喂养时通过观察大便判断消化情况。观察新生儿黄疸出现的时间和严重程度，24 小时内出现的黄疸多属于病理性黄疸，而 24 小时以后出现的可能为生理性黄疸；持续性的呕吐可能提示肠道梗阻。

5．呼吸系统 听诊呼吸音，肺部呼吸音清晰，可闻及支气管肺泡呼吸音。咳嗽反射在出生后 1 ~ 2 天出现。若发现肺部持久性湿啰音、喘鸣音、呼吸音减弱、呼吸暂停时间长（>15 ~ 20 秒）等时应行进一步检查，及时处理。

6．循环系统 听诊心音，30% 的新生儿出生时可听到弱但是很清晰的杂音，多在生后 2 天内消失。

7．女性生殖系统 检查外生殖器，用两大拇指轻轻分开两侧阴唇以观察会阴部。检查时可发现阴道有少许血性分泌物流出，此为生理现象，称为假月经。但若发现阴道口流出胎粪等则属异常现象。

8．男性生殖系统 检查阴茎及尿道外口的位置；触诊阴囊，注意睾丸是否存在。检查是否有尿道下裂、包皮不能回缩、阴囊鞘膜积液、生殖器模糊等。

9．神经系统 观察新生儿的哭声是否响亮，是否过尖或虚弱；四肢运动情况等。

10．泌尿系统 了解新生儿排尿情况，以间接判断肾脏功能以及进食情况。

11．内分泌系统 特别是母亲患有妊娠期糖尿病的新生儿可发生低血糖，观察有无相应临床表现。

12．骨骼与肌肉 需排除先天性髋关节脱位。将新生儿取仰卧位，双下肢屈膝屈髋外展，若达不到90°即高度怀疑先天性髋关节脱位。

Box7-3 知识拓展 发展性照顾

发展性照顾（developmental care）是自20世纪80年代在美国、日本、我国台湾省等国家和地区发展起来的一种新生儿护理新理念。该理念认为照顾的环境会影响早产儿大脑的塑造，重视环境、开发早产儿潜能、促进智力发育、关注患儿个体行为及早期教育指导等护理措施符合人类的发展规律，能促进早产儿的治疗效果和预后。主要护理措施包括：①加强环境管理：保持室温在24～26℃，相对湿度在55%～65%；减少噪音对患儿的刺激；说话、走动、开关暖箱轻柔，不在早产儿暖箱或床旁说话；将监护及电话声音设定在最小音量；拉上避光窗帘以避免阳光照射，遮盖暖箱，营造类似子宫的幽暗环境；为减轻对患儿的疼痛刺激，治疗和护理操作尽量集中进行，在执行吸痰、抽血、注射等侵入性治疗时，应给予肢体支持使其形成屈曲体位，尽量减少对肢体的捆绑。②合理营养：出生后6～36h根据早产儿的体重给予科学的微量喂养，早期开奶，提倡母乳喂养，避免喂养不耐受的发生。③保持舒适的体位：适宜的体位可给予患儿安全感和触觉刺激，减少呼吸暂停、胃食管反流和吸入性肺炎的发生。可使用水枕使患儿头颅塑形，尽量保持患儿自主选择的屈曲体位、侧卧位或俯卧位放置。④促进亲子关系的建立：母子间的亲密感主要通过亲密行为表现出来，鼓励母亲在患儿清醒时给予触摸、亲吻、拥抱、面对面注视等。患儿清醒或进食期间播放轻音乐，并每天给予抚触2次。⑤呼唤式护理：进行各项护理时均用轻柔语言轻唤患儿名字，并告诉患儿准备做什么，为什么要这样做等。⑥加强对父母的心理支持：开设网上和电话咨询，定期举办健康讲座等。

▶（来源：卢春燕．发展性照顾在早产儿护理中的研究进展．医学理论与实践，2015，28（22）：3054-3056．）

（姜　梅）

第五节　新生儿辅助检查

一、新生儿遗传代谢病筛查

《新生儿疾病筛查管理办法》中规定，全国新生儿疾病筛查病种包括先天性甲状腺功能减低症、苯丙酮尿症等新生儿遗传代谢病和听力障碍。苯丙酮尿症筛查为检测血液中的苯丙氨酸含量，高苯丙氨酸含量会导致脑损伤。先天性甲状腺功能减低症为检测血液中的甲状腺素水平，甲状腺素是生长、发育和代谢所必要的激素，甲状腺素降低与大脑缺陷有关。新生儿遗传代谢病筛查程序包括血片采集、送检、实验室检测、阳性病例确诊和治疗。

（一）血片采集

血片采集是新生儿遗传代谢病筛查技术流程中最重要的环节。采集的血片质量直接影响实验室检测结果，开展新生儿遗传代谢病血片采集及送检的医疗机构应当按本技术规范要求完成血片采集工作。

1．血片采集的方法

（1）血片采集人员清洗双手并佩戴无菌、无滑石粉的手套。

（2）按摩或热敷新生儿足跟，并用 75% 乙醇消毒皮肤。

（3）待乙醇完全挥发后，使用一次性采血针刺足跟内侧或外侧，深度小于 3mm，用干棉球拭去第 1 滴血，从第 2 滴血开始取血样。

（4）将滤纸片接触血滴，切勿触及足跟皮肤，使血液自然渗透至滤纸背面，避免重复滴血，至少采集 3 个血斑。

（5）手持消毒干棉球轻压采血部位止血。

（6）将血片悬空平置，自然晾干呈深褐色。避免阳光及紫外线照射、烘烤、挥发性化学物质等污染。

（7）及时将检查合格的滤纸干血片置于密封袋内，密闭保存在 2 ~ 8℃冰箱中，有条件者可 0℃以下保存。

（8）所有血片应当按照血源性传染病标本对待，对特殊传染病标本，如艾滋病等应当作标识并单独包装。

2．注意事项

（1）采血片人员应接受过新生儿遗传代谢病筛查相关知识和技能的培训并取得技术合格证书。

（2）采集血片的滤纸应当与试剂盒标准品、质控品血片所用滤纸一致。

（3）正常采血时间为出生 72 小时后，7 天之内，并充分哺乳；对于各种原因（早产儿、低体重儿、正在治疗疾病的新生儿、提前出院者等）未采血者，采血时间一般不超过出生后 20 天。

（4）合格滤纸干血片应当有至少 3 个血斑，且每个血斑直径大于 8mm；血滴自然渗透，滤纸正反面血斑一致；血斑无污染；血斑无渗血环。

（5）滤纸干血片应当在采集后及时递送，最迟不宜超过 5 个工作日。

（6）有完整的血片采集信息记录。

（二）实验室检测

1．筛查方法

（1）苯丙酮尿症的筛查方法为荧光分析法、定量酶法、细菌抑制法和串联质谱法。

（2）先天性甲状腺功能减低症的筛查方法为时间分辨免疫荧光分析法（Tr-FIA）、酶免疫荧光分析法（FEIA）和酶联免疫吸附法（ELISA）。

2．注意事项

（1）实验室需在接到标本5个工作日内进行检测，并出具可疑阳性报告。

（2）每月向开展新生儿遗传代谢病筛查的医疗机构反馈实验室检测结果。

（3）滤纸干血片标本必须保存在2～8℃条件下（有条件的实验室可在0℃以下保存）至少5年，以备复查。

（4）有完整的实验室检测信息资料，存档保留至少10年。

（5）每年参加全国新生儿疾病筛查实验室间质量评价，成绩合格。

（三）结果判断

1. 苯丙酮尿症

（1）以苯丙氨酸（Phe）作为筛查指标。

（2）Phe浓度阳性切值根据实验室及试剂盒而定，一般大于120μmol/L（2mg/dl）为筛查阳性。

2. 先天性甲状腺功能减低症

（1）以促甲状腺素（TSH）作为筛查指标。

（2）TSH浓度的阳性切值根据实验室及试剂盒而定，一般大于10～20μIU/ml为筛查阳性。

3. 筛查结果大于阳性切值的，需进行进一步检查。

二、新生儿听力筛查

新生儿听力筛查是早期发现新生儿听力障碍，开展早期诊断和早期干预的有效措施，是减少听力障碍对语言发育和其他神经精神发育的影响，促进儿童健康发展的有力保障。新生儿听力筛查程序包括初筛、复筛、阳性病例确诊和治疗。

1．筛查方法

（1）设备：筛查型耳声发射仪和（或）自动听性脑干反应仪1台。

（2）操作步骤：①接受检查的新生儿处于安静状态；②清洁外耳道；③采用筛查型耳声发射仪或自动听性脑干反应仪进行测试。

2．结果判断　未通过者及漏筛者于42天内进行双耳复筛，复筛仍未通过的新生儿应在出生3个月内进行诊断；筛查未通过的NICU患儿应直接转诊到听力障碍诊治机构进行确诊和随访。

3．注意事项

（1）从事听力筛查的人员应具有与医学相关的中专以上学历；接受过省级以上卫生行政部门组织的新生儿听力筛查相关知识和技能培训并取得技术合格证书。

（2）正常新生儿出生后48小时至出院前完成初次筛查。

三、经皮胆红素水平（TcB）测定

经皮胆红素水平（TcB）测定为无创性检查，可动态观察新生儿胆红素水平的变化，适用于所有在院的新生儿，以了解新生儿生理性黄疸的发生及消退情况；及时发现新生儿病理性黄疸；评估新生儿病理性黄疸的治疗效果。

1．检查方法　告知家属新生儿黄疸监测的目的，取得合作。核对新生儿后，将新生儿包被及上衣松开。操作者手消毒后并温暖双手，打开黄疸测量仪。左手松开新生儿衣物，右手持黄疸测量仪分别在新生儿左锁骨中线第 2 肋间、右锁骨中线第 2 肋间和眉心三个部位的皮肤上垂直向下轻轻下压，监测黄疸测量仪读数。关闭黄疸测量仪，三个数值的均数即为新生儿胆红素读数。给新生儿穿好衣物，必要时抱至母亲床旁，协助母婴接触或母乳喂养。清理用物，并做好记录。

2．结果判断 理论上，经皮胆红素水平（TcB）与血清总胆红素（TSB）值应该一致，但是受新生儿皮肤色素等影响，其结果有可能与 TSB 水平不一致，特别是在胆红素水平较高时测得的 TcB 值可能低于实际 TSB 水平。因此，在 TcB 值超过小时胆红素列线图的第 75 百分位时建议测定 TSB，TSB 是诊断高胆红素血症的金标准。

根据中华医学会儿科学分会新生儿学组修订的“新生儿高胆红素血症诊断和治疗专家共识”，新生儿出生后的胆红素水平是一个动态变化的过程，在诊断高胆红素血症时需考虑其胎龄、日龄和是否存在高危因素。对于胎龄≥ 35 周的新生儿，目前多采用美国 Bhutani 等所制作的新生儿小时胆红素列线图或美国儿科学会（AAP）推荐的光疗参考曲线作为诊断或干预标准参考。当胆红素水平超过 95 百分位时定义为高胆红素血症，应予以干预。根据不同的胆红素水平升高程度，胎龄≥ 35 周的新生儿高胆红素血症还可以分为：重度高胆红素血症：TSB 峰值超过 342μmol/L（20mg/dl）；极重度高胆红素血症：TSB 峰值超过 427μmol/L（25mg/dl）；危险性高胆红素血症：TSB 峰值超过 510μmol/L（30mg/dl）。

3．注意事项 监测过程中，密切观察新生儿的反应、巩膜和全身皮肤有无黄染等。黄疸监测时要确保新生儿的安全，注意保暖，避免受凉。黄疸监测过程中应通过语言和非语言方式与新生儿进行情感交流，充分表达爱和关怀。应关闭门窗，室温恒定，采光好，以便观察新生儿的一般情况。在临床使用中应定期对仪器进行质控。

（姜　梅）

第六节　新生儿心理社会评估

新生儿作为家庭的重要新成员，给家庭关系带来了新的变化。家庭是孩子的第一社会关系，对孩子的健康成长尤为重要。因此，对新生儿的心理社会评估主要是对其父母及家庭的评估。

一、新生儿的社会评估

新生儿社会评估是助产士有计划地收集资料，评估新生儿父母角色、所属家庭以及所处环境的过程。对新生儿进行社会评估与成人不同，其资料主要来源于家长。对新生儿进行全面的社会评估是发现其在社会方面存在健康问题的前提，是制订照护计划的基础。

（一）社会人口学资料

收集新生儿及其父母的社会人口学资料对于发现现存的或潜在的健康问题很有帮助，有利于建立良好的医患关系，为新生儿及其家庭实施个性化的健康教育。主要包括新生儿的姓名、出生日期、性别及新生儿父母的姓名、年龄、职业、家庭住址、出生时间、文化背景、宗教信仰等，可如下表列出。

家庭人员组成及资料

姓名	性别	年龄	与新生儿关系	教育程度	职业	家族史	既往史	宗教信仰
张 ××	女	××	母亲	大专	职员	无	健康	无
张 ××	男	××	父亲	本科	公务员	无	健康	无
王 ××	女	××	姐姐	本科	护士	无	健康	无
张 ××	男	××	哥哥	大专	司机	无	健康	无
张 ××	男	××	祖父	高中	退休	无	高血压	佛教
⋮ ⋮ ⋮								

1．年龄 助产士通过了解新生儿父母的年龄，可以判断新生儿父母的生活经验、新生儿照顾能力，有无良好的身心素质担负起照顾新生儿的责任。通过评估，关注不同年龄父母的特点，为不同年龄的新生儿父母进行针对性的健康指导。

（1）新生儿母亲年龄

1）适合生育年龄：从产科生理、优生、人口控制以及青年夫妇的工作、学习、生活方面综合考虑，我国女性最佳的生育年龄是 24 ~ 29 岁。从新生儿家庭方面考虑，此年龄段的年轻父母经济上有一定基础，精力充沛，能为新生儿提供良好的健康照顾。

2）年龄小于 18 岁：小于 18 岁的母亲，其生理和心理尚未成熟，缺乏照顾新生儿的经验，需要助产士给予更多的关心与健康照顾指导，帮助年轻母亲尽快胜任照顾新生儿的角色。

3）年龄大于 35 岁：35 岁以上的高龄母亲，精力不足，易于疲乏，助产士应给予更多帮助。

（2）新生儿父亲年龄：男性最佳生育年龄为 30 ~ 35 岁，因为在这一时期的男性精子质量达到高峰，而且处于这个年龄的男性智力成熟，生活经验丰富，容易接受新生儿健康照顾知识，有能力抚育好新生儿。年轻的新生儿父亲精力充沛，但是生活经验不足，不能为新生儿提供有效的健康照顾。助产士需要指导年轻父亲参与到新生儿的健康照顾活动中，表达对新生儿的关爱。

2．文化程度 新生儿父母的文化程度将影响他们接受健康教育和对新生儿照顾的能力，并关系到他们能否及时发现和积极应对新生儿的健康问题。助产士应对文化程度相对较低的父母提供更多的支持和帮助，尽量减少使用专业术语，运用通俗易懂的语言为新生儿父母进行健康教育，保证他们能够充分理解并掌握新生儿照顾的要点。

3．职业 新生儿父母的职业决定其有无充分的时间和精力对新生儿进行照顾，特别是新生儿母亲在工作岗位任重要职务时，不能将全部的精力用于照顾孩子，可能影响母亲与孩子建立良好的亲子关系。

4．社会经济条件 新生儿的出生会带来家庭经济支出的增加，影响家庭成员之间原有的关系。评估新生儿父母的社会经济条件，了解家庭的可利用资源，帮助他们制订个性化的新生儿照护计划。

（二）新生儿父母角色适应状况

通过观察、访谈、倾听的方法对新生儿父母进行角色适应评估可以帮助助产士了解他们对新生儿的接受程度，是否为成为父母这一角色做好了充分准备，对于扮演父母的角色是否感到满意；评估后，与新生儿父母共同制订个性化的新生儿健康照顾计划，实现对新生儿及其家庭的有效外部支持。

1．**角色数量** 询问新生儿母亲、父亲从事的职业和担任的职务，评估新生儿父母在家庭、单位和社会生活中所承担的角色与责任。

2．**角色感知** 通过询问新生儿父母是否清楚自己的角色权利和义务，评估新生儿母亲、父亲对自己承担角色的感知情况。

3．**角色满意度** 通过询问新生儿父母对自己角色的满意情况及与其角色期望的相符程度，评估他们的角色满意度及有无角色适应不良。

4．**角色紧张** 通过询问新生儿父母是否感到压力大、不能胜任角色，有无疲乏无力、头痛、失眠、心悸、焦虑等角色适应不良的心理和生理反应，评估他们有无角色紧张的心理和生理表现。

（三）家庭评估

家庭是个体最重要的关系网络和生活环境，家庭中的许多问题都直接或间接地影响着家庭成员的健康。新生儿家庭常见的有核心型家庭、单亲家庭、扩展型家庭（包括新生儿祖父母）等，不同的家庭类型及家庭成员之间的关系影响着新生儿的健康成长。

1．**家庭结构评估**

（1）权力结构：通过询问家庭的人口组成，确定其家庭类型。询问家里大事小事谁做主；家里有麻烦时，通常如何提出解决办法等，以评估家庭的决策过程。

（2）角色结构：询问家庭中各成员所承担的角色，注意家庭成员的角色行为是否符合家庭的角色期望，是否有成员存在角色适应不良。

（3）沟通过程：了解家庭内部沟通过程是否良好，评估时应结合对家庭成员间语言和非语言沟通行为的观察综合分析。在与家庭接触的过程中，通过观察每个家庭成员的反应以及家庭成员的情绪，可了解家庭的内部关系。

（4）父母角色行为：可通过观察，了解父母是否胜任其角色，是否具有良好的抚养孩子的能力。胜任父母角色者对自己所承担的父母角色感到满意和愉快，而不胜任者常表现出焦虑、沮丧或精疲力竭。

2．**家庭文化评估** 通过对新生儿父母的家庭文化进行评估，了解其价值观、健康信念、宗教信仰、饮食习俗等。根据这些反映家庭文化内涵的元素，评估新生儿家庭的潜在健康问题，帮助新生儿家庭制定可行的健康照顾计划。

（1）价值观：价值观存在于潜意识中，不能直接观察，又很难言表。可通过询问以下问题获取有关新生父母价值观的信息。

- 认为自己在家庭和社会中很重要吗？
- 遇到困难时，如何看待和应对困难？
- 家庭最主要的日常生活规范有哪些？
- 家庭成员之间应该相互支持吗？个人利益是否应服从家庭整体利益？

（2）健康信念与宗教信仰：通过询问新生儿父母对健康和不健康定义的理解，是否存在宗教信仰、宗教信仰的类型等，评估他们的健康信念和宗教信仰情况。

（3）饮食习俗：可通过访谈的方式了解新生儿父母的饮食习俗，如平常进食种类、主食种类、喜欢和禁忌的食物，食物烹调方式及常用的调味品，每日几餐及就餐时间等。

（四）环境评估

环境是人类生存或生活的空间，人类赖以生存、发展的社会与物质条件的总和。新生儿生活的环境包括物理环境和社会环境。良好的环境对新生儿身体、心理的健康成长有促进作用。

1．物理环境 新生儿生活的物理环境主要指家庭环境。评估家庭环境是否整洁、明亮，空气流通、新鲜；家庭环境中是否存在影响健康的危险因素等。

2．社会环境 社会环境评估的主要内容为新生儿家庭的社会关系和可获得的社会支持；家庭成员间关系的稳定性、彼此尊重程度；新生儿父母的家庭成员或同事给予的支持与帮助情况等。

二、新生儿心理行为能力评估

观察新生儿的心理行为能力，对于助产士有效判断新生儿健康状况，帮助新生儿家庭做好新生儿照顾具有重要意义。

1．视觉 正常新生儿在觉醒状态下能注视物体，移动眼睛和头追随物体移动的方向，这是中枢神经系统完整性的最好预测指标之一。红球在眼前20cm处，新生儿可发现目标，在此基础上沿水平方向移动红球，新生儿的头和目光可随之转动，即为“寻觅行为”。

2．听觉 新生儿的听觉反应体现了位听神经功能。胎龄28周的早产儿，仅对外界噪音刺激有眨眼和惊跳的反应，而足月儿对声音的反应会逐渐敏感和明确。正常的新生儿在觉醒状态下，在其耳边柔声呼唤或说话时，他/她的头会慢慢转向发声方，眼睛寻找声源。但如果音频过高或过强时，新生儿的头反而转离声源或用哭声表达抗拒。

3．嗅觉、味觉和触觉 新生儿出生后即存在嗅觉和味觉，表现为将新生儿抱在怀中，其可自动寻找母亲乳头。出生5天的新生儿能识别自己母亲奶垫的气味。新生儿出生后也存在触觉，如触碰其口周的皮肤后，他/她会出现寻找动作即觅食反射；触及手心和足心时，新生儿会出现屈曲动作；轻柔抚摸新生儿皮肤，可使其安静、舒适、满足感增强。

4．习惯形成 完整睡眠周期形成也是新生儿神经系统发育成熟的标志之一。胎龄32周后出生的新生儿可有觉醒和睡眠的交替；胎龄37周以后出生的新生儿醒来会哭，觉醒的时间更长。新生儿每天睡眠时间为14～20小时，平均16小时。从安静睡眠到活动睡眠作为一个睡眠周期，新生儿一个睡眠周期平均45分钟，活动睡眠和安静睡眠各占一半，每天有18～20个睡眠周期。

5．与成人互动 90%的新生儿能对移动并说话的人注视、追随动作，对父母会有潜意识的选择；哭是新生儿引起成人注意的方式，以满足其要求。另一方面，新生儿的表情，如注视、微笑和皱眉等，可引起母亲的关注和反应。

（葛静玲）

第七节　新生儿常见健康问题

一、新生儿常见现存健康问题

1．**妥协性家庭应对**　与没有预计双胞胎的出生、聋哑导致语言交流障碍、性别原因、长时间的难产引发的疲劳有关。

2．**照顾者角色紧张**　与初为父母，缺乏照顾新生儿经验有关。

3．**低效性呼吸型态**　与缺氧缺血致呼吸中枢损害有关。

4．**自主呼吸障碍**　与呼吸中枢不成熟、肺发育不良、呼吸肌无力有关。

5．**营养失调：低于机体需要量**　与吸吮、吞咽、消化功能、热量摄入不足有关。

6．**体温过低**　与新生儿体温调节功能低下，寒冷、早产、感染、窒息等有关。

7．**皮肤完整性受损**　与皮肤硬肿，水肿有关。

8．**清理呼吸道无效**　与胎粪吸入有关。

9．**气体交换障碍**　与肺泡缺乏表面活性物质、肺泡萎陷及肺透明膜形成有关。

10．**焦虑（家长）**　与病情危重及预后不良有关。

二、新生儿常见潜在健康问题

1．**有窒息的危险**　与呛奶、呕吐有关。

2．**有体温失调的危险**　与体温调节中枢发育不完善有关。

3．**有感染的危险**　与新生儿免疫功能不足及皮肤黏膜屏障功能差有关。

4．**有废用综合征的危险**　与缺氧缺血导致的后遗症有关。

5．**潜在并发症：**肺出血、DIC、呼吸暂停、颅内压升高、呼吸衰竭、胆红素脑病。

（葛静玲）

第八节　新生儿评估实践

案例导入

新生儿，女，出生后3小时，经阴道自然分娩，因“生后呼吸急促3小时，伴全身发绀”入院。母亲 $G_2P_1^{+1}$，40^{+1} 周，产前无胎膜早破，无胎儿宫内窘迫。产时羊水Ⅲ度污染，无脐带绕颈。出生体重2800g，Apgar评分1分钟时为3分，5分钟时为7分，患儿生后即出现呼吸急促、周身青紫。

一、健康史评估

1．社会人口学资料（母亲）

项目	母亲信息	项目	母亲信息
姓名	王 ××	年龄	28 岁
国籍	中国	民族	汉族
学历	大学本科	职业	公务员
婚姻状况	已婚	联系人（关系）	王 ××（丈夫）
工作单位	×× 市劳动局	户口所在地	×× 区 ×× 街道 2 号
家庭住址	×× 区 ×× 街道 3 号	保险类型	省医保

2．**目前健康状况** 足月顺产，体重 2800g，身长 50cm。Apgar 评分 1 分钟时为 3 分，5 分钟时为 7 分。全身皮肤发绀，胎毛少。父亲从小多病，有饮酒史 5 年。母亲身体康健，无孕期感染史和服药史。母亲 14 岁月经初潮，经量中等，月经周期为 35 天，偶有腰酸、腹痛。母亲有流产史。结婚 3 年以来一直采用避孕套避孕。

3．**家族史** 全家均无家族遗传病史。

4．**宗教信仰** 新生儿的奶奶和姥姥都信仰佛教，其他家人均无宗教信仰。

二、体格检查

1．**一般情况** 足月顺产，体重 2800g，身长 50cm。体温（腋温）36.0℃，P150 次 / 分，R65 次 / 分。未吸氧时经皮血氧饱和度为 80%。

2．**全身情况**

（1）发育及意识状态：发育正常，神志清楚，反应差。

（2）皮肤及其附属器官：周身皮肤青紫，脐带和趾甲床有胎粪污染的痕迹。

（3）头颈部：双眼凝视，前囟平坦，大小约 1.0cm × 1.2cm，顶枕部可触及一包块，大小约 5cm × 5cm，指压痕（+），波动感阴性，颈软。

（4）呼吸系统：呼吸促，鼻翼扇动，三凹征阳性，双侧胸廓饱满，听诊双肺呼吸音对称，双肺均可闻及细湿啰音。

（5）循环系统：心率 150 次 / 分，心音有力，律齐，未闻及杂音。

（6）消化系统：脐带结扎完好，腹软不胀，无胃肠型及蠕动波，肝脾不大。

（7）运动系统：四肢肌张力正常，未见水肿，肢端末梢温暖，原始反射引出不完全。

三、辅助检查

1．**动脉血气** pH 6.99，PCO_2 86mmHg，PO_2 32mmHg，BE −10.6mmol/L。

2．**血常规** 白细胞 39.8×10^9/L；中性粒细胞百分比 69.3%；淋巴细胞百分比 27.2%；血红蛋白 173g/L；血小板 322×10^9/L；CRP：2.5mg/L。

3．**胸片** 双肺纹理增强模糊，见模糊小斑片影，双肺野透光度增高。

四、心理社会评估

1．**父母年龄** 评估新生儿父母年龄，目前父亲30岁，母亲28岁，父母亲处于最佳的生育年龄。从新生儿家庭方面考虑，最佳年龄生育有利于年轻夫妇集中精力工作和学习，经济上有一定基础，精力充沛，护理新生儿的能力较强，能够为新生儿提供良好的健康照顾，有利于新生儿的健康。助产士需要指导父亲参与到新生儿的健康照顾活动中，表达对新生儿和母亲的关爱。

2．**父母文化程度** 新生儿父亲是高中学历，母亲是本科学历，通过与其母亲的交流，感受母亲的文化内涵、接受知识的能力，助产士可以根据父亲母亲文化程度运用适当语言进行指导和帮助。

3．**父母职业** 新生儿母亲为公务员，工作比较轻松，有充分的时间和精力对新生儿进行照顾，利于母亲与孩子亲密关系的建立。而父亲目前处于事业上升期，在家庭和事业分配中容易出现失衡，帮助父亲母亲分析新生儿出生后如何在生活和工作中进行调整，有利于新生儿健康成长。

4．**父母社会经济条件** 父母月家庭收入状况水平，母亲月收入在4000元以上，父亲开公司，资金流在公司运作里，此家庭经济条件存在不稳定和不确定性，对夫妻双方的心理有一定压力，在处理新生儿出生方面，可能依赖于新生儿祖父母给予经济补偿。

5．**照顾能力的评估** 助产士可以通过沟通、交流、观察，判断父母的困惑，存在问题，照顾能力，给予分别评价打分，新生儿父母对其在儿科病房的状态、处理、治疗、花销以及新生儿出院后问题有疑问时，助产士可以关注相关情况，给予逐一帮助解释和健康指导。

6．**新生儿行为能力评估** 由于新生儿在新生儿病房接受治疗，不能对新生儿行为能力进行有效评估，由新生儿病房医务人员进行评估。

7．**不良嗜好** 母亲无吸烟、饮酒、熬夜等不良嗜好，父亲有饮酒史5年。

8．**宗教信仰** 无。

心理社会评估结束后，询问新生儿父母有无其他疑问。新生儿母亲提出：

（1）孩子出院后，我们怎样做能更有利于孩子成长？

（2）我现在情绪有点乱，有种难以应对的感觉，应如何应对呢？

解答：

（1）孩子的出生在给家庭带来欢乐的同时，也给家庭带来了一些压力和烦恼，为了孩子的健康成长，新生儿父母应该共同努力，保持和谐的家庭关系，同时也要处理好与父母及公婆之间的关系，为孩子创造最有利的成长环境。如果在照顾新生儿方面遇到问题，可以及时到医院进行咨询。

（2）新生儿出现问题需要住院治疗，对于产妇来说是一种应激，会影响产妇的情绪，甚至影响睡眠、泌乳等，如果不能合理应对，可能会导致产后精神心理障碍的发生，因此应指导产妇采取积极的应对措施，如：向家人、朋友倾诉，寻求医务人员帮助等。

五、健康问题

根据新生儿的健康史和体格检查等结果，通过分析资料，形成以下健康问题：

1．**现存健康问题**

（1）气体交换受损 与口鼻咽部存在分泌物有关。

头后仰，气道伸直，及时清除口鼻咽部分泌物，分泌物黏稠时可给予雾化吸入后吸痰。新生儿护士应该密切观察血氧变化，并给予供氧。

（2）知识缺乏（家长）：缺乏新生儿护理的健康知识。

讲解疾病知识，给予新生儿照顾方面的指导与护理。

（3）营养失调：低于机体需要量。

给予鼻饲喂养或静脉营养。

2．潜在健康问题

（1）有窒息的危险：与误吸胎粪有关。

及时彻底清理呼吸道。

（2）有感染的危险：与新生儿免疫功能不足及皮肤黏膜屏障功能差有关。

做好新生儿护理，保证新生儿皮肤清洁。

☆ 章后小结

家庭是影响新生儿身心发展的重要因素，完整的新生儿健康评估可以为其父母及其家庭提供切实有效的应对与照顾依据。助产士应根据新生儿健康评估史、家庭文化背景、家庭成员特点等给予个性化有针对性的健康教育指导，使其家庭能够有效应对孩子出生带来的变化。有效的护理问题可以帮助助产士有效理解和评判家庭问题，给予新生儿家庭切实可行的帮助和指引。新生儿的健康关系到国家民族的发展和未来希望，通过本章的学习使助产士能够有效地掌握和运用基本知识和技能，培养助产士良好的行为习惯和思维习惯。助产士应该清楚认识到新生儿出生后可能面临的问题，给予全面细致的健康评估、心理社会评估，并提出健康问题，从而制定个性化的照护计划，实施针对性的健康教育，促进家庭健康，开启新生儿幸福健康路。

（葛静玲）

✧ 学而思

1．新生儿，女，剖宫产，母亲 $G_2P_1^{+1}$，42^{+1} 周。出生体重 4050g，Apgar 评分 1 分钟时为 10 分，5 分钟时为 10 分，10 分钟时为 10 分。母亲在妊娠 24 周时检查血糖高。她的 2 岁女儿来看妈妈，说“不喜欢这个小孩”。结合此病例，请思考以下问题：

（1）作为接生助产士，如何对新生儿进行健康史评估？

（2）如何对新生儿家庭进行心理社会评估？

（3）应进行哪些体格检查和辅助检查？

（4）针对新生儿姐姐的反应，应如何制定照护计划？

2．新生儿，女，经顺产分娩，母亲 G_1P_1，38 周，胎膜早破，羊水Ⅰ度，Apgar 评分：1 分钟为 5 分，5 分钟为 8 分，10 分钟为 8 分，出生体重 2450g。生后予清理气道分泌物，面罩加压给氧约 5 分钟。生后 1 天拒乳、呕吐。体检：体温不升，前囟平，颈无抵抗，全身黄染，心率 140 次 / 分，腹软，肝肋下 3.5cm。结合此病例请思考：

（1）根据 Apgar 评分，评估该新生儿的窒息程度？

（2）该新生儿存在的健康问题有哪些？

（3）问诊要点有哪些？

（4）如何为新生儿进行体格检查？

附　录

附录 1　孕前健康检查基本服务内容

序号	项目			女性	男性	目的	意义
1	优生健康教育			√	√	建立健康生活方式，提高风险防范意识和参与自觉性	规避风险因素
2	病史询问（了解孕育史、疾病史、家族史、用药情况、生活习惯、饮食营养、环境危险因素等）			√	√	评估是否存在相关风险	降低不良生育结局风险
3	体格检查		常规检查（包括身高、体重、血压、心率、甲状腺触诊、心肺听诊、肝脏脾脏触诊、四肢脊柱检查等）	√	√	评估健康状况，发现影响优生的相关因素	减少影响受孕及导致不良妊娠结局的发生风险
			女性生殖系统检查	√		检查双方有无生殖系统疾病	
			男性生殖系统检查		√		
4	实验室检查9项	阴道分泌物	白带常规检查	√		筛查有无阴道炎症	减少宫内感染
			淋球菌检测	√		筛查有无感染	减少流产、早产、死胎、胎儿宫内发育迟缓等
			沙眼衣原体检测	√			
5		血液常规检验（血红蛋白、红细胞、白细胞及分类、血小板）		√		筛查贫血、血小板减少等	减少因重症贫血造成的胎儿宫内发育迟缓；减少因血小板减少造成的新生儿出血性疾病
6		尿液常规检验		√	√	筛查泌尿系统及代谢性疾患	减少生殖道感染、宫内感染、胎儿死亡和胎儿宫内发育迟缓
7		血型（包括ABO血型和Rh阳/阴性）		√	√	预防血型不合溶血	减少胎儿溶血导致的流产、死胎死产、新生儿黄疸等
8		血清葡萄糖测定		√		糖尿病筛查	减少流产、早产、胎儿畸形等风险
9		肝功能检测（谷丙转氨酶）		√	√	评估是否感染及肝脏损伤情况	指导生育时机选择；减少母婴传播
10		乙型肝炎血清学五项检测		√	√		
11		肾功能检测（肌酐）		√	√	评价肾脏功能	指导生育时机选择；减少胎儿宫内发育迟缓
12		甲状腺功能检测（促甲状腺激素）		√		评价甲状腺功能	指导生育时机选择；减少流产、早产、胎儿宫内发育迟缓、死胎死产、子代内分泌及神经系统发育不全、智力低下等

续表

序号	项目		女性	男性	目的	意义
13	病毒筛查4项	梅毒螺旋体筛查	√	√	筛查有无梅毒感染	减少流产、死胎死产、母婴传播
14		风疹病毒 IgG 抗体测定	√		发现风疹病毒易感个体	减少子代先天性风疹综合征：先天性心脏病、耳聋、白内障、先天性脑积水等
15		巨细胞病毒 IgM 抗体和 IgG 抗体测定	√		筛查巨细胞病毒感染状况	减少新生儿耳聋、智力低下、视力损害、小头畸形等
16		弓形体 IgM 和 IgG 抗体测定	√		筛查弓形体感染状况	减少流产、死胎、胎儿宫内发育迟缓等
17	影像1项	妇科超声常规检查	√		筛查子宫、卵巢异常	减少不孕、流产及早产等不良妊娠结局
18	风险评估和咨询指导		√	√	评估风险因素，健康促进，指导落实预防措施，降低风险	减少出生缺陷发生，提高出生人口素质

附录 2　孕前检查表

（一）孕前检查表（妻子）

一般情况

疾病史

是否患有或曾经患过以下疾病（可多选）

□否　□贫血　□高血压　□心脏病　□糖尿病

□癫痫　□甲状腺疾病　□慢性肾炎　□肿瘤　□结核

□乙型肝炎　□淋病 / 梅毒 / 衣原体感染等　□精神心理疾患等

是否患有出生缺陷，如先天畸形、遗传病等：

□无　□有，注明具体病名____________________

是否有以下妇科疾病（可多选）

□否　□子宫附件炎症　□不孕不育症　□其他____________

用药史

目前是否服药

□否　□是，药物名称____________________

是否注射过疫苗（可多选）

□否　□风疹疫苗　□乙肝疫苗　□其他____________

现用避孕措施或目前终止避孕者原避孕措施

□从未采用　□宫内节育器　□皮下埋植剂　□口服避孕药　□避孕套

□外用药　□自然避孕　□其他____________________

避孕措施持续使用时间：____月　目前终止避孕者原避孕措施停用时间______年____月

孕育史

初潮年龄____岁　末次月经____年____月____日

月经周期是否规律　□否　□是（经期____天____周期____天）

月经量　□多　□中　□少

痛　经　□无　□轻　□重

是否曾经怀孕

□无　□有：怀孕____次　活产____次（足月活产____次，早产____次）

是否有以下不良妊娠结局（可多选）

□无　□死胎死产____次　□自然流产____次　□人工流产____次

是否分娩过出生缺陷儿（如畸形儿、遗传病、唐氏综合征）

□无　□是，病种________详细情况____________________

现有子女数____人　　子女身体状况　□健康　□疾病，注明具体病名____________

家族史

夫妻是否近亲结婚

□无　　□是，请注明何种血缘关系____________

祖父母 / 外祖父母、父母两代家族内近亲结婚史

□无　　□是，请注明何种血缘关系____________

家族成员是否有人患以下疾病（可多选）

□无　□地中海贫血　□白化病　□血友病　□G6PD 缺乏症

□先天性心脏病　□唐氏综合征　□糖尿病　□先天性智力低下

□听力障碍（10 岁以内发生）　□视力障碍（10 岁以内发生）

□新生儿或婴幼儿死亡　□其他出生缺陷____________

患者与本人关系____________

饮食营养、生活习惯、环境毒害物接触

是否进食肉、蛋类　□否　□是

是否厌食蔬菜　□否　□是

是否有食用生肉嗜好　□否　□是

是否吸烟　□否　□是（每天____支）

是否存在被动吸烟　□否　□偶尔　□经常（平均每天被动吸烟时间：____分钟）

是否饮酒　□否　□偶尔　□经常（每天____ml）

是否使用可卡因等毒麻药品　□否　□是（请注明名称____________）

是否口臭　□否　□是

是否牙龈出血　□否　□是

生活或工作环境中是否接触以下因素（可多选）

□否　□放射线　□高温　□噪音　□有机溶剂（如新装修、油漆）

□密切接触猫狗等家畜、宠物　□震动　□重金属（铅、汞等）　□农药

□其他____________

社会心理因素

是否感到生活 / 工作压力　□无　□很少　□有一点　□比较大　□很大

与亲友、同事的关系是否紧张　□无　□很少　□有一点　□比较大　□很大

是否感到经济压力　□无　□很少　□有一点　□比较大　□很大

是否做好怀孕准备　□否　□是

其他（请描述）____________

询问日期：________年____月____日　　医师签名：____________

体格检查

身高____cm　体重____kg　体重指数____　心率____次 / 分　血压____/____mmHg

□精神状态　0 正常　1 异常（请描述____________）

□智力　0 正常　1 异常（打√）（□常识　□判断　□记忆　□计算）

□五官　0 正常　1 异常________　□特殊体态　0 正常　1 异常________

□特殊面容　0 正常　1 异常________　□皮肤毛发　0 正常　1 异常________

□甲状腺　0 正常　1 异常________ □肺部　0 正常　1 异常________

□心脏节律是否整齐　0 是　1 否________ □心脏杂音　0 无　1 有________

□肝、脾　0 未触及　1 触及________ □四肢脊柱　0 正常　1 异常________

其他（请描述）________

检查日期：________年____月____日　　医师签名：________

第二性征□阴毛　0 正常　1 异常________ □乳房　0 正常　1 异常________

妇科检查□外阴　0 未见异常　1 异常________ □阴道　0 未见异常　1 异常________

□分泌物　0 正常　1 异常________ □宫颈　0 光滑　1 异常________

子宫　□大小　0 正常　1 大　2 小　□活动　0 好　1 差　□包块　0 无　1 有________

□双侧附件　0 未见异常　1 异常________

检查日期：________年____月____日　　医师签名：________

临床检验

（检验报告附后）

白带检查　□线索细胞　0 阴性　1 阳性　9 可疑　□念珠菌感染　0 阴性　1 阳性　9 可疑

□滴虫感染　0 阴性　1 阳性　9 可疑　□清洁度　0 Ⅰ　1 Ⅱ　2 Ⅲ　3 Ⅳ

□胺臭味实验　0 阴性　1 阳性　□pH 值　0 <4.5　1 $\geqslant 4.5$

□淋球菌筛查　0 阴性　1 阳性　9 可疑　□沙眼衣原体筛查　0 阴性　1 阳性　9 可疑

血细胞分析　Hb____g/L　RBC____$\times 10^{12}$/L　PLT____$\times 10^{9}$/L

WBC____$\times 10^{9}$/L　N____%　E____%　B____%　L____%　M____%

□尿液常规检查　0 未见异常　1 异常________

血型　□ABO　1 A 型　2 B 型　3 AB 型　4 O 型　□Rh　0 阳性　1 阴性

血糖　________mmol/L

乙肝血清学检查　0 阴性　1 阳性　9 可疑

□HBsAg　□HBsAb　□HBeAg　□HBeAb　□HBcAb

肝肾功能检测　谷丙转氨酶（ALT）________U/L　肌酐（Cr）________μmol/L

甲状腺功能检测　促甲状腺激素（TSH）________μIU/ml

□风疹病毒　IgG　0 阴性　1 阳性　9 可疑　□梅毒螺旋体筛查　0 阴性　1 阳性　9 可疑

□巨细胞病毒　IgG　0 阴性　1 阳性　9 可疑　□IgM　0 阴性　1 阳性　9 可疑

□弓形体　IgG　0 阴性　1 阳性　9 可疑　□IgM　0 阴性　1 阳性　9 可疑

其他（请描述）________

检查日期：________年____月____日　　医师签名：________

妇科 B 超检查

（B 超图像附后）

□妇科 B 超检查　0= 正常　1= 异常　2= 不能确定（选“异常”和“不能确定”请描述）

____

妇科 B 超检查号________

检查日期：________年____月____日　　医师签名：________

其他检查

（各地自定检查内容）

主要结果：

检查日期：________年____月____日　　　　　医师签名：________________________

（二）孕前检查表（丈夫）

一般情况

疾病史

是否患有或曾经患过以下疾病（可多选）

□否　□贫血　□高血压　□心脏病　□糖尿病

□癫痫　□甲状腺疾病　□慢性肾炎　□肿瘤　□结核

□乙型肝炎　□淋病／梅毒／衣原体感染等　□精神心理疾患等

是否患有出生缺陷，如先天畸形、遗传病等：

□无　□有，注明具体病名________________________

是否有以下男科疾病（可多选）

□否　□睾丸炎、附睾炎　□精索静脉曲张　□不育症　□腮腺炎

□其他________________________

用药史

目前是否服药

□否　□是，药物名称________________________

是否注射过疫苗（可多选）

□否　□乙肝疫苗　□其他________________________

家族史

祖父母／外祖父母、父母两代家族内近亲结婚史

□无　□是，请注明何种血缘关系________________________

家族成员是否有人患以下疾病（可多选）

□无　□地中海贫血　□白化病　□血友病　□G6PD 缺乏症

□先天性心脏病　□唐氏综合征　□糖尿病　□先天性智力低下

□听力障碍（10 岁以内发生）　□视力障碍（10 岁以内发生）

□新生儿或婴幼儿死亡　□其他出生缺陷________________________

患者与本人关系________________________

饮食营养、生活习惯、环境毒害物接触

是否进食肉、蛋类　□否　□是

是否厌食蔬菜　□否　□是

是否有食用生肉嗜好　□否　□是

是否吸烟　□否　□是（每天____支）

是否存在被动吸烟　□否　□偶尔　□经常（平均每天被动吸烟时间：____分钟）

是否饮酒　□否　□偶尔　□经常（每天____ml）

是否使用可卡因等毒麻药品　□否　□是（请注明名称________________）

生活或工作环境中是否接触以下因素（可多选）

□否　□放射线　□高温　□噪音　□有机溶剂（如新装修、油漆）

□密切接触猫狗等家畜、宠物　□震动　□重金属（铅、汞等）　□农药

□其他____

社会心理因素

是否感到生活/工作压力　□无　□很少　□有一点　□比较大　□很大

与亲友、同事的关系是否紧张　□无　□很少　□有一点　□比较大　□很大

是否感到经济压力　□无　□很少　□有一点　□比较大　□很大

是否做好怀孕准备　□否　□是

其他（请描述）____

询问日期：________年____月____日　　医师签名：________________

体格检查

身高____cm　体重____kg　体重指数____　心率____次/分　血压____/____mmHg

□精神状态　0 正常　1 异常（请描述________________________）

□智力　0 正常　1 异常（□常识　□判断　□记忆　□计算）

□五官　0 正常　1 异常　　□特殊体态　0 正常　1 异常____

□特殊面容　0 正常　1 异常　　□皮肤毛发　0 正常　1 异常____

□甲状腺　0 正常　1 异常　　□肺部　0 正常　1 异常____

□心脏节律是否整齐　0 是　1 否　　□心脏杂音　0 无　1 有______

□肝、脾　0 未触及　1 触及　　□四肢脊柱　0 正常　1 异常____

其他（请描述）____

检查日期：________年____月____日　　医师签名：________________

第二性征 □阴毛　0 正常　1 异常________　□喉结　0 有　1 无________

男科检查 □阴茎　0 未见异常　1 异常________　□包皮　0 正常　1 过长　2 包茎

□睾丸　0 扪及　体积（ml）左____右____ 1 左侧未扪及　2 右侧未扪及

□附睾　0 正常　1 异常________________________

□输精管　0 未见异常　1 异常________________________

□精索静脉曲张　0 无　1 有（部位______程度______）

检查日期：________年____月____日　　医师签名：________________

临床检验

（检验报告附后）

血型　□ABO　1 A型　2 B型　3 AB型　4 O型　□Rh　0 阳性　1 阴性

□尿液常规检查　0 未见异常　1 异常________________

□梅毒螺旋体筛查　0 阴性　1 阳性　9 可疑

乙肝血清学检查　0 阴性　1 阳性　9 可疑

□HBsAg　□HBsAb　□HBeAg　□HBeAb　□HBcAb

肝肾功能检测　谷丙转氨酶（ALT）________U/L　肌酐（Cr）______μmol/L

其他（请描述）________________

检查日期:________年____月____日　医师签名:________________

其他检查

（各地自定检查内容）

主要结果:

检查日期:________年____月____日　医师签名:________________

附录 3　妊娠期辅助检查、检验参考值

项目名称	正常参考值
人绒毛膜促性腺激素	孕 7 ~ 10 日 >5.0U/L，孕 30 日 >100U/L 孕 8 ~ 10 周 50 ~ 100kU/L，孕 14 周 10 ~ 20kU/L
胎儿心电图	胎心率 110 ~ 160 次 / 分，QRS 时限 0.02 ~ 0.05 秒，QRS 综合波振幅 10 ~ 30μV，ST 段无明显偏高
无应激试验	20 分钟内至少有 3 次以上胎动伴胎心率加速 >15 次 / 分，持续 >15 秒
缩宫素激惹试验	无晚期减速和明显的变异减速，提示胎盘功能良好
雌三醇（血清）	>15mg/24h，10 ~ 15mg/24h 为警戒值，<10mg/24h 为危险值
血清胎盘催乳素	妊娠足月 HPL 值为 4 ~ 11mg/L
阴道脱落细胞检查	嗜伊红细胞指数（eosinophilic index，EI）<10%
卵磷脂 / 鞘磷脂比值	L/S ≥ 2，提示胎儿肺成熟
羊水肌酐值	≥ 176.8μmol/L（2mg%），提示胎儿肾已成熟
羊水中胆红素类物质	△ OD_{450}<0.02，提示胎儿肝脏成熟
羊水中淀粉酶	≥ 450U/L，提示胎儿唾液腺成熟
羊水中含脂肪细胞出现率	=20%，提示胎儿皮肤已成熟

附录 4　产褥期妇女常用实验室检查项目参考值

检查项目	正常参考值
1. **术后感染组合**	
C 反应蛋白	0 ~ 10mg/L
白细胞	（4.00 ~ 10.00）$\times 10^9$/L
中性粒细胞	（1.80 ~ 6.40）$\times 10^9$/L
中性粒细胞百分比	46.0% ~ 75.0%
淋巴细胞	（1.00 ~ 3.30）$\times 10^9$/L
淋巴细胞百分比	19.0% ~ 47.0%
红细胞	（4.0 ~ 5.5）$\times 10^{12}$/L
血红蛋白	120 ~ 160g/L
血小板	100 ~ 300 $\times 10^9$/L
血小板压积	11.0% ~ 28.0%
2. **出凝血常规**	
凝血酶原时间	11.0 ~ 14.0 秒
凝血酶原活动度	88.0% ~ 120.0%
INR 值	0.80 ~ 1.15
活化部分凝血活酶时间	25.0 ~ 35.0 秒
凝血酶时间	14.0 ~ 21.0 秒
纤维蛋白原	2.00 ~ 4.00g/L
3. **DIC 组合**	
D- 二聚体	0.00 ~ 0.55mg/L
抗凝血酶Ⅲ	75.0% ~ 125.0%
纤维蛋白（原）降解产物	0.0 ~ 5.0μg/ml
凝血因子Ⅷ	77.3% ~ 128.7%

附录5　常用心理社会评估量表

（一）爱丁堡产后抑郁量表（EPDS）

指导语：你刚生了孩子，我们想了解一下你的感受，请选择一个最能反映你过去七天感受的答案。

在过去的7天内：

1. 我能看到事物有趣的一面，并笑得开心

A. 同以前一样

B. 没有以前那么多

C. 肯定比以前少

D. 完全不能

2. 我欣然期待未来的一切

A. 同以前一样

B. 没有以前那么多

C. 肯定比以前少

D. 完全不能

3. 当事情出错时，我会不必要地责备自己

A. 一点也没有

B. 不经常这样

C. 有时会这样

D. 大部分时候会这样

4. 我无缘无故感到焦虑和担心

A. 没有这样

B. 极少这样

C. 有时候这样

D. 经常这样

5. 我无缘无故感到害怕和惊慌

A. 一点也没有

B. 不经常这样

C. 有时候这样

D. 相当多时候这样

6. 很多事情冲着我来，使我透不过气

A. 我一直像平时那样应付得好

B. 大部分时候我都能像平时那样应付得好

C. 有时候我不能像平时那样应付得好

D. 大多数时候我都不能应付

7. 我很不开心，以至于失眠

A. 一点也没有

B. 不经常这样

C. 有时候这样

D. 大部分时候这样

8. 我感到难过和悲伤

A. 一点也没有

B. 不经常这样

C. 相当多时候这样

D. 大部分时间这样

9. 我不开心到哭

A. 一点也没有

B. 很少这样

C. 有时候这样

D. 大部分时间这样

10. 我想过要伤害自己

A. 没有这样

B. 不经常这样

C. 有时候这样

D. 相当多时候这样

（二）抑郁自评量表（SDS）

请你不要有所顾忌，应该根据自己的真实体验和实际情况来回答，不要花费太多的时间去思考，应顺其自然，应根据第一印象作出判断。

注意：测验中的每一个问题都要回答，不要遗漏，以避免影响测验结果的准确性。

条目	很少	小部分时间	相当多的时间	绝大部分时间
1. 我觉得闷闷不乐，情绪低沉				
2. 我觉得一天之中早晨最好				
3. 我一阵阵哭出来或觉得想哭				
4. 我晚上睡眠不好				
5. 我吃得跟平常一样多				
6. 我与异性密切接触时和以往一样感到愉快				
7. 我发觉我的体重在下降				
8. 我有便秘的苦恼				
9. 我心跳比平时快				
10. 我无缘无故地感到疲乏				
11. 我的头脑跟平常一样清楚				

续表

条目	很少	小部分时间	相当多的时间	绝大部分时间
12. 我觉得经常做的事情并没有困难				
13. 我觉得不安而平静不下来				
14. 我对将来抱有希望				
15. 我比平常容易生气激动				
16. 我觉得作出决定是容易的				
17. 我觉得自己是个有用的人，有人需要我				
18. 我的生活过的很有意思				
19. 我认为如果我死了别人会生活得好些				
20. 平常感兴趣的事我仍然照样感兴趣				

（三）产后抑郁症筛查量表（PDSS）

下面的问题是想了解您在过去 2 周内的心身状况，请仔细阅读每一个条目，然后选出最符合您实际情况的选项。每个条目只能选一个答案，1= 非常不同意，2= 不同意，3= 中立，4= 同意，5= 非常同意。

在过去的 2 周内：	非常不同意	不同意	中立	同意	非常同意
1. 甚至当小孩熟睡后仍无法入睡	1	2	3	4	5
2. 总觉得孤单	1	2	3	4	5
3. 毫无理由地大哭	1	2	3	4	5
4. 对任何事情都无法集中注意力	1	2	3	4	5
5. 再也不知道自己是谁了	1	2	3	4	5
6. 觉得作为一个母亲很失败	1	2	3	4	5
7. 开始想自己是不是死了会更好	1	2	3	4	5
8. 没有食欲	1	2	3	4	5
9. 感到十分压抑	1	2	3	4	5
10. 害怕自己再也高兴不起来	1	2	3	4	5
11. 觉得自己正失去理智	1	2	3	4	5
12. 感到自己好像变成了陌生人	1	2	3	4	5
13. 觉得很多母亲都比自己称职	1	2	3	4	5
14. 曾想过死亡是结束这噩梦般的生活的唯一途径	1	2	3	4	5
15. 半夜突然惊醒，再也无法入睡	1	2	3	4	5
16. 感觉灵魂出窍	1	2	3	4	5
17. 情绪起伏不定，感觉像在坐过山车	1	2	3	4	5
18. 认为自己快疯了	1	2	3	4	5
19. 害怕自己再也无法回到正常的自我	1	2	3	4	5
20. 由于给不了孩子应该给的足够的爱而有负罪感	1	2	3	4	5
21. 想伤害自己	1	2	3	4	5

续表

在过去的 2 周内：	非常不同意	不同意	中立	同意	非常同意
22. 夜间在床上翻来覆去很长时间，难以入睡	1	2	3	4	5
23. 只要关于我小孩的，哪怕是一点小事也会焦虑不安	1	2	3	4	5
24. 很容易被激怒	1	2	3	4	5
25. 即使做个小决定也很艰难	1	2	3	4	5
26. 觉得自己不正常	1	2	3	4	5
27. 感觉我必须隐藏我对孩子的想法或者感受	1	2	3	4	5
28. 觉得我的小孩离开我会变得更好	1	2	3	4	5
29. 知道自己必须吃，但吃不下	1	2	3	4	5
30. 感到自己坐立不安，不得不走来走去	1	2	3	4	5
31. 觉得自己满腔怒火，一触即发	1	2	3	4	5
32. 很难集中精力在一件事情	1	2	3	4	5
33. 感觉到不真实	1	2	3	4	5
34. 觉得自己并不是自己所期望的那样的母亲	1	2	3	4	5
35. 只是想离开这世界	1	2	3	4	5

（四）医院焦虑－抑郁量表（HADS）

指导语：情绪在大多数疾病中起着重要作用，如果医生了解您的情绪变化，他们就能给您更多的帮助。请您阅读以下各个项目，根据您上个月以来的情绪状态，选择最适当的答案。对这些问题的回答不要做过多的考虑，立即作出的回答会比考虑后再回答更切合实际。

问题	回答	评分
1. 我感到紧张（或痛苦）（A）	几乎所有时候	3
	大多数时候	2
	有时	1
	根本没有	0
2. 我对以往感兴趣的事情还是有兴趣（D）	肯定一样	0
	不像以前那样多	1
	只有一点儿	2
	基本上没有了	3
3. 我感到有点害怕，好像预感到有什么可怕事情要发生（A）	非常肯定和十分严重	3
	是有，但并不太严重	2
	有一点，但并不使我苦恼	1
	根本没有	0
4. 我能够哈哈大笑，并看到事物好的一面（D）	我经常这样	0
	现在已经不大这样了	1
	现在肯定是不太多了	2
	根本没有	3

续表

问题	回答	评分
5. 我的心中充满烦恼（A）	大多数时间	3
	常常如此	2
	时时，但并不经常	1
	偶尔如此	0
6. 我感到愉快（D）	根本没有	3
	并不经常	2
	有时	1
	大多数	0
7. 我能够安闲而轻松地坐着（A）	肯定	0
	经常	1
	并不经常	2
	根本没有	3
8. 我对自己的仪容（打扮自己）失去兴趣（D）	肯定	3
	并不像我应该做到的那样关心	2
	我可能不是非常关心	1
	我仍像以往一样关心	0
9. 我有点坐立不安，好像感到非要活动不可（A）	确实非常多	3
	是不少	2
	并不很多	1
	根本没有	0
10. 我对一切都是乐观地向前看（D）	差不多是这样做的	0
	并不完全是这样做的	1
	很少这样做	2
	几乎从来不这样做	3
11. 我突然发现恐慌感（A）	确实很经常	3
	时常	2
	并非经常	1
	根本没有	0
12. 我好像感到情绪在渐渐低落（D）	几乎所有时间	3
	很经常	2
	有时	1
	根本没有	0
13. 我感到有点害怕，好像某个内脏器官变坏了（A）	根本没有	0
	有时	1
	很经常	2
	非常经常	3

续表

问题	回答	评分
14. 我能欣赏一本好书或一项好的广播或电视节目（D）	常常	0
	有时	1
	并非经常	2
	很少	3

（五）焦虑自评量表（SAS）

下面有20条文字，请仔细阅读每一条，把意思弄明白，然后根据您最近一星期的实际感觉，在适当的方格里打钩，每一条文字后有四个方格，表示：A没有或很少时间；B少部分时间；C相当多时间；D绝大部分或全部时间。

条目	A	B	C	D
1. 我觉得比平时容易紧张或着急				
2. 我无缘无故地感到害怕				
3. 我容易心里烦乱或感到惊恐				
4. 我觉得我可能将要发疯				
5. 我觉得一切都很好，也不会发生什么不幸				
6. 我手脚发抖打战				
7. 我因为头疼、颈痛和背痛而苦恼				
8. 我觉得容易衰弱和疲乏				
9. 我觉得心平气和，并且容易安静坐着				
10. 我觉得心跳得很快				
11. 我因为一阵阵头晕而苦恼				
12. 我有晕倒发作，或觉得要晕倒似的				
13. 我吸气呼气都感到很容易				
14. 我的手脚麻木和刺痛				
15. 我因为胃痛和消化不良而苦恼				
16. 我常常要小便				
17. 我的手脚常常是干燥温暖的				
18. 我脸红发热				
19. 我容易入睡并且一夜睡得很好				
20. 我做噩梦				

（六）状态—特质焦虑问卷（STAI）

第一部分：状态焦虑量表（S-AI）

指导语：下面列出的是一些人们常常用来描述他们自己的陈述，请阅读每一个陈述，然后在右边适当的圈上打钩来表示你现在最恰当的感觉，也就是你此时此刻最恰当的感觉。没有对或错的回答，不要对任何一个陈述花太多的时间去考虑，但所给的回答应该是你现在最恰当的感觉。

条目	完全没有	有些	中等程度	非常明显
1. 我感到心情平静	1	2	3	4
2. 我感到安全	1	2	3	4
3. 我是紧张的	1	2	3	4
4. 我感到紧张束缚	1	2	3	4
5. 我感到安逸	1	2	3	4
6. 我感到烦乱	1	2	3	4
7. 我现在正烦恼，感到这种烦恼超过了可能的不幸	1	2	3	4
8. 我感到满意	1	2	3	4
9. 我感到害怕	1	2	3	4
10. 我感到舒适	1	2	3	4
11. 我有自信心	1	2	3	4
12. 我觉得神经过敏	1	2	3	4
13. 我极度紧张不安	1	2	3	4
14. 我优柔寡断	1	2	3	4
15. 我是轻松的	1	2	3	4
16. 我感到心满意足	1	2	3	4
17. 我是烦恼的	1	2	3	4
18. 我感到慌乱	1	2	3	4
19. 我感觉镇定	1	2	3	4
20. 我感到愉快	1	2	3	4

第二部分：特质焦虑量表（T-AI）

指导语：下面列出的是人们常常用来描述他们自己的一些陈述，请阅读每一个陈述，然后在右边恰当的方格内打钩，来表示你经常的感觉。没有对或错的回答。不要对任何一个陈述花太多的时间去考虑，但所给回答应该是你平常所感觉到的。

条目	几乎没有	有些	经常	几乎总是如此
21. 我感到愉快	1	2	3	4
22. 我感到神经过敏和不安	1	2	3	4
23. 我感到自我满足	1	2	3	4
24. 我希望能像别人那样高兴	1	2	3	4
25. 我感到我像衰竭一样	1	2	3	4
26. 我感到很宁静	1	2	3	4
27. 我是平静的、冷静的和泰然自若的	1	2	3	4
28. 我感到困难一一堆集起来，因此无法克服	1	2	3	4

续表

条目	几乎没有	有些	经常	几乎总是如此
29. 我过分忧虑一些事，实际这些事无关紧要	1	2	3	4
30. 我是高兴的	1	2	3	4
31. 我的思想处于混乱状态	1	2	3	4
32. 我缺乏自信心	1	2	3	4
33. 我感到安全	1	2	3	4
34. 我容易做出决断	1	2	3	4
35. 我感到不合适	1	2	3	4
36. 我是满足的	1	2	3	4
37. 一些不重要的思想总缠绕着我，并打扰我	1	2	3	4
38. 我产生的沮丧是如此强烈，以致我不能从思想中排除它们	1	2	3	4
39. 我是一个镇定的人	1	2	3	4
40. 当我考虑我目前的事情和利益时，我就陷入紧张状态	1	2	3	4

（七）社会支持评定量表（SSRS）

指导语：下面的问题用于反映您在社会中所获得的支持，请按各个问题的具体要求，根据您的实际情况来回答。谢谢您的合作。

1. 您有多少关系密切，可以得到支持和帮助的朋友？（只选一项）

□（1）一个也没有　　□（2）1～2个

□（3）3～5个　　□（4）6个或6个以上

2. 近一年来您：（只选一项）

□（1）远离家人，且独居一室

□（2）住处经常变动，多数时间和陌生人住在一起

□（3）和同学、同事或朋友住在一起

□（4）和家人住在一起

3. 您和邻居：（只选一项）

□（1）相互之间从不关心，只是点头之交

□（2）遇到困难可能稍微关心

□（3）有些邻居很关心您

□（4）大多数邻居都很关心您

4. 您和同事：（只选一项）

□（1）相互之间从不关心，只是点头之交

□（2）遇到困难可能稍微关心

□（3）有些同事很关心您

□（4）大多数同事都很关心您

5. 从家庭成员得到的支持和照顾（在合适的框内划“√”）

	无（1）	极少（2）	一般（3）	全力支持（4）
A. 夫妻（恋人）	□	□	□	□
B. 父母	□	□	□	□
C. 儿女	□	□	□	□
D. 兄弟姐妹	□	□	□	□
E. 其他成员（如嫂子）	□	□	□	□

6. 过去，在您遇到急难情况时，曾经得到的*经济支持和解决实际问题*的帮助的来源有：

□（1）无任何来源

□（2）下列来源（可选多项）

□A. 配偶；□B. 其他家人；□C. 亲戚；□D. 同事；□E. 工作单位；

□F. 党团工会等官方或半官方组织；□G. 宗教、社会团体等非官方组织；

□H. 其他（请列出）__________

7. 过去，在您遇到急难情况时，曾经得到的*安慰和关心*的来源有：

□（1）无任何来源

□（2）下列来源（可选多项）

□A. 配偶；□B. 其他家人；□C. 亲戚；□D. 同事；□E. 工作单位。

□F. 党团工会等官方或半官方组织；□G. 宗教、社会团体等非官方组织；

□H. 其他（请列出）__________

8. 您遇到烦恼时的*倾诉方式*：（只选一项）

□（1）从不向任何人倾诉

□（2）只向关系极为密切的 1–2 个人倾诉

□（3）如果朋友主动询问您会说出来

□（4）主动倾诉自己的烦恼，以获得支持和理解

9. 您遇到烦恼时的*求助*方式：（只选一项）

□（1）只靠自己，不接受别人帮助

□（2）很少请求别人帮助

□（3）有时请求别人帮助

□（4）有困难时经常向家人、亲友、组织求援

10. 对于团体（如党组织、宗教组织、工会、学生会等）组织活动，您：（只选一项）

□（1）从不参加　　□（2）偶尔参加

□（3）经常参加　　□（4）主动参加并积极活动

中英文名词对照索引

W

X

Y

Z

参考文献

1 安力彬．妇产科护理学．5版．北京：人民卫生出版社，2012.

2 蔡文智．助产技能实训．北京：人民卫生出版社，2015.

3 蔡文智，钟梅．诊断学．西安：西安交通大学出版社，2015.

4 曹泽毅．中华妇产科学．3版．北京：人民卫生出版社，2014.

5 曹泽毅，乔杰．妇产科学．2版．北京：人民卫生出版社，2014.

6 陈瑛，邱亚静．孕产期检查实用手册．北京：人民军医出版社，2011.

7 崔焱．儿科护理学．5版．北京：人民卫生出版社，2012.

8 侍庆，华祖德．新编妇产科临床诊疗手册．上海：上海科学技术文献出版社，2004.

9 范红霞，王霞灵．妇产科中西医结合诊疗技巧．广州：广东科技出版社，2005.

10 范玲，吴连方．产妇分娩期的生理及心理特点．中国实用妇科与产科杂志，2005，21（5）：276-278.

11 方玉莹，吕时铭．无创性产前基因检测的临床应用．中华妇产科杂志，2016，51（1）：74-76.

12 丰有吉，沈铿．妇产科学．2版．北京：人民卫生出版社，2013.

13 荀文丽．分娩学．北京：人民卫生出版社，2003.

14 韩梅. 医学营养学基础．北京：中国医药科技出版社，2011.

15 胡丽娜，周容．妇产科查房病例点评．北京：人民军医出版社，2010.

16 华克勤，丰有吉．实用妇产科学．3版．北京：人民卫生出版社，2013.

17 金汉珍，黄德珉，官希吉．实用新生儿学．3版．北京：人民卫生出版社，2008.

18 孔北华，刘培淑．妇产科基本技能．北京：科学出版社，2002.

19 李春玉．社区护理学．3版．北京：人民卫生出版社，2012.

20 李力．妇产科实验室诊断．北京：人民卫生出版社，2014.

21 廖秦平，乔杰，郑建华．妇产科学．北京：北京大学医学出版社，2013.

22 吕探云．健康评估．2版．北京：人民卫生出版社，2008.

23 吕探云，孙玉梅．健康评估．3版．北京：人民卫生出版社，2012.

24 单鸿丽．妇产科学．西安：第四军医大学出版社，2012.

25 邵肖梅，叶鸿瑁，丘小汕．实用新生儿学．4 版．北京：人民卫生出版社，2014.

26 申昆玲、黄国英．儿科学．北京：人民卫生出版社，2016.

27 万学红，卢雪峰．诊断学．8 版．北京：人民卫生出版社，2013.

28 王爱平．现代临床护理学．北京：人民卫生出版社，2015.

29 王席伟．助产学．北京：人民卫生出版社，2011.

30 王玉琼．母婴护理学．2 版．北京：人民卫生出版社，2012.

31 魏碧蓉．高级助产学．2 版．北京：人民卫生出版社，2014.

32 魏碧蓉．助产学．北京：人民卫生出版社，2014.

33 吴国豪. 临床营养治疗理论与实践．上海：上海科学技术出版社，2015.

34 吴圣楣，陈惠金，朱建幸，等．新生儿医学．上海：上海科学技术出版社，2006.

35 夏海欧．妇产科护理学．3 版．北京：人民卫生出版社，2014.

36 谢幸，苟文丽．妇产科学．8 版．北京：人民卫生出版社，2013.

37 杨慧霞．产科诊治指南解读・病案分析．北京：人民卫生出版社，2015.

38 乐杰．妇产科学．7 版．北京：人民卫生出版社，2009.

39 张爱荣，陈丽君，荣风年．妇产科诊疗思维技巧．北京：人民军医出版社，2007.

40 张爱珍．医学营养学．北京：人民卫生出版社，2012.

41 张爱珍，吴育红．临床营养护理．杭州：浙江大学出版社，2013.

42 张宏玉，蔡文智．助产学．北京：中国医药科技出版社，2014

43 张立力．健康评估．2 版．北京：人民卫生出版社，2013.

44 张青碧，甘仲霖，张卉．临床营养．西安：西安交通大学出版社，2014.

45 张新宇，张秀平．妇产科护理学．3 版．北京：人民卫生出版社，2013.

46 张兴平．妇产科学．西安：第四军医大学出版社，2014.

47 张银萍，徐红．妇产科护理学（双语）．北京：人民卫生出版社，2006.

48 张玉侠．实用新生儿护理学．北京：人民卫生出版社，2015.

49 郑修霞．妇产科护理学．5 版．北京：人民卫生出版社，2012.

50 中国妇幼保健协会翻译．正常分娩临床实用指南．WHO，1996.

51 中华人民共和国国家卫生和计划生育委员会．新生儿疾病筛查技术规范（2010 年版），卫妇社发〔2010〕96 号.

52 中华人民共和国卫生部．新生儿疾病筛查管理办法．2009，第 64 号令.

53 中华医学会妇产科学分会产科学组．孕前和孕期保健指南．中华妇产科杂志，2011，46（2）：150-153.

54 中华医学会儿科分会新生儿学组．新生儿高胆红素血症诊断和治疗专家共识．中华儿科杂志，2014，52（10）：745-748.

55 ········• 庄依亮 . 现代产科学 . 2 版 . 北京：科学出版社，2009.

56 ········• Patricia MD. Nursing Health Asssessment, ACritical Thinking, Case Studies Approach. 2nd ed. Philadelphia: Davis Company, 2007.

28栓